W0288576

STAPS

Physique pour les sciences du sport

Alain DUREY

Professeur à l'ENS Cachan

MASSON

Paris Milan Barcelone

DANGER

LE
PHOTOCOPILLAGE
TUE LE LIVRE

Ce logo a pour objet d'alerter le lecteur sur la menace que représente pour l'avenir de l'écrit, tout particulièrement dans le domaine universitaire, le développement massif du « photocopillage ».
Cette pratique, qui s'est généralisée, notamment dans les établissements d'enseignement, provoque une baisse brutale des achats de livres, au point que la possibilité même pour les auteurs de créer des œuvres nouvelles et de les faire éditer correctement est aujourd'hui menacée.
Nous rappelons que la reproduction et la vente sans autorisation, ainsi que le recel, sont passibles de poursuites. Les demandes d'autorisations de photocopier doivent être adressées à l'éditeur ou au Centre français d'exploitation du droit de copie : 20, rue des Grands-Augustins, 75006 Paris. Tél. : 01 44 07 47 70.

Tous droits de traduction, d'adaptation et de reproduction par tous procédés, réservés pour tous pays.

Toute reproduction ou représentation intégrale ou partielle, par quelque procédé que ce soit des pages publiées dans le présent ouvrage, faite sans l'autorisation de l'éditeur, est illicite et constitue une contrefaçon. Seules sont autorisées, d'une part, les reproductions strictement réservées à l'usage privé du copiste et non destinées à une utilisation collective, et d'autre part, les courtes citations justifiées par le caractère scientifique ou d'information de l'œuvre dans laquelle elles sont incorporées (art. L. 122-4. L. 122-5 et L. 335-2 du Code de la propriété intellectuelle).

© *Masson, Paris, 1997*

ISBN : 2-225-85536-6

MASSON S.A. 120, bd Saint-Germain, 75280 Paris Cedex 06

Table des matières

Avant-propos

Cet ouvrage est destiné à tous ceux qui, pour leurs études ou leur activité professionnelle, sont amenés à analyser le mouvement humain dans le contexte des activités physiques et sportives. Il trouve sa cohérence dans le choix d'un ensemble de savoirs et de méthodes issues de la physique et adaptés aux sciences et techniques des activités physiques et sportives (STAPS). Cet ouvrage constitue une première base de connaissances destinée aux étudiants des DEUG STAPS et des brevets d'État, premier et deuxième degrés.

L'étude des mouvements sportifs repose bien entendu sur des bases de physique : ces connaissances font l'objet de la première partie de l'ouvrage. Celle-ci commence par une modélisation du corps (chapitre 1) afin de pouvoir étudier la cinématique de différents points du modèle (chapitre 2). Ces modèles servent aussi à une première approche de l'analyse dynamique du mouvement par l'intermédiaire des forces (chapitre 3). L'interaction de gravitation et les trajectoires dans le champ de pesanteur terrestre font l'objet du chapitre 4. Enfin le chapitre 5 porte sur les instruments de mesure nécessaires à l'analyse du mouvement humain.

Les neuf chapitres de la deuxième partie présentent les modélisations de mouvement dans neuf activités physiques et sportives. Sont ainsi étudiés deux types de déplacements dans des milieux différents, (course puis natation), une activité de lancer-rattraper (gymnastique rythmique et sportive), des sauts (saut à la perche, saut à ski nautique), des frappes de balles (tennis, tennis de table, golf, football). Dans certains chapitres, des notions complémentaires de physique sont introduites en fonction des besoins, par exemple quelques notions de mécanique des fluides pour la natation.

Dans les deux parties nous avons fait une place importante aux modèles, en essayant de montrer comment ils pouvaient répondre à un certain nombre de questions. Ces modèles ont été présentés de façon complète et opérationnelle, afin que le lecteur puisse les faire fonctionner, les découvrir et se les approprier. Les exercices qui sont à la fin de chaque chapitre permettent de tester ses connaissances et constituent des guides pour ce travail personnel de réinvestissement. Tous les éléments du modèle sont donnés et peuvent être aisément traduits sous forme informatique de manière à être encore plus facilement exploitables et manipulables.

Remerciements

Cet ouvrage est le fruit d'un cours que j'ai eu le plaisir d'enseigner pendant quatre ans à la division STAPS de l'université Paris-Sud. Je remercie tout particulièrement Jean Pierre Cleuziou alors directeur des études pour les discussions très enrichissantes sur la conception et l'orientation de ce cours et Daniel Bouthier qui a encouragé des recherches sur l'analyse du mouvement.

Je souhaite associer à ce travail Phillipe Varrin qui collabore depuis plus de 15 ans à l'ensemble des travaux originaux présentés dans cet ouvrage. Il a été impliqué dans toutes les recherches depuis la conception des dispositifs de prise de vue et de traitement des données jusqu'aux réalisations de représentations graphiques. Je le remercie aussi pour l'aide à la réalisation et à la mise en forme de la plupart des figures originales de l'ouvrage.

Je remercie également Gilles Dietrich pour son aide dans la conception et la mise au point de nouveaux outils d'analyses et de traitements informatiques.

Pour les emprunts à leurs travaux, je voudrais tout particulièrement remercier :

— pour la course : Frédéric Aubert, Bruno Gajer, Eric Mazet, Olivier Pauly

— pour la natation : Alain Catteau, Jean-Claude Bos

— pour la gymnastique rythmique sportive : Monique Loquet

— pour le tennis de table : François Orfeuil et Marie Martine Ramanantsoa

Pour leur aide et leur contribution décisive aux recherches je remercie tout particulièrement :

— pour le tennis : Gil De Kermadec

— pour le tennis de table : Jean Philippe Gatien

— pour le saut à ski nautique : Jean Michel Cau

— pour le saut à la perche : Maurice Houvion, Thierry Vigneron, Ferenc Salbert et Pierre Quinon

Je remercie F. Scribot de nous avoir autorisé à reproduire des documents réalisés au cours de stages de formation au CREPS Midi-Pyrénées.

Partie 1

Concepts, modèles et outils pour l'analyse du mouvement humain

Cette partie expose les concepts, modèles et outils que nous avons choisis pour tenter de comprendre le mouvement du corps humain. Ils ont recours soit à une description du mouvement de points repérables sur le corps soit à une reconstruction du mouvement du centre d'inertie du corps.

1

Modélisation du corps humain

1.1 POURQUOI UN MODÈLE ?

« Tout ce qui est simple est faux,
tout ce qui est compliqué est inutilisable. »
(P. Valéry)

« Modéliser c'est remplacer du visible compliqué
par de l'invisible simple. »
(J. Perrin)

La complexité des systèmes réels nous contraint le plus souvent à les simplifier afin d'être en mesure de répondre aux questions et aux problèmes qu'ils soulèvent. Pour cela on substitue au système réel une représentation mentale ou physique exprimée sous forme verbale, graphique ou mathématique que l'on appelle *modèle du système réel*. Nous serons par exemple amenés à décrire et représenter le corps humain comme un ensemble de segments de droites (bonhomme fil de fer).

Plus que l'élaboration et la conception des modèles l'enjeu de ce livre est de donner la possibilité de manipuler et de faire fonctionner des outils existants pour aider à la représentation et à la compréhension des phénomènes étudiés.

1.2 QUEL MODÈLE POUR LE CORPS HUMAIN ?

Il n'existe pas de réponse unique à cette question. Il faut tout d'abord faire une distinction très générale mais fondamentale entre des problèmes qui peuvent trouver une solution en utilisant seulement la cinématique, c'est-à-dire une description du mouvement selon les grandeurs d'espace et de temps, et des problèmes qui ne peuvent être traités qu'en faisant appel à la dynamique, c'est-à-dire en introduisant les forces. Cette distinction sépare deux modes d'approche hiérarchisés du point de vue de la complexité et des possibilités de résultat ; la description cinématique et la modélisation dynamique.

La description cinématique : prolongement de l'observation des techniciens du sport

La description cinématique consiste à repérer des points particuliers du corps pour représenter les variables de temps et d'espace. Le choix de ces points-cible dépend bien sûr de ce que l'on veut analyser. De telles représentations espace-temps sont déjà couramment utilisées par les entraîneurs, c'est le cas par exemple de la poulaine de foulée qui sera étudiée dans le chapitre 6.

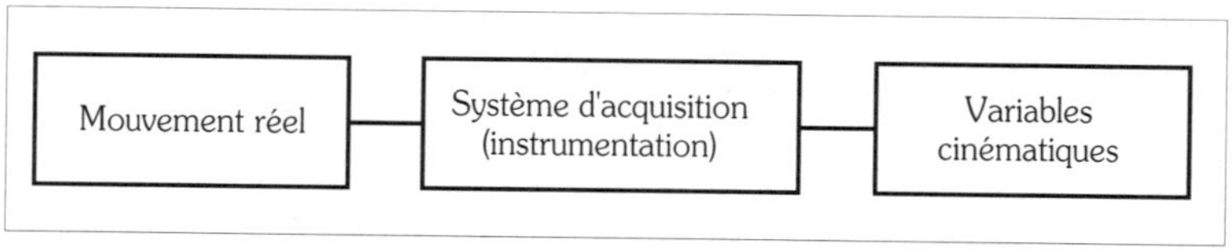

Fig. 1.1 — Description cinématique du mouvement.

La modélisation dynamique : outil de simulation

Pour pouvoir simuler le mouvement du corps humain du point de vue mécanique, il faut pouvoir décrire les forces et les couples qui s'exercent sur ce corps. Il existe plusieurs voies dans cette approche dynamique.

La plus simple (partie grisée de la figure 1.2) et la seule envisagée dans la suite de cet ouvrage considère le corps humain comme un solide **non déformable,** ce qui est bien sûr une approximation grossière mais néanmoins fructueuse. Le corps humain est ainsi caractérisé par sa géométrie, sa masse, son moment d'inertie et son centre d'inertie. Avec un tel modèle, on étudie le mouvement du centre d'inertie et le mouvement de rotation de ce solide autour de son centre d'inertie.

La deuxième voie possible utilise une modélisation plus fine en considérant le corps humain comme un corps solide **déformable** composé d'un ensemble de segments corporels reliés entre eux par des articulations. On peut alors recalculer grâce aux données cinématiques les efforts articulaires, c'est-à-dire les efforts qui s'exercent globalement sur une articulation. Enfin un degré de finesse supplémentaire consisterait à modéliser le fonctionnement de chaque articulation à l'aide des muscles et d'accéder ainsi aux forces musculaires.

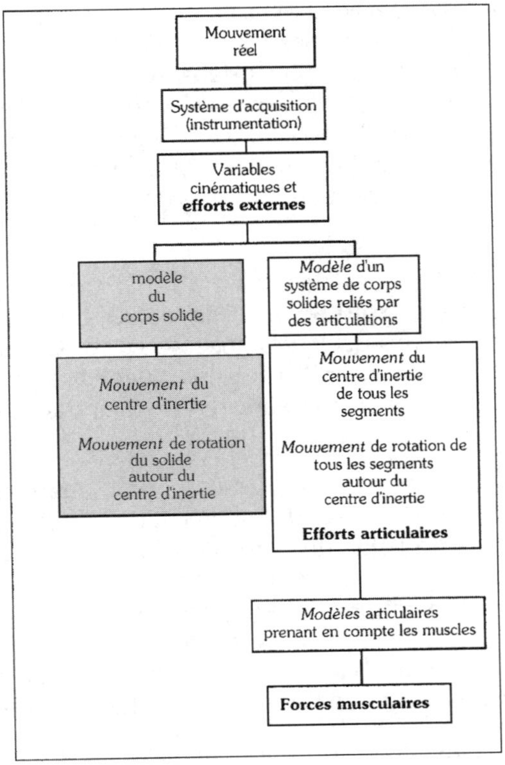

Fig. 1.2 — Modélisation dynamique du corps humain.

1.3 LES GRANDEURS DESCRIPTIVES D'UN CORPS SOLIDE

La notion de corps solide

Un corps solide ou solide indéformable est un corps dont les distances mutuelles de toutes ses particules matérielles restent invariables quels que soient le mouvement qu'il subit et les conditions où il se trouve. Les solides réels ne réalisent que de façon approximative cette condition, mais on est généralement amené à négliger ces déformations. Tout corps non solide est déformable : par exemple les liquides, les gaz, les solides réels, les fils, etc.

La géométrie

Les corps naturels se présentent sous les aspects les plus divers. Afin de pouvoir décrire et calculer leur mouvement de façon simple (centre d'inertie, moment d'inertie), il est utile de les modéliser par des formes géométriques élémentaires. Il existe d'autres méthodes utilisant l'informatique qui permettent de décrire beaucoup plus fidèlement des objets complexes comme par exemple des carrosseries de voiture. Ces méthodes définissent numériquement des courbes qui maillent la surface ; plus le maillage est fin, plus on est proche de la surface réelle. Nous utiliserons dans la suite de l'ouvrage des modélisations des corps solides qui utilisent des formes géométriques simples et qui permettent cependant de fournir des informations intéressantes avec une bonne approximation.

La masse

La définition de la **masse** est liée à l'idée intuitive que lorsqu'on déforme un corps solide, quelque chose se conserve dans cette transformation, quelque chose qui serait lié à une quantité de matière. Mais cette idée doit être précisée pour comparer entre elles ces quantités de matière contenues dans des corps solides.

Il existe deux définitions de la masse qui permettent sa mesure. La première caractérise la résistance aux modifications du mouvement. On peut alors définir la masse à l'aide de la relation fondamentale de la dynamique ($F = mg$). Si l'on pousse une voiture, la masse c'est le rapport de la force qu'on exerce sur la voiture et de l'accélération qu'on lui communique. Plus la masse est grande, moins on l'accélère avec une même force. Cette définition conduit à ce qui est quelquefois appelé *la masse inertielle*, l'inertie étant ici associée à la notion de résistance à la modification du mouvement.

Il existe une autre définition qui conduit à une mesure beaucoup plus usuelle et pratique de la masse c'est *la masse gravitationnelle*. La force de gravitation qui s'exerce entre deux corps solides est proportionnelle à leur masse. Appliquée à l'interaction entre la Terre et un corps solide cette force conduit à la définition du poids d'un corps solide $P = mg$. Le poids P d'un corps est donc en un lieu donné proportionnel à sa masse m. Le coefficient g est lié à la masse de la Terre mais aussi à la position du corps par rapport à la Terre. C'est ainsi que le **poids** d'un corps augmente de $1/200^e$ de sa valeur lorsqu'on le transporte de l'équateur au pôle. La définition de la masse d'un corps repose sur le fait expérimental, vérifiable avec toute la précision que permet d'obtenir la balance, que le rapport des poids de deux corps en un même lieu est constant quel que soit ce lieu. C'est une quantité qui ne dépend que de ces corps eux-mêmes. Pour fixer la mesure il suffit de choisir une unité par exemple la masse de l'objet étalon appelé kilogramme.

Ces deux définitions de la masse conduisent à des valeurs identiques pour un même corps solide.

Le centre d'inertie (centre de gravité, centre de masse, barycentre)

La façon la plus simple d'étudier le mouvement d'un corps solide quelconque est d'étudier le mouvement d'un point de ce solide, puis le mouvement des autres points du solide autour de celui-ci. Ces autres points ont des trajectoires circulaires puisque par définition du solide, tous les points restent à une distance constante les uns des autres.

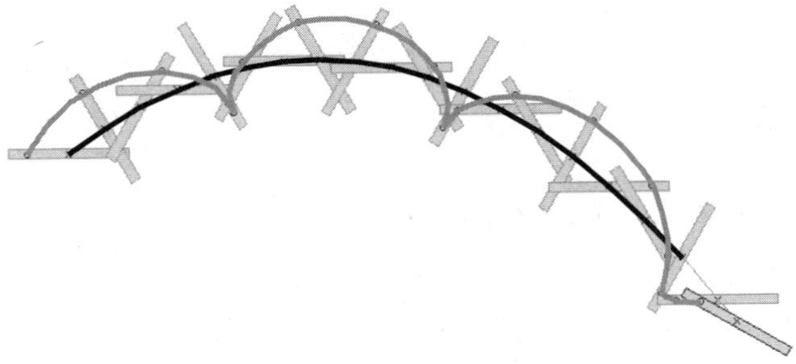

Fig. 1.3 — Mouvement d'un point sur un bâton.

Considérons par exemple le cas d'un bâton lancé en l'air. La trajectoire d'un point quelconque P est très complexe en revanche celle du centre d'inertie (ici le point O) est une parabole et tous les autres points du solide décrivent un cercle autour de lui.

Dans le cas d'une roue qui roule sur un plan, la trajectoire d'un point quelconque P est complexe (cycloïde) alors que la trajectoire du centre d'inertie (ici le centre de la roue) est une droite. Le centre d'inertie est, par définition, le point du solide dont le mouvement est identique au mouvement qu'aurait le solide tout entier si toute sa masse était concentrée en ce point et si toutes les forces s'appliquaient sur lui. Dans le cas du bâton le mouvement du centre d'inertie est simple (parabole). Le mouvement de tous les autres points est plus complexe en raison d'une composante de rotation supplémentaire autour du centre d'inertie.

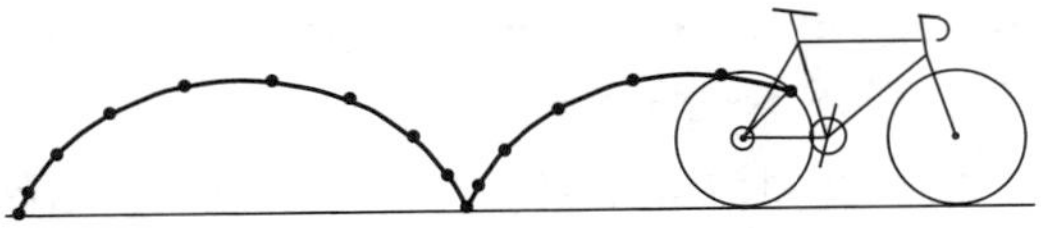

Fig. 1.4 — Mouvement d'un point sur une roue.

La détermination du centre d'inertie est donc un préalable à toute étude du mouvement d'un corps solide. Pour un corps solide si les masses sont réparties de façon continue et si la forme géométrique du système présente des axes de symétries on peut déterminer sans calcul cette position.

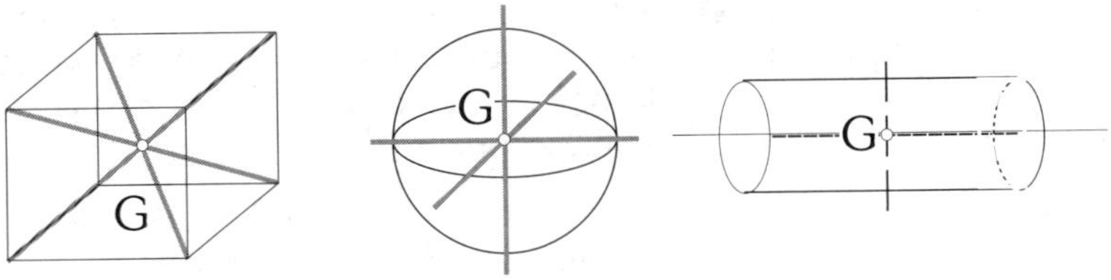

Fig. 1.5 — Position du centre d'inertie de quelques solides simples.

Pour un système de corps solides de masses m_i et de centres d'inertie I_i, le centre d'inertie général G ou barycentre de ce système est défini par la relation : $\mathbf{OG} = \dfrac{\Sigma(m_i \mathbf{OI_i})}{\Sigma m_i}$

Le point O est un point quelconque d'un référentiel R.

Si l'on prend O en G on a : $\Sigma(m_i \mathbf{GI_i}) = 0$

Le point G est le seul qui vérifie cette relation.

Dans le cas particulier d'un système constitué de deux éléments le centre d'inertie est défini par : $\mathbf{G_1G} = \dfrac{m_2}{m_1 + m_2}\mathbf{G_1G_2}$

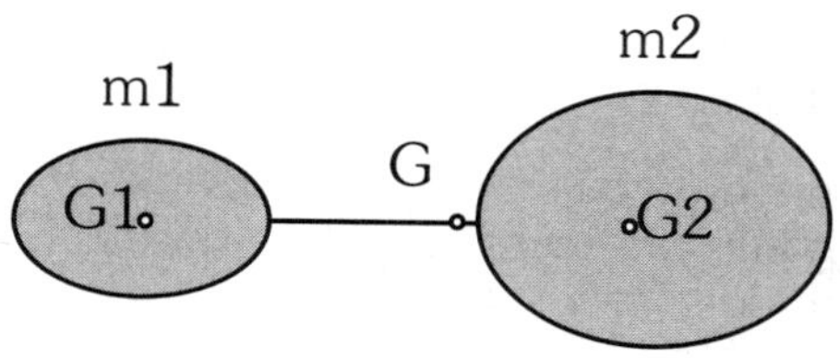

Fig. 1.6 — Position du centre d'inertie de deux masses.

La connaissance de la position du centre d'inertie est très importante pour comprendre les sensations que l'on peut avoir lorsque l'on veut mettre en mouvement un corps solide, comme dans un lancer ou une frappe de balle.

Exemple : Comparaison d'une raquette grand tamis et d'une raquette moyen tamis

Les longueurs totales des raquettes sont identiques, c'est la taille des tamis qui est variable. Pour que la balle parte avec le maximum de vitesse elle doit être bien centrée, son impact doit être situé au centre du tamis. Dans le cas du grand tamis le centre est plus près de la main donc le bras de levier est plus petit, donc la vitesse communiquée à la balle sera plus faible. Le grand tamis a cependant un avantage très apprécié c'est le confort. Cette sensation très subjective a cependant des raisons objectives. Une balle centrée sur un grand tamis frappe la raquette plus près du centre d'inertie et lui communique donc moins de rotation autour de ce centre d'inertie, en conséquence le point neutre est déplacé vers le bas et se trouve exactement dans la main. Le point neutre est le point de la raquette qui ne bouge pas sous l'impact de la balle ; quand il est situé au niveau de la main, celle ci ne ressent aucune sensation de choc.

Le calcul du centre d'inertie est souvent compliqué alors que sa détermination expérimentale est beaucoup plus simple. Il suffit de suspendre le solide successivement en deux points P et Q. L'intersection des verticales passant par P et Q définit G.

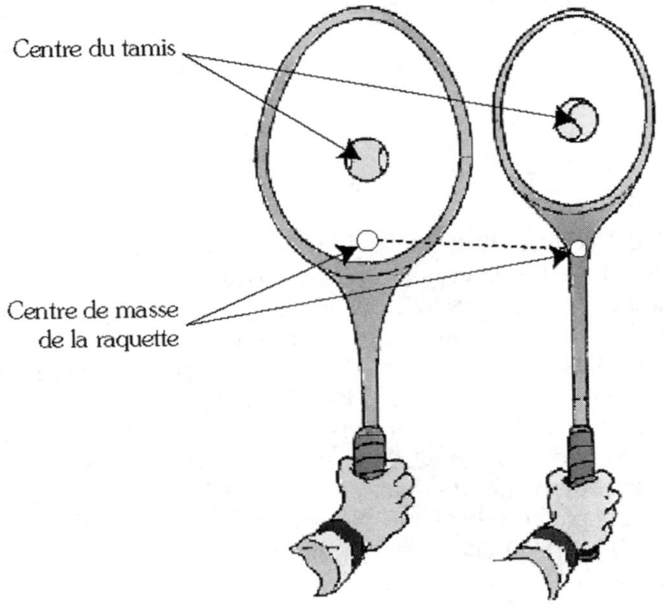

Fig. 1.7 — Les centres de masse des raquettes grand tamis et petits tamis sont situés à une même distance de la main.

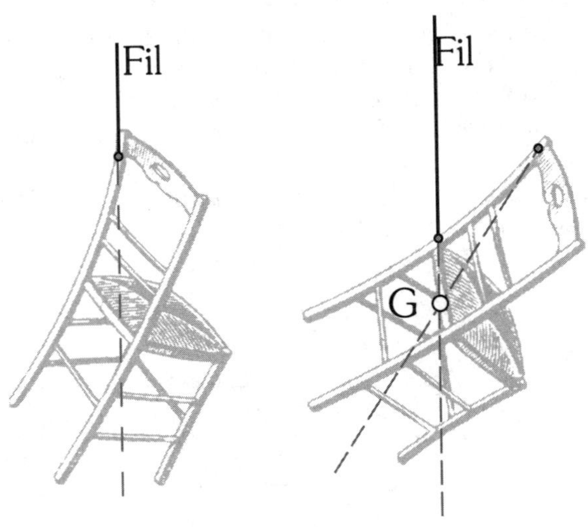

Fig. 1.8 — Méthode de détermination du centre d'inertie d'une chaise.

Pour des objets ayant une forme allongée et un axe de symétrie comme une raquette de tennis, un club de golf, une crosse de hockey, une batte de base-ball, une perche, un javelot, etc., il suffit de suspendre le corps par un fil ou de le poser sur un doigt pour trouver la position d'équilibre.

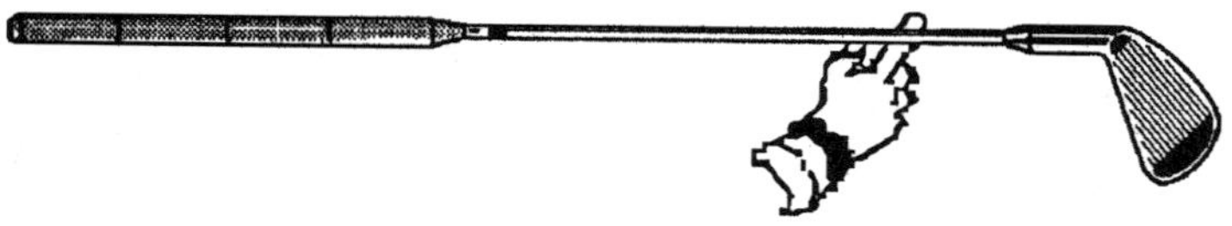

Fig. 1.9 — Club de golf équilibré sur un doigt.

Quand le corps n'est pas rigide, une déformation déplace en général son centre d'inertie. C'est bien sûr le cas du corps humain qui utilise ces déformations dans la marche pour déplacer la projection du centre d'inertie sous le pied porteur de façon à conserver l'équilibre. Pour s'en convaincre il suffit de réaliser l'expérience suivante. Si après avoir appuyé tout notre corps, du pied à l'épaule gauche de côté contre un mur nous essayons de soulever le pied droit, nous sentons que nous ne pouvons y parvenir qu'au risque de tomber. En effet dans cette position la projection du centre d'inertie se trouve entre les deux pieds et lorsqu'on soulève le pied extérieur le corps n'est plus en équilibre. Nous nous rendons compte à travers cette expérience simple que dans la marche, pour soulever le pied gauche, nous nous penchons à droite afin de déplacer le centre d'inertie du corps pour que sa projection soit sous le pied droit.

Le moment d'inertie

De la même manière que la masse est définie comme la résistance à la mise en mouvement ou à la modification du mouvement du centre d'inertie du corps solide, le moment d'inertie est la résistance à la mise en rotation ou à la modification du mouvement de rotation du corps solide autour d'un axe de rotation. Ce moment est noté J. Si on considère un mouvement de rotation autour d'un axe D, d'un solide constitué d'une masse m pouvant être considérée comme ponctuelle à une distance d de l'axe. Le moment d'inertie est $J = md^2$.

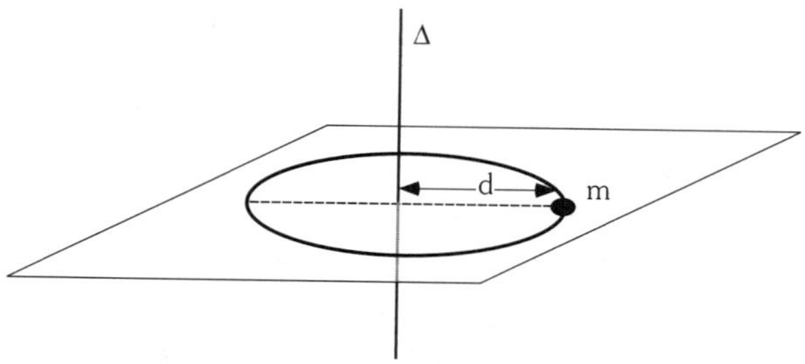

Fig. 1.10 — Rotation d'une masse m autour d'un axe D.

Cela signifie que la distance est un facteur plus important dans cette résistance à la rotation que la masse puisqu'elle intervient à la puissance 2. Plus la masse est rassemblée près de l'axe de rotation, plus la vitesse de rotation est grande. C'est le cas des patineurs et des danseurs lorsqu'ils font des pirouettes. Dans le cas d'un solide constitué de plusieurs éléments pouvant être considérés comme ponctuels, le moment d'inertie total peut être calculé comme la somme des moments d'inertie de chaque élément.

$$J = \sum m_i d_i^2$$

Dans le cas où le solide ne peut pas être considéré comme ponctuel par rapport à la distance à l'axe de rotation, il faut faire un calcul intégral en considérant des masses élémentaires ou utiliser les résultats obtenus avec des formes géométriques simples qui correspondent aux formes approximatives des segments corporels. Dans les tables anthropométriques (tables donnant les caractéristiques des segments corporels), on donne non pas le moment d'inertie mais le rayon de giration ρ défini de la façon suivante. C'est la distance (à l'axe de rotation) où il faudrait mettre toute la masse pour avoir le même moment d'inertie. Si on connaît ρ et m on peut alors déterminer le moment d'inertie par la formule suivante : $J = m\rho^2$

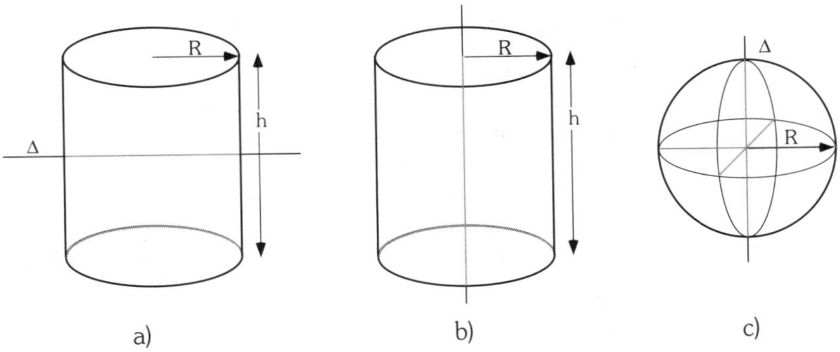

Fig. 1.11 — Moments d'inertie J et rayons de giration ρ de cylindre et de sphère par rapport à des axes de rotation passant par leur centre d'inertie.

a) *Cylindre de base circulaire par rapport à l'axe transversal Δ*

$$J_\Delta = \frac{m}{12}(3R^2 + h^2) \qquad J_\Delta = \frac{1}{12}mh^2$$

si h est très grand devant R

$$\rho = \frac{h}{\sqrt{12}}$$

b) *Cylindre de base circulaire par rapport à l'axe de révolution Δ*

$$J_\Delta = \frac{1}{2}mR^2$$

$$\rho = \frac{R}{\sqrt{2}}$$

c) *Sphère pleine autour d'un axe passant par le centre* Δ

$$J_\Delta = \frac{2}{5}mR^2$$

$$\rho = \sqrt{\frac{2}{5}}R$$

Analogie entre centre d'inertie et rayon de giration

Ces deux notions sont extrêmement utiles dans la représentation des problèmes. Le centre d'inertie permet de simplifier l'étude de la translation alors que le rayon de giration permet de simplifier l'étude de la rotation.

L'étude de la translation d'un solide peut être ramenée à l'étude d'un point (le centre d'inertie) où serait concentrée toute la masse.

L'étude de la rotation peut être réduite à celle d'un point distant de r (rayon de giration) à l'axe de rotation où serait concentrée toute la masse.

Attention ces deux points sont situés à des endroits différents du solide.

Par exemple pour un cylindre le centre d'inertie est au milieu de l'axe de révolution du cylindre (Fig. 1.11) alors que le point équivalent pour l'étude de la rotation autour de cet axe de révolution serait situé à une distance de $\frac{R}{\sqrt{2}}$. Pour une sphère le centre d'inertie est au centre. Pour étudier la rotation il faudrait placer toute la masse non pas au centre mais à une distance de $\sqrt{\frac{2}{5}}R$.

En pratique comment calculer un moment d'inertie

Pour la plupart des cas qui nous occupent, nous allons travailler avec des segments modélisés par des cylindres de masse m et de moment d'inertie J. Nous connaissons par des tables les valeurs des rayons de giration autour d'axes transversaux passant par le centre d'inertie. Mais il est fréquent que l'axe de rotation soit ailleurs. Dans ce cas il suffit d'appliquer la relation suivante pour avoir le moment d'inertie autour d'un axe parallèle à l'axe passant par le centre de masse m et distant de d.

$$J_{\Delta'} = J_\Delta + md^2 \text{ avec } J_\Delta = m\rho^2$$

ρ étant le rayon de giration autour de l'axe transversal passant par le centre d'inertie.

1.4 UN MODÈLE DU CORPS HUMAIN

Le modèle utilisé dans la suite est adapté de celui de D.A.Winter[1]. Les segments corporels sont délimités par les repères anatomiques de la figure 1.12 et définis dans le tableau 1.1. Au total 14 segments soit deux fois trois segments pour les bras, deux fois trois segments pour les jambes plus le segment tête-cou et le tronc. Ils sont considérés comme des corps solides dont on doit connaître la géométrie, la masse, le centre d'inertie et le rayon de giration.

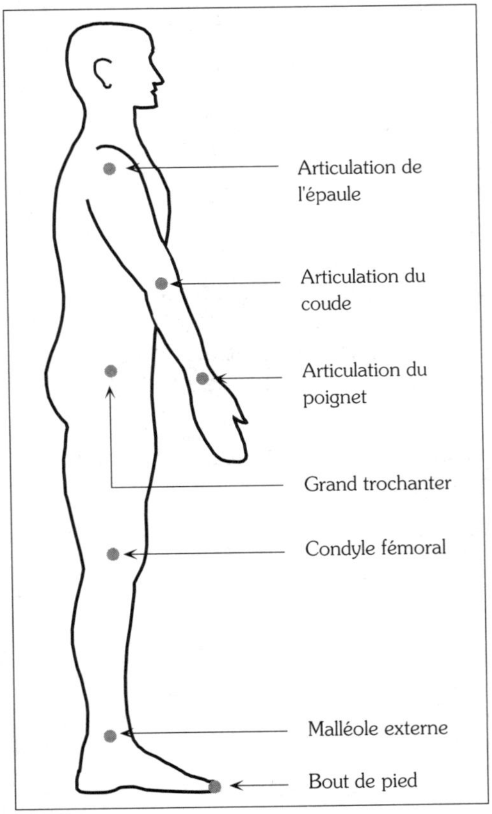

Fig. 1.12 — Repères anatomiques du modèle de Winter.

La géométrie des segments

On peut modéliser la plupart des segments par des cônes tronqués ou des cylindres à base elliptique. Mais cette définition géométrique n'est pas toujours nécessaire, il suffit de connaître la longueur des segments. Il existe des tables qui donnent des valeurs moyennes de ces longueurs

1. Modèle présenté dans son ouvrage « *Biomechanics of human movement* », Wiley Interscience, 1979.

(Tableau 1.1), mais il est préférable de les mesurer directement à partir des repères anatomiques qui les définissent.

Tableau 1.1 — Définition des segments.

Main	**Bout des doigts**	**Axe de l'articulation du poignet**
Avant-bras	Axe de l'articulation du poignet	Axe de l'articulation du coude
Bras	Axe de l'articulation du coude	Axe de l'articulation de l'épaule
Pied	Bout du pied	Malléole latérale
Jambe	Malléole latérale	Condyle fémoral
Cuisse	Condyle fémoral	Grand trochanter
Tronc	Grand trochanter	Axe des épaules
Cou et Tête	Axe des épaules	Dessus de la tête

La masse des segments corporels

Elle peut être exprimée en fonction du pourcentage du poids du corps. Il existe des variations selon les auteurs mais à quelques pour cents près on peut donner les valeurs suivantes. Ce sont des valeurs moyennes résultant d'études statistiques sur des populations d'Amérique du Nord.

Tableau 1.2 — Masse des différents segments en pourcentage du poids total (d'après Winter).

Tête + cou	8,1
Tronc	49,7
Bras	2,8
Avant-bras	1,6
Main	0,6
Cuisse	10
Jambe	4,7
Pied	1,4
Bras + avant bras + main	5
Cuisse + jambe + pied	16,1

On peut aussi trouver des déterminations plus fines de la masse de ces segments en utilisant les formules suivantes qui différencient un peu mieux les individus selon leur poids. Dans ce cas la masse des segments est calculée en fonction de la masse totale. Si on applique la formule dans deux cas particuliers on trouve les valeurs du tableau 1.3.

Tableau 1.3 — Masse des différents segments en fonction de la masse totale.

	Formule	**M = 50 kg**	**M = 100 kg**
Tête + tronc	0,47.M + 5,44	28,94	52,44
Bras (2)	0,08.M–1,31	2,69	6,69
Avant-bras (2)	0,04.M–0,23	1,77	3,77
Main (2)	0,01.M + 0,32	0,82	1,32
Cuisse (2)	0,18.M + 1,45	10,45	19,45
Jambe (2)	0,11.M–0,86	4,64	10,14
Pied (2)	0,02.M + 0,68	1,68	2,68

La position du centre d'inertie des segments

Elles sont exprimées sous la forme d'un pourcentage de la longueur du segment à partir de l'extrémité *proximale* (a_i) et de l'extrémité *distale* (b_i). Par exemple pour la cuisse 43 % signifie que le centre d'inertie est un peu plus proche de la hanche que du genou.

Tableau 1.4 — Position du centre d'inertie des segments par rapport aux extrémités proximales et distales (exprimée en % de la longueur du segment) (d'après Winter).

Pourcentage de la longueur du segment à partir de l'extrémité distale (b_i) *proximale* (a_i)

	b_i	a_i
Tête + cou + tronc	66 %	34 %
Tronc	50 %	50 %
Bras	56,4 %	43,6 %
Avant-bras	57 %	43 %
Main	49,4 %	50,6 %
Cuisse	56,7 %	43,3 %
Jambe	56,7 %	43,3 %
Pied	50 %	50 %

Les rayons de giration des segments corporels

Nous donnons ici les rayons de giration qui correspondent à la rotation autour d'un axe perpendiculaire au segment (cf figure 1.13) dans la mesure où c'est en général le moment d'inertie le plus important compte tenu de la géométrie des segments.

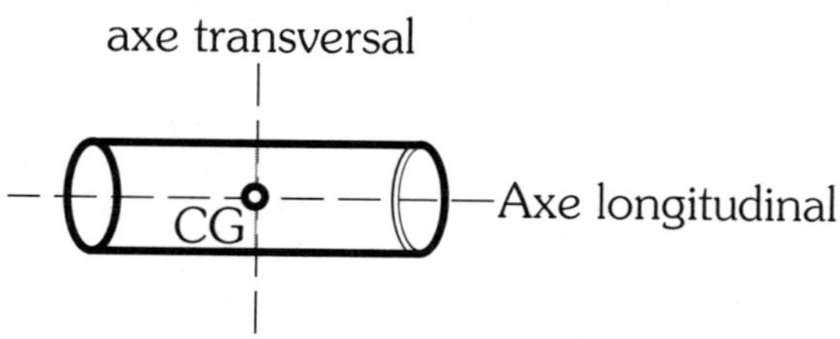

Fig. 1.13 — Position des axes transversal et longitudinal des segments corporels.

Il est exprimé en pourcentage de la longueur du segment. Les trois valeurs correspondent à trois positions de l'axe de rotation transversal, passant par le centre d'inertie du segment, par l'extrémité *distale*, par l'extrémité *proximale*.

Tableau 1.5 — Rayon de giration des segments corporels en pourcentage de la longueur du segment (d'après Winter).

	Axe de rotation passant par		
	le centre d'inertie	**l'extrémité proximale**	**l'extrémité distale**
Tête + tronc	0,503	0,830	0,607
Bras	0,322	0,542	0,645
Avant-bras	0,468	0,827	0,565
Main	0,297	0,587	0,577
Bras total	0,368	0,645	0,596
Cuisse	0,323	0,540	0,653
Jambe	0,302	0,528	0,643
Pied	0,475	0,690	0,690
Jambe totale	0,326	0,560	0,650

1.5 CALCUL DU CENTRE D'INERTIE DU CORPS HUMAIN

La position du centre d'inertie G dans un système d'axe d'origine O est donnée par la formule générale :

$$\mathbf{OG} = \frac{\Sigma(m_i \mathbf{OI_i})}{\Sigma m_i}$$

m_i représente les masses des segments et $\mathbf{OG_i}$ la position des centres d'inertie des segments.

Ce qu'on connaît en général c'est la position des extrémités du segment. Il faut donc calculer tout d'abord la position du centre d'inertie d'un segment à partir de la position des extrémités de ce segment.

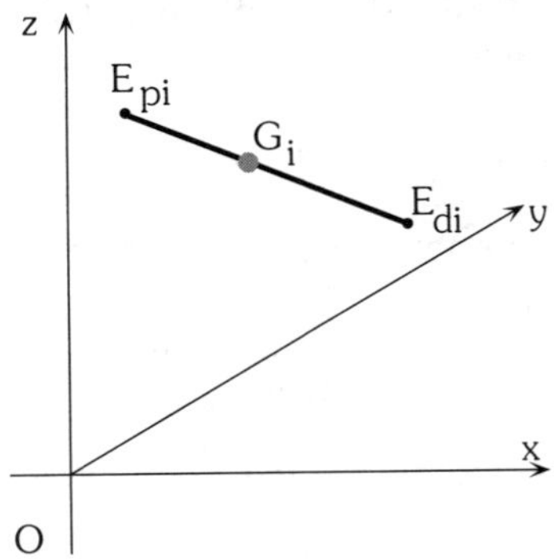

Fig. 1.14 — Position du centre d'inertie d'un segment.

Les tables précédentes donnent les coefficients

- a_i et b_i tels que par exemple $a_i = \dfrac{E_{pi}G_i}{E_{pi}E_{di}}$
- E_{pi} : Extrémité proximale du segment *i*
- E_{di} : Extrémité distale du segment *i*
- G_i : Position de centre d'inertie du segment *i*

On peut écrire la relation suivante :

$$\mathbf{OG_i} = \mathbf{OE_{pi}} + \mathbf{E_{pi}\ G_i}$$

qui donne les coordonnées du centre d'inertie du segment *i*.

$$x_{Gi} = x_{P_i} + a_i(x_{di} - x_{P_i})$$

$$y_{Gi} = y_{P_i} + a_i(y_{di} - y_{P_i})$$

$$z_{Gi} = z_{P_i} + a_i(z_{di} - z_{P_i})$$

Pour avoir les coordonnées du centre d'inertie de l'ensemble des segments on projette la relation de définition sur les axes Oxyz.

$$x_G = \frac{\sum(m_i x_{Gi})}{\sum m_i}$$

$$y_G = \frac{\sum(m_i y_{Gi})}{\sum m_i}$$

$$z_G = \frac{\sum(m_i z_{Gi})}{\sum m_i}$$

Exemple — Calcul du centre d'inertie du corps en position debout les bras le long du corps

Pour calculer la position du centre d'inertie du modèle de Winter en position debout les mains le long du corps, on peut utiliser la méthode suivante. On calcule tout d'abord la position par rapport au sol de chacun des centres de gravité des segments.
Exemple pour la cuisse $l_1 + l_2 + (1 - 0{,}433)\ l_3 = 0{,}424H$. Puis on applique la formule générale du centre d'inertie.

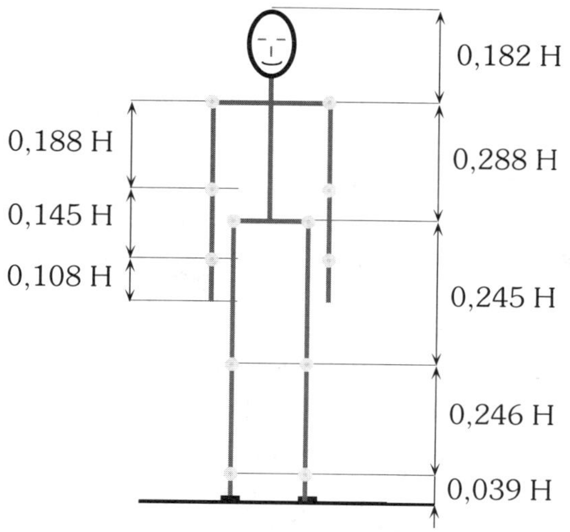

Fig. 1.15 — Centre d'inertie en position debout.

Avec le modèle de Winter cela donne les résultats suivants.

Segments	Longueur L_i	Masse M_i	Position des CG des segments par rapport au sol
Pieds	0,039 H	0,029 M	0,020 H
Jambes	0,246 H	0,093 M	0,178 H
Cuisses	0,245 H	0,200 M	0,424 H
Mains	0,108 H	0,012 M	0,430 H
Avant-bras	0,145 H	0,032 M	0,568 H
Bras	0,188 H	0,056 M	0,736 H
Tronc	0,288 H	0,497 M	0,674 H
Tête et du cou	0,182 H	0,081 M	0,948 H
Masse du sujet	1,000 M		
Hauteur du sujet	1,000 H		

Pour faire le calcul de la position de votre centre d'inertie en position debout bras le long du corps, il faut mesurer les longueurs des segments de votre corps, puis calculer la position du centre d'inertie de chaque segment par rapport au sol.

Par exemple pour la cuisse la hauteur du centre d'inertie est donnée par la formule $x_{G3} = l_1 + l_2 + l_3 b_3$

Enfin il faut calculer la position du centre d'inertie du corps à partir des positions des centres de gravité de chaque segment par

$$x_G = \frac{\sum(m_i x_{Gi})}{\sum m_i}$$

ÉNONCÉS DES EXERCICES DU CHAPITRE 1

■ 1.1 Calcul de la position du centre d'inertie de Thierry Vigneron lors du franchissement d'une barre en saut à la perche.

On assimilera le sauteur à quatre segments articulés ayant les caractéristiques suivantes :

Segment	Masse (kg)	Longueur (m)	Position du CG (m) par rapport à l'extrémité proximale
Bras	8	0,79	0,42
Tronc	37	0,52	0,26
Jambes	25	0,95	0,42
Tête et cou	5	0,33	0,23
Total	75	1,80	

Q1 — *Calculer la position du CG de T. Vigneron par rapport au sol lorsque celui-ci est en position debout bras le long du corps.*
Q2 — *Calcul de la position du CG de T. Vigneron en franchissement de barre (position accent circonflexe) en supposant pour simplifier que les bras, la tête et le tronc sont alignés.*

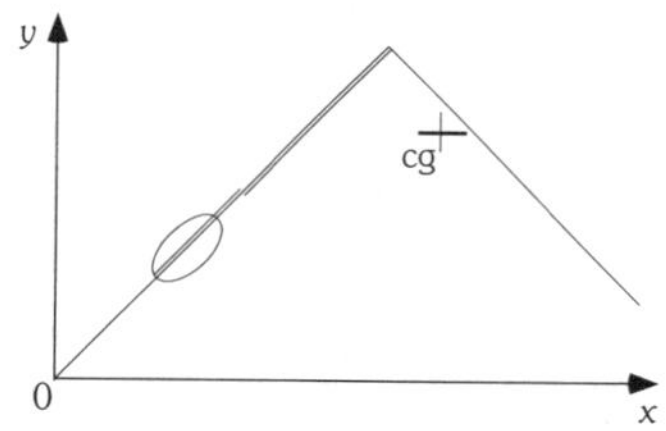

Fig. 1.16 — Position de franchissement T. Vigneron.

■ 1.2 Calcul de la position du centre d'inertie du gymnaste dans un tour à la barre fixe.

Q1 — *Analyse qualitative du mouvement : quelle différence de position du gymnaste y a-t-il entre la partie gauche et la partie droite ? Peut-on en tirer des conclusions sur la prédiction de son sens de rotation ?*
Q2 — *Numéroter les positions, la position numérotée zéro correspond à la position verticale vers le bas, la numérotation positive sera dans le sens trigonométrique et négative dans le sens inverse. On modélisera le gymnaste par les quatre segments suivants*

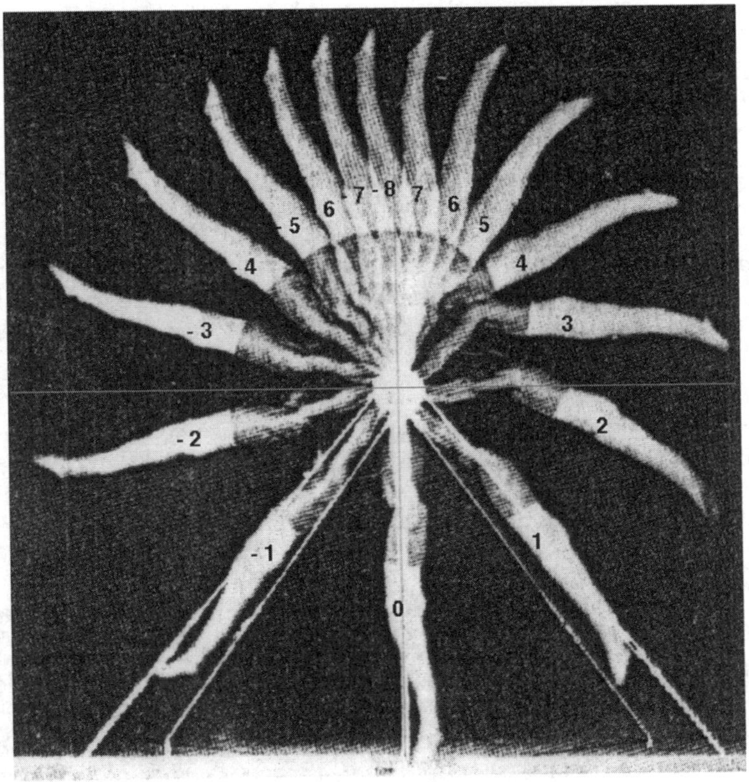

Fig. 1.17— Tour à la barre, strobophotographie.

Définition des segments	**Positions des centres de gravité des segments par rapport aux extrémités proximales**	**Masse des segments M = masse totale**
• Sommet du crâne/milieu des épaules : Segment 1 = tête et cou	0,712	0,081M
• Milieu des épaules/grand trochanter : Segment 2 = tronc	0,50	0,497M
• Grand trochanter/cheville : Segment 3 = jambes (2)	0,447	0,322M
• Milieu de la barre/milieu des épaules : Segment 4 = bras (2)	0,530	0,100M

On donne les positions des centres de gravité de ces segments par rapport aux articulations proximales et en pourcentage de la longueur du segment (Modèle de Winter).

On prendra comme repère, un repère orthonormé, centré en O (axe de la barre) tel que OX soit horizontal et OY vertical.

Repérer sur un calque dans le repère OXY les positions des extrémités des quatre segments précédemment définis pour les positions 2 et 3, – 2, – 3. L'extrémité de la tête étant peu visible sur la photo on prendra le segment tête-cou dans le prolongement du tronc. La longueur du segment tête-tronc sera donnée par le modèle de Winter, soit 18,2 % de la taille du gymnaste. Puis positionner le centre d'inertie de chaque segment

Q3 — *Pour les positions 2, 3, – 2, – 3 positionner sur le calque les centres de gravité des segments.*

Q4 — *Calculer pour ces quatre positions la distance du centre d'inertie du gymnaste à l'axe de rotation.*

Q5 — *Peut-on avec ces données sur la position du centre d'inertie du gymnaste dire dans quel sens il tourne ?*

■ 1.3 Calcul des variations du moment d'inertie d'un patineur

Q1 — Calculer la variation de moment d'inertie entre les deux positions du patineur, bras le long du corps et bras écartés. On utilisera les données anthropométriques de Winter. On prendra d = 23 cm, h = 80 cm, masse du bras = 3,5 kg, rayon de giration autour d'un axe transverse passant par le centre d'inertie du bras r = 0,368 h. On prendra pour rayon de giration autour de l'axe de révolution r = 0,368 R, R étant le rayon moyen de la section du bras que l'on prendra égal à 4 cm.

Q2 — *Quelle serait la contribution du tronc au moment d'inertie total ?*

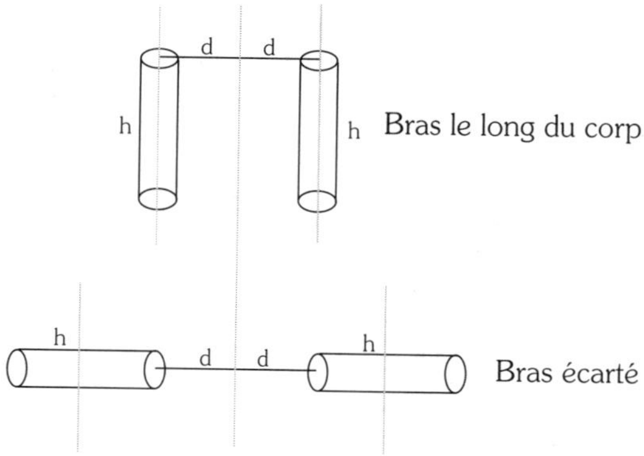

Fig. 1.18 — Position des bras le long du corps et bras écartés.

■ 1.4 Calcul du moment d'inertie d'un segment autour d'une articulation

Retrouver les valeurs des rayons de giration autour de l'articulation proximale et distale de tous les segments (axe transversal) à partir de la valeur du rayon de giration autour d'un axe transversal passant par le centre d'inertie.

2

Description du mouvement

2.1 CINÉMATIQUE DU POINT

La description du mouvement d'un point M passe par le repérage de la position de ce point dans l'espace à chaque instant. Ce repérage se fait dans un référentiel.

Référentiel

La notion de mouvement est intrinsèquement liée à celle de référentiel. Un objet dans un train qui paraît immobile pour un passager, est en mouvement pour un observateur sur le quai. Le train, la Terre sont deux référentiels différents. On appelle *référentiel* un ensemble d'au moins quatre points non coplanaires, immobiles les uns par rapport aux autres, et qui servent de référence pour étudier le mouvement d'un système à l'aide d'une horloge. De façon plus concrète nous utiliserons le plus souvent deux types de référentiels, la Terre et le référentiel lié au corps humain en mouvement. Dans un cas on étudie le mouvement absolu sur le stade, la piste ou le gymnase, dans l'autre cas on étudie le mouvement relatif des différents segments par rapport au centre d'inertie du corps.

Temps

Une horloge est un système cyclique découpant des laps de temps égaux.

En mécanique classique ou newtonienne, les intervalles de temps sont les mêmes dans tous les référentiels. Si un passager de train règle sa montre sur l'horloge de la gare de départ, lorsqu'il arrive à destination, sa montre (supposée de bonne qualité !) indique la même heure que l'horloge de la gare d'arrivée. Cela n'est plus vrai lorsque les vitesses relatives sont très grandes (proches de la vitesse de la lumière). Un passager d'un vaisseau spatial animé de vitesses proches de la vitesse de la lumière aurait la surprise de constater que pendant son voyage il aurait vécu moins de temps que les gens restés sur Terre.

Un instant donné est repéré par sa *date* mesurée à partir d'un instant choisi comme origine. Une date est une grandeur algébrique. L'unité de temps est la seconde symbolisée par « s ».

Repérage du point M

On appelle *système de coordonnées* à l'instant *t* un ensemble de trois nombres réels qui paramètrent la position du point dans un référentiel. Attention, il ne faut pas confondre les notions de référentiel et de système de coordonnés : pour un référentiel donné il existe une infinité de systèmes de coordonnées. Nous utiliserons essentiellement les coordonnées cartésiennes et les coordonnées curvilignes décrites ci-dessous.

Coordonnées cartésiennes

Considérons un système d'axes cartésiens direct O*xyz*, défini par un point O appelé *origine* et trois axes orthogonaux, orientés de façon directe c'est-à-dire satisfaisant par exemple à la règle du tire-bouchon suivante : la rotation de $\pi/2$ amenant l'axe *x* sur l'axe *y* fait avancer le tire-bouchon dans la direction de *z*.

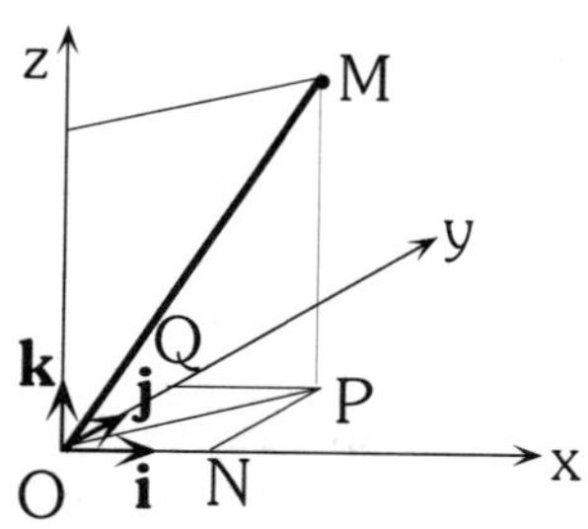

Fig. 2.1 — Représentation d'un système de coordonnées cartésiennes.

Nous pouvons repérer un point M de **R** par ses coordonnées cartésiennes (x, y, z) où :

- *x* est la longueur algébrique de ON projection orthogonale de P sur O*x*,
- *y* est la longueur algébrique de ON projection orthogonale de P sur O*y*,
- *z* est la longueur algébrique de OM projection orthogonale de P sur O*z*.

Coordonnées curvilignes

Nous utiliserons uniquement les coordonnées polaires et les coordonnées sphériques.

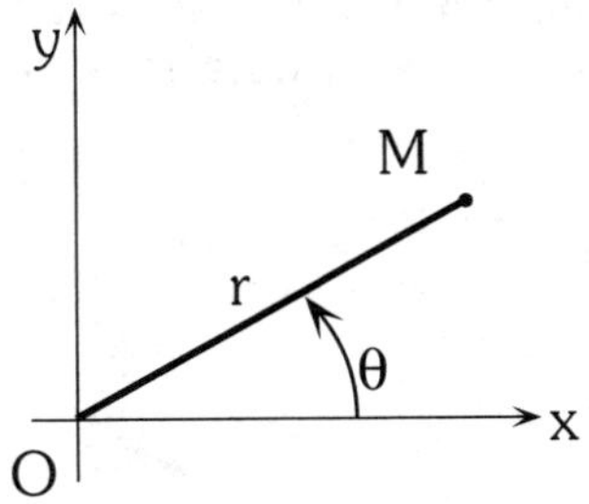

Fig. 2.2 — Représentation d'un système de coordonnées polaires.

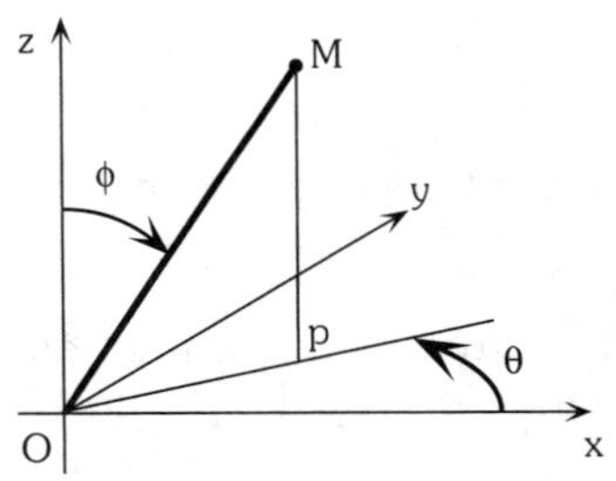

Fig. 2.3 — Représentation d'un système de coordonnées sphériques.

Les formules exprimant les coordonnées cartésiennes en fonction des coordonnées sphériques ou polaires définissent les changements de coordonnées.

$x = r\cos(\theta)$	$y = r\sin(\theta)$	$z = 0$	coordonnées polaires
$x = r\sin(\phi)\cos(\theta)$	$y = r\sin(\phi)\sin(\theta)$	$z = r\cos(\phi)$	coordonnées sphériques

Trajectoire

Le point M d'un référentiel R est repéré par r = OM. Le point M est en mouvement par rapport à R si r varie au cours du temps. La courbe décrite par M est appelée *trajectoire* de M dans le référentiel R. La trajectoire est l'ensemble des positions successives du point M. La trajectoire donne l'espace du mouvement mais ne dit rien sur la manière dont cet espace est parcouru. Par exemple, on connaît la trajectoire d'un coureur de 100 m, c'est approximativement une ligne droite mais pour avoir des renseignements sur la façon dont s'est déroulé le 100 m il faut être en mesure de connaître à chaque instant la position du sprinter ou d'avoir le plus possible de temps de passage. La trajectoire peut être décrite par une fonction des coordonnées $f(x, y, z)$, appelée *équation intrinsèque*.

Dans le cas d'une trajectoire plane on peut avoir une fonction du type $z = f(x)$ comme dans le cas de la trajectoire du poids dans le lancer de poids.

$$z = -\frac{1}{2} \cdot g \cdot \frac{x^2}{(V_0 \cdot \cos\alpha)^2} + \operatorname{tg}\alpha \cdot x + z_0$$

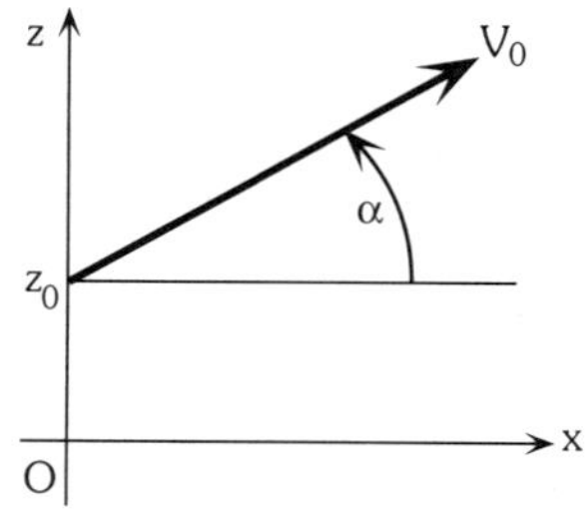

Fig. 2.4 — Conditions initiales du mouvement.

On peut aussi décrire cette trajectoire par l'*équation paramétrique* qui exprime chaque coordonnée en fonction d'un paramètre x (t), y (t), z (t). Lorsque ce paramètre est le temps on a l'équation décrivant l'évolution temporelle du point P.

$$x = V_0 \cdot \cos(\alpha \cdot t)$$

$$z = \frac{1}{2} \cdot g \cdot t^2 + V_0 \cdot \sin(\alpha \cdot t) + z_0$$

Vecteur vitesse

Vecteur vitesse moyenne

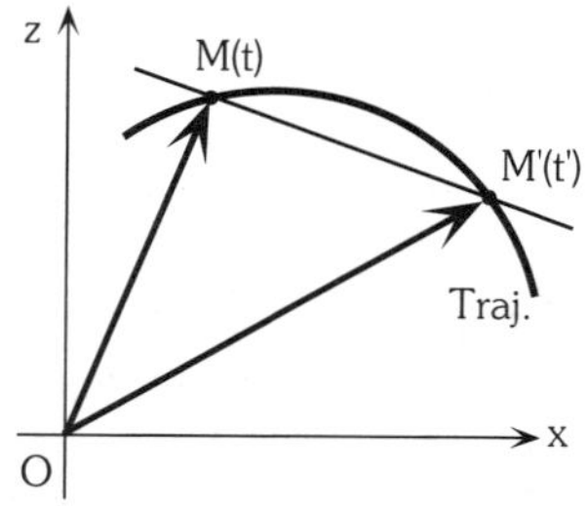

Fig. 2.5 — Représentation du vecteur vitesse moyenne.

Soient M et M′ les positions respectives du mobile aux instants de dates t et t′, le vecteur vitesse moyenne est :

$\mathbf{V}_m = \dfrac{\mathbf{MM'}}{(t'-t)}$ L'unité de vitesse est le $m{\cdot}s^{-1}$

Si O est l'origine des axes de coordonnées, $\mathbf{V}_m$ peut s'exprimer en fonction des vecteurs **OM** et **OM'**.

$$\mathbf{V}_m = \frac{(\mathbf{MO} + \mathbf{OM'})}{(t-t')} = \frac{(\mathbf{OM'} - \mathbf{OM})}{(t-t')}$$

Attention : Ces définitions sont vectorielles. Soit on projette sur les axes de coordonnées pour avoir des grandeurs scalaires, soit on procède graphiquement pour additionner les vecteurs.

Vecteur vitesse instantanée

Pour connaître la vitesse du mobile au passage en M, réduisons l'intervalle de temps t, t'. Si t' tend vers t, alors M' tend vers M.

Le vecteur vitesse moyenne tend, par définition, vers le vecteur vitesse instantanée en M

$$\mathbf{V} = \lim_{t \to t'} \frac{\mathbf{MM'}}{(t-t')} = \lim_{t \to t'} \frac{\mathbf{OM'} - \mathbf{OM}}{(t-t')} = \frac{d(\mathbf{OM})}{dt}$$

Le vecteur vitesse instantanée est le vecteur dérivée du vecteur **OM** par rapport à la variable t.

Quand M' tend vers M, la corde MM' tend vers la tangente en M à la trajectoire. Le vecteur vitesse instantanée en M a pour direction celle de la tangente à la trajectoire en M. Son sens est celui de M vers M' c'est celui du mouvement.

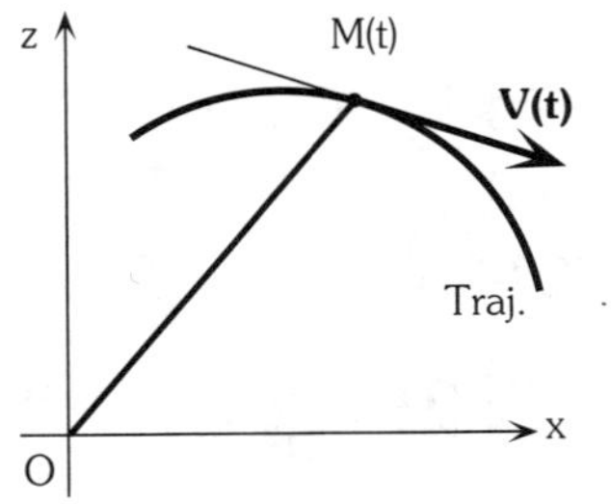

Fig. 2.6 — Représentation du vecteur vitesse instantanée.

Expressions du vecteur vitesse

En coordonnées cartésiennes

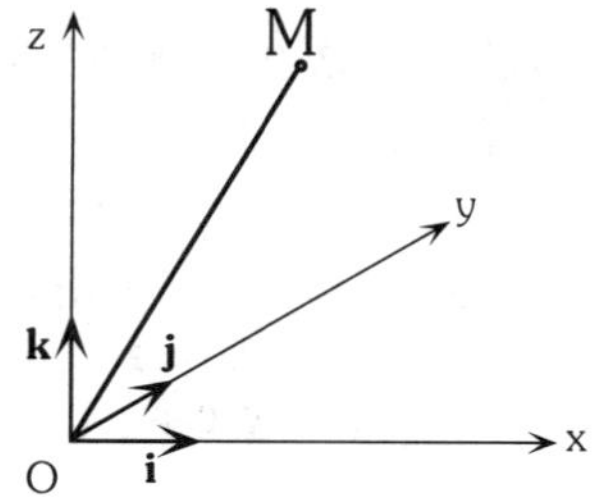

Fig. 2.7 — Repère cartésien.

$$\mathbf{OM} = x\mathbf{i} + y\mathbf{j} + z\mathbf{k}$$

$$\frac{d(\mathbf{OM})}{dt} = \frac{dx}{dt}\mathbf{i} + \frac{dy}{dt}\mathbf{j} + \frac{dz}{dt}\mathbf{k} = \dot{x}\mathbf{i} + \dot{y}\mathbf{j} + \dot{z}\mathbf{k}$$

En coordonnées polaires

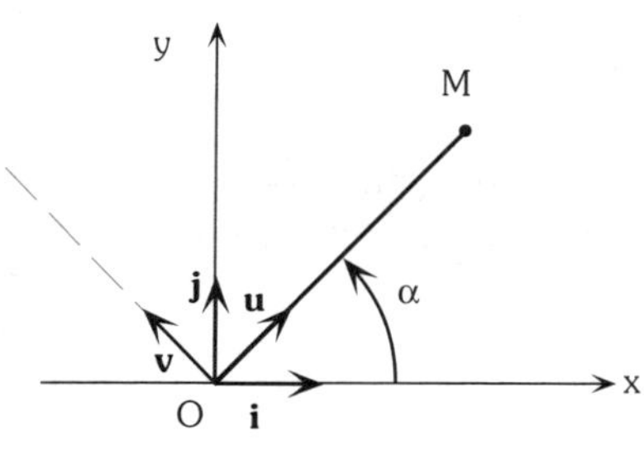

Fig. 2.8 — Repère polaire.

$$\mathbf{OM} = r\mathbf{u}$$

$$\frac{d(\mathbf{OM})}{dt} = \frac{dr}{dt}\mathbf{u} + r \cdot \frac{d\mathbf{u}}{dt}$$

Les vecteurs unitaires $\mathbf{u}$ et $\frac{d\mathbf{u}}{dt}$ s'expriment de la façon suivante dans le repère Oxy :

$$u = \cos(\alpha)\mathbf{i} + \sin(\alpha)\mathbf{j}$$

$$\frac{d\mathbf{u}}{dt} = -\sin(\alpha) \cdot \frac{d\alpha}{dt}\mathbf{i} + \cos(\alpha) \cdot \frac{d\alpha}{dt}\mathbf{j}$$

en posant $v = -\sin(\alpha)\mathbf{i} + \cos(\alpha)\mathbf{j}$

il vient $\dfrac{d\mathbf{u}}{dt} = \dfrac{d\alpha}{dt}\mathbf{v}$ et $\dfrac{d(\mathbf{OM})}{dt} = \dfrac{dr}{dt}\mathbf{u} + r\dfrac{d\alpha}{dt}\mathbf{v}$

Exemple de mesure de vitesse : mesure de la vitesse au décollage en saut à la perche

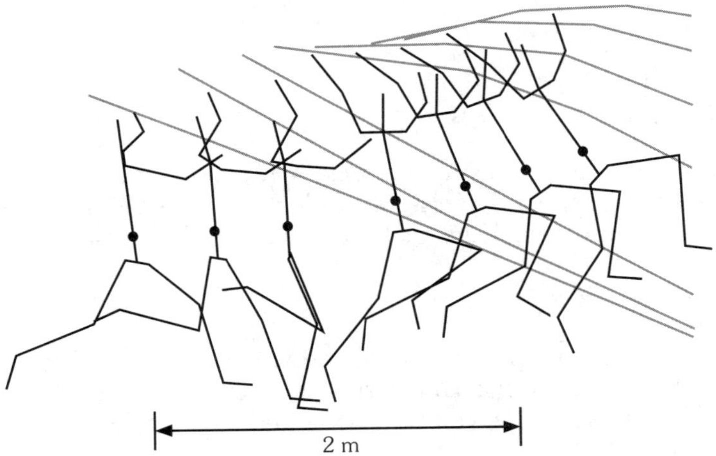

Fig. 2.9 — T. Vigneron, phase de décollage du saut à la perche.

Ce document représente la phase de planté de perche d'un saut réussi de T. Vigneron à 5,5 m. La prise de vue a été effectuée avec une caméra 100 images/seconde placée perpendiculairement à l'axe de la course d'élan. L'image a été digitalisée et représentée par un bonhomme en fil de fer joignant par segments les principales articulations. Le document représente trois positions avant le planté et quatre positions après le décollage.

Il s'écoule 50 ms entre les trois premières positions et les quatre dernières. Le temps écoulé entre la dernière position avant le planté et la première après le décollage est de 90 ms.

Vitesse des hanches : Déterminons la vitesse moyenne des hanches avant le planté et après le décollage. Entre les deux il y a une phase de choc (90 ms) pendant laquelle la vitesse est modifiée en module et en direction.

- Distance des hanches avant (sur le document) 1,1 cm et 0,95 cm
- Distance des hanches après (sur le document) 0,95 cm, 0,80 cm, 0,80 cm.

Échelle du document : E = 4,85/200 = 1/41,2

Δt = 50 ms entre deux positions représentées

Évaluation des incertitudes : Compte tenu de l'hypothèse faite sur la vitesse (constante avant et après) l'incertitude la plus importante n'est pas sur la mesure des distances inter-hanches, mais provient de la définition même de cette distance par le procédé de digitalisation d'image. Pour l'évaluer, il faudrait faire plusieurs digitalisations successives et trouver la moyenne et l'écart-type des valeurs obtenues. On peut seulement avec ce document faire la moyenne et l'écart-type sur deux valeurs ce qui ne donne qu'une indication. On donne alors simplement une appréciation de l'incertitude

- $V = 8,3 \pm 0,2\ ms^{-1}$ Avant
- $V' = 7,4 \pm 0,5\ ms^{-1}$ Après

L'incertitude « après » est très grande. On peut même, compte tenu de l'évolution régulièrement décroissante de la vitesse, se poser la question de la validité de l'hypothèse faite sur la constance de la vitesse « après ».

Vecteur accélération

Sur les prospectus publicitaires d'une voiture, on peut lire : « de 0 à 100 km h^{-1} en 33 s » Cette caractéristique décrit la possibilité d'augmentation de la vitesse de la voiture en un temps donné, c'est-à-dire son accélération.

De même que le vecteur vitesse décrit les variations du déplacement (vecteur **OM**) au cours du temps, le vecteur accélération décrit les variations de la vitesse (vecteur vitesse **V**) au cours du temps.

D'une façon plus générale on peut dire que de même que la vitesse renseigne sur la façon dont varie le déplacement, l'accélération renseigne sur la façon dont varie la vitesse.

Vecteur accélération moyenne

Soient V et V' les vitesses respectives au temps t et t' : par définition le vecteur accélération moyenne est :

$$a_m = \frac{\mathbf{V'} - \mathbf{V}}{(t' - t)}$$

L'unité d'accélération est le $m.s^{-2}$

Détermination du vecteur accélération au moment de l'impulsion en saut à la perche

Nous calculerons l'accélération moyenne des hanches entre le planté et le décollage dans le saut de Th Vigneron (document 1) à partir des valeurs des vitesses moyennes avant le planté Vm et après le décollage V'm.

- $V = 8,3 \pm 0,2\ m{\cdot}s^{-1}$ l'angle avec l'horizontale est de 0°
- $V' = 7,4 \pm 0,5\ m{\cdot}s^{-1}$ l'angle avec l'horizontale est de 17°

Détermination par le calcul

$$a_{mx} = \frac{V'_x - V_x}{(t' - t)} = \frac{7{,}4.\cos(17) - 8{,}3}{90.10^{-3}} = -13{,}6m.s^{-2}$$

$$a_{my} = \frac{V'_x - V_x}{(t' - t)} = \frac{7{,}4.\sin(17)}{90.10^{-3}} = -24m.s^{-2}$$

Détermination vectorielle

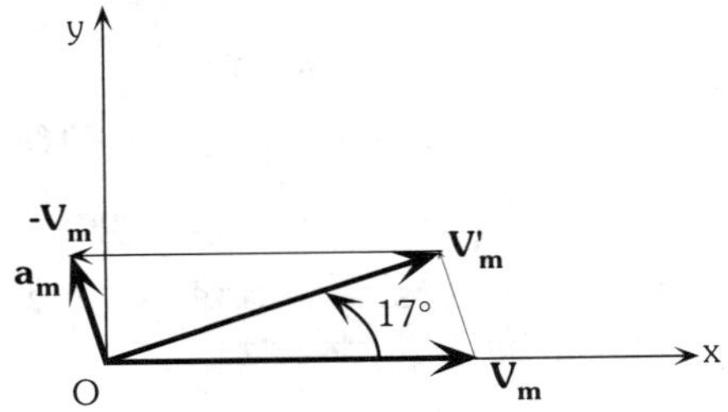

Fig. 2.10 — Décomposition du vecteur accélération.

On constate donc que l'accélération est un vecteur qui a une composante verticale positive (augmentation de la vitesse verticale) et une composante horizontale négative (diminution de la vitesse horizontale).

Vecteur accélération instantanée

Quand l'intervalle de temps tend vers 0, l'accélération moyenne tend vers l'accélération instantanée **a.**

$$\mathbf{a} = \lim_{t \to t'} \frac{\mathbf{V}' - \mathbf{V}}{(t' - t)} = \frac{d\mathbf{V}}{dt}$$

Le vecteur accélération est le vecteur dérivée par rapport au temps du vecteur vitesse ; c'est donc aussi le vecteur dérivée seconde du vecteur **OM**.

$$\mathbf{a} = \frac{d\mathbf{V}}{dt} = \frac{d^2(\mathbf{OM})}{dt^2}$$

Expression du vecteur accélération

En coordonnées cartésiennes.

$\mathbf{OM} = x\mathbf{i} + y\mathbf{j} + z\mathbf{k}$

$$\mathbf{a} = \frac{d\mathbf{V}}{dt} = \frac{d^2(\mathbf{OM})}{dt^2} = \frac{d}{dt}\left(\frac{d(\mathbf{OM})}{dt}\right) = \frac{d}{dt}\left(\frac{dx}{dt}\mathbf{i} + \frac{dy}{dt}\mathbf{j} + \frac{dz}{dt}\mathbf{k}\right)$$

$$= \frac{d^2x}{dt^2}\mathbf{i} + \frac{d^2y}{dt^2}\mathbf{j} + \frac{d^2z}{dt^2}\,\mathbf{k} = \ddot{x}\mathbf{i} + \ddot{y}\mathbf{j} + \ddot{z}\mathbf{k}$$

Exemples d'ordres de grandeur d'accélérations (en $m.s^{-2}$)

10^{23}	Électron de l'atome d'hydrogène
10^{5}	Ultracentrifugeuse
5.10^{4}	Balle de fusil dans le canon
10^{3}	Flèche au départ
5.10^{2}	Choc d'une voiture contre un mur à 100 $km.h^{-1}$
10	Chute libre
8	Démarrage d'un « 100m »
6	Fusée au décollage
4	Freinage brutal d'une voiture

2.2 ÉTUDE DES MOUVEMENTS SIMPLES DE RÉFÉRENCE

Les mouvements principaux que nous allons décrire sont relatifs à un point. Dans l'étude dynamique du mouvement d'un corps solide le point particulier dont on étudiera le mouvement est le *centre d'inertie*. Ces mouvements serviront de référence pour les études de mouvement quelconques.

Le mouvement circulaire uniforme

La trajectoire est un cercle de centre O et de rayon R.

Le mouvement est uniforme, donc la norme de la vitesse est constante V mais sa direction change à chaque instant : le vecteur vitesse n'est pas constant.

A chaque tour, le mobile se retrouve à la même position avec la même vitesse : le mouvement est périodique de période T.

Le rayon vecteur **OM** tourne à la vitesse angulaire constante $\Omega = \frac{\mathbf{V}}{R}$

dont le module est $|\Omega| = \frac{V}{R} = \frac{d\alpha}{dt}$.

Au cours d'une période T, le mobile parcourt la distance $2\pi R = VT$

La période du mouvement est $T = \frac{2\pi R}{V}$

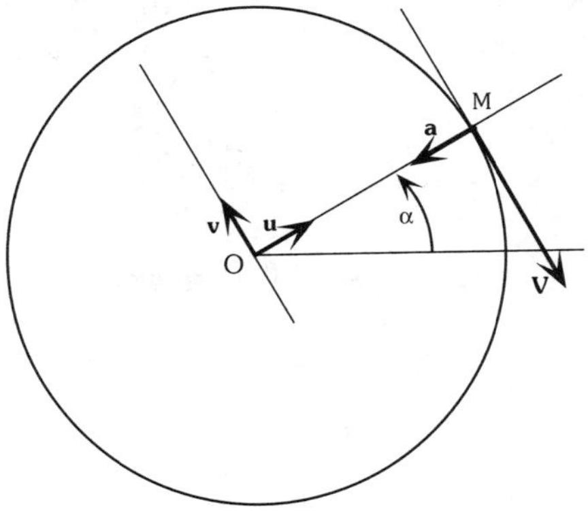

Fig. 2.11 — Mouvement circulaire uniforme.

Le vecteur vitesse est constamment tangent à la trajectoire donc perpendiculaire au rayon vecteur **OM**, il tourne à la même vitesse angulaire ω. Si nous représentons le vecteur vitesse avec O comme origine, son extrémité décrit un cercle.

L'accélération **a** est égale à la dérivée du vecteur vitesse. Prenons l'expression du vecteur vitesse en coordonnées polaires. Il ne reste qu'un terme puisque R est constant.

Par ailleurs le mouvement est tel que :

$$\mathbf{a} = -R\omega^2\mathbf{u} = -\frac{V^2}{R}\mathbf{u}$$

avec :

$$\omega = \frac{d\alpha}{dt} \text{ et } V = R\frac{d\alpha}{dt} = R\omega$$

Dans un mouvement circulaire uniforme, l'accélération est toujours dirigée vers le centre du cercle, elle est proportionnelle au carré de la vitesse et inversement proportionnelle au rayon du cercle.

On peut remarquer que la projection d'un mouvement circulaire est un mouvement oscillatoire harmonique.

$$\mathbf{OM} = r\mathbf{u} \text{ entraîne } \begin{matrix} x = R\cos(\alpha) \\ y = R\sin(\alpha) \end{matrix} \text{ avec } \omega = \frac{d\alpha}{dt} \text{ soit } \alpha = \omega t + \varphi$$

Mouvement rectiligne uniforme

La trajectoire est une droite ou un segment de droite.

Le mouvement est uniforme donc la norme de la vitesse est constante, sa direction reste la même : le vecteur vitesse est constant.

Le vecteur vitesse garde au cours du mouvement même direction, même sens, même norme : le vecteur accélération **a** est donc nul ses trois composantes sont nulles

$$\mathbf{a}\ (\ddot{x}, \ddot{y}, \ddot{z}) = \frac{d\mathbf{V}}{dt} = 0$$

en projection sur l'axe Ox, axe du mouvement on a :

$$\ddot{x} = 0$$
$$\dot{x} = v$$
$$x = vt + x_0$$

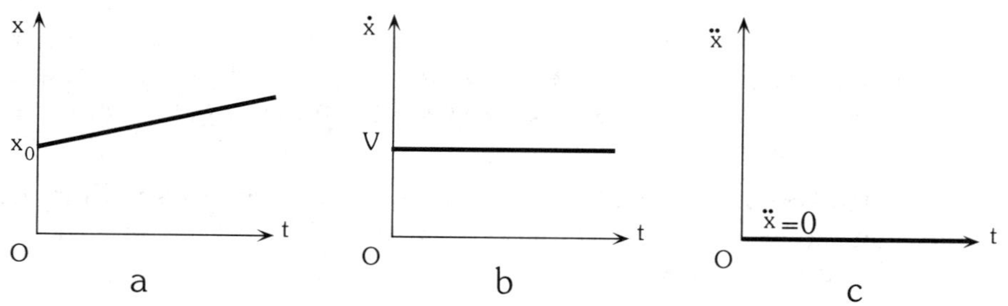

Fig. 2.12 — Diagrammes du mouvement rectiligne uniforme.

Mouvement rectiligne uniformément varié

La trajectoire est une droite ou un segment de droite.

L'accélération garde une valeur constante sur une direction et est nulle sur les deux autres.

$$\mathbf{a}\ (\ddot{x}, \ddot{y}, \ddot{z}) = \frac{d\mathbf{V}}{dt} = \mathbf{a}(a, 0, 0)$$

Sur la trajectoire rectiligne on a l'évolution suivante des grandeurs cinématiques.

$$\ddot{x} = 0$$
$$\dot{x} = vt + v_0$$
$$x = \frac{1}{2}vt^2 + v_0 t + x_0$$

Depuis les expériences de Galilée (1564-1642) et de Newton (1642-1727), nous savons que le mouvement d'un corps en chute libre à la

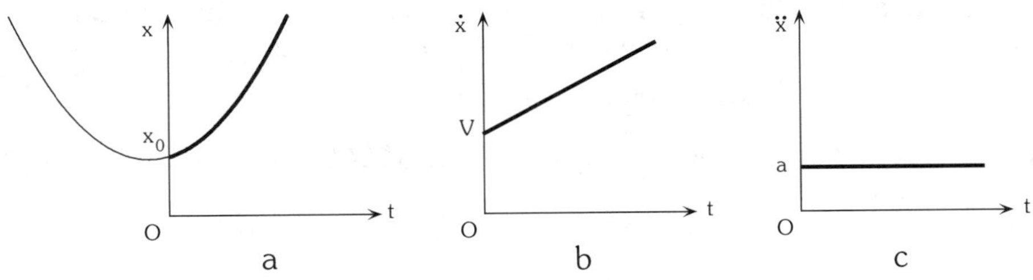

Fig. 2.13 — Diagramme du mouvement rectiligne uniformément accéléré.

surface de la Terre est, en première approximation, un mouvement uniformément accéléré, d'accélération notée g. Cette approximation sera valable pour autant que l'altitude h soit suffisamment petite par rapport au rayon de la Terre et que les vitesses soient faibles pour que l'on puisse négliger les frottements de l'air. De plus, ces observations ont montré que l'accélération g ne dépend pas du corps. L'expérience de Newton qui consiste à lâcher une plume et un morceau de plomb dans un tube dans lequel le vide a été réalisé, montre que les deux corps ont un mouvement identique.

Si x représente la hauteur du corps solide comptée positivement vers le haut. L'accélération $a = g$ est bien négative et les diagrammes ci-dessus représentent le mouvement d'un corps solide lancé verticalement vers le haut avec une vitesse V. Au bout du temps t_1 la vitesse s'annule, le corps est au maximum de sa hauteur, la vitesse devient alors négative et croît indéfiniment, alors que la hauteur décroît et s'annule en t_2.

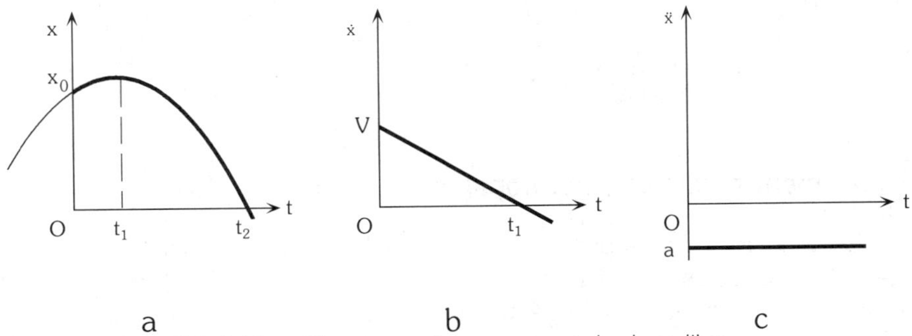

Fig. 2.14 — Diagramme du mouvement de chute libre.

Mouvement rectiligne de pointé

Le pointé peut se définir comme le mouvement pour aller d'un point à un autre avec une vitesse nulle au départ et à l'arrivée.

L'étude expérimentale de la position de la main en fonction du temps permet de connaître la fonction $x(t)$. A partir de cette grandeur on peut calculer $\dot{x}(t)$ et $\ddot{x}(t)$ par dérivation numérique.

La forme générale des courbes obtenues dans ce mouvement de pointé est la suivante :

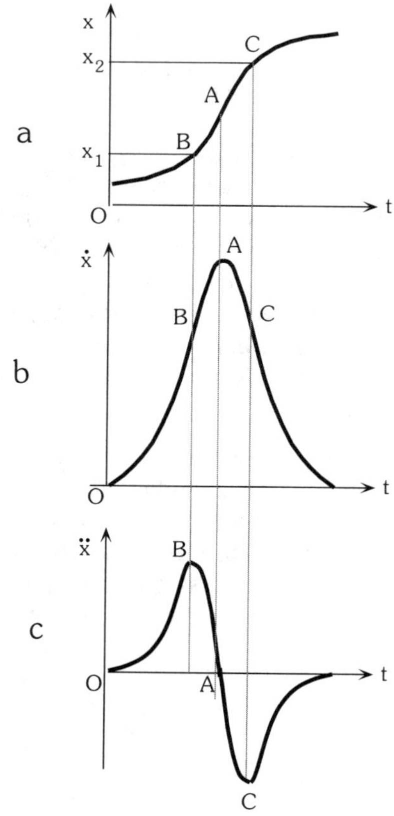

Fig. 2.15 — Diagrammes du mouvement rectiligne de pointé.

Mouvement oscillatoire harmonique

Dans le monde naturel, comme dans le monde artificiel, les mouvements d'oscillation possèdent une importance extrême : depuis l'aile du moucheron, jusqu'au flux et reflux de la mer une foule de mobiles vont et viennent entre deux limites qu'ils ne franchissent pas. Dans les activités physiques de l'homme ces mouvements sont tout aussi importants. Par exemple dans la locomotion (course, marche, nage), la production de déplacement est liée aux mouvements d'oscillation des membres dans le *référentiel égocentré* (référentiel lié au corps centré sur le centre d'inertie). Dans les mouvements de lancer, les oscillations des différents membres ou parties du corps s'enchaînent et se nourrissent pour donner à la partie distale la plus grande vitesse en rotation possible au moment du lâcher. Par construction, les segments corporels sont contraints dans leurs déplacements relatifs par des positions extrêmes, lorsqu'ils oscillent c'est autour d'une position moyenne, en général leur position de repos.

Le mouvement oscillatoire harmonique est un mouvement dont l'évolution est décrite par une équation de la forme : $x = R \cos(\omega t + \varphi)$.

C'est le cas par exemple pour le mouvement d'une masse suspendue à un ressort, d'une tige homogène suspendue par un fil métallique (pendule de torsion), c'est le cas d'un corps solide oscillant sous l'effet de son poids (pendule pesant) lorsque les oscillations sont de faible amplitude. Certains mouvements du corps s'approchent d'un mouvement harmonique[1], c'est le cas du mouvement de la tête, du tronc, des hanches dans la marche ou la course, c'est aussi le cas de mouvements de pointés alternatifs, c'est aussi le cas de la production de cercles par la combinaison de deux mouvements harmoniques orthogonaux du bras et de l'avant bras.

Calcul des grandeurs cinématiques dérivées de $x(t)$

$$\dot{x} = -R\omega \sin(\omega t + \varphi)$$

$$\ddot{x} = -R\omega^2 \cos(\omega t + \varphi) = -\omega^2 x$$

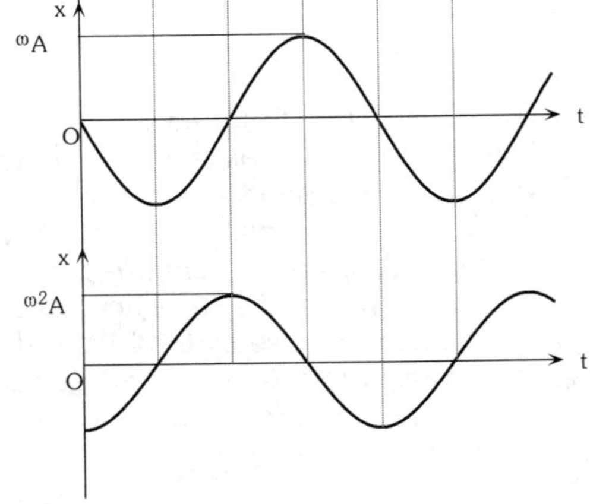

Fig. 2.16 — Diagrammes du mouvement oscillatoire harmonique.

1. On appelle mouvement harmonique un mouvement dont les variations en fonction du temps sont décrites par une sinusoïde.

La variable x peut être une coordonnée d'espace, l'abscisse curviligne ou un angle. Le mouvement est harmonique si et seulement si $\ddot{x} = -\omega^2 x$

C'est un mouvement périodique, de période $T = \frac{2\pi}{\omega}$ cela signifie que $x(t + T) = x(t)$.

Représentation dans l'espace des phases

L'espace des phases est la représentation dans le repère $\dot{x}(x)$

Dans l'espace des phases une trajectoire de phase de l'oscillateur harmonique est un cercle. L'ensemble des trajectoires de phase décrites par l'oscillateur à partir de toutes les conditions initiales réalisables est le portrait de phase de celui-ci.

Équations du mouvement harmonique

$$x = R \cos(\omega t + \varphi)$$

$$\dot{x} = -R\omega \sin(\omega t + \varphi)$$

$$\text{donc} \left(\frac{\dot{x}}{\omega}\right)^2 + x^2 = R^2$$

ce qui est l'équation d'un cercle dans l'espace des phases.

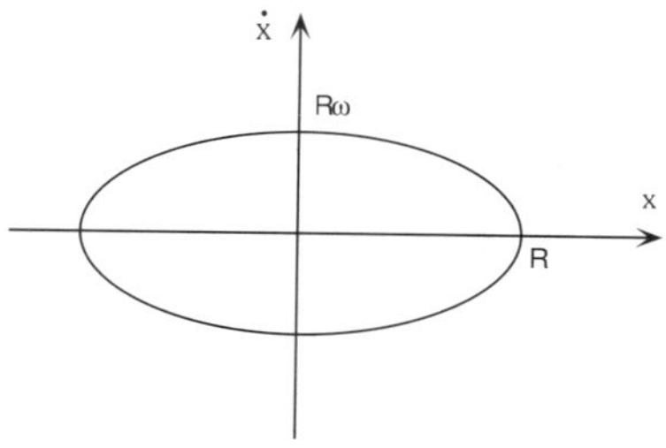

Fig. 2.17 — Diagramme de phase du mouvement oscillatoire harmonique.

La représentation du portrait de phase permet de tester avec précision le caractère sinusoïdal de l'évolution d'un oscillateur (la trajectoire de phase est un cercle). Le fait de trouver des cercles correspond à une propriété de l'oscillateur harmonique non amorti qui est la conservation de l'énergie totale. Le rayon du cercle représente une grandeur proportionnelle à cette énergie. Toute perte d'énergie fait diminuer ce rayon et l'on obtient alors des spirales qui tendent vers l'origine. Ce point vers lequel tend l'état de l'oscillateur dans l'espace des phases est appelé *attracteur*. Ici l'attracteur n'est autre que la position (0,0) c'est-à-dire vitesse nulle en un point particulier qui est le point d'équilibre de l'oscillateur.

Dans le cas où, au contraire, on apporte régulièrement de l'énergie la spirale tourne dans le même sens mais diverge (Fig. 2.18).

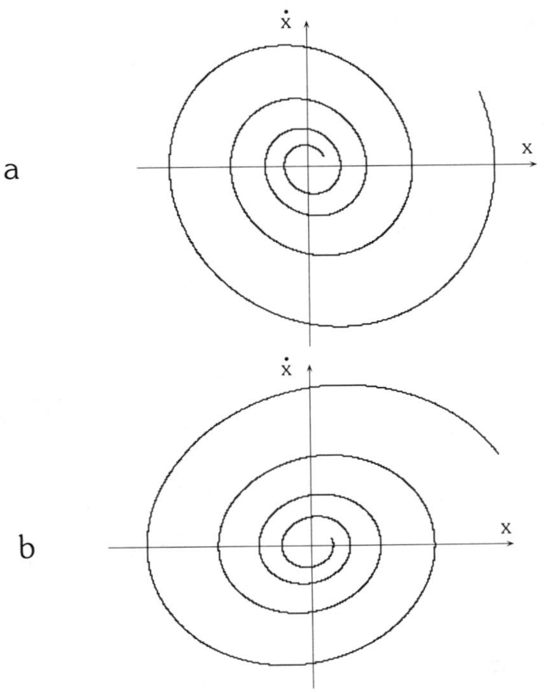

Fig. 2.18 — Diagramme de phase :
a) de l'oscillateur amorti ;
b) de l'oscillateur entretenu.

Dans le cas où l'on entretient les oscillations pour compenser les pertes énergétiques notamment dues au frottement on réalise un oscillateur entretenu. L'attracteur dans ce cas n'est plus un point mais un cycle limite (oscillateurs de Van der Pol ou de Rayleigh). Quel que soit le point de départ dans l'espace des phases, le mouvement se stabilise rapidement sur un mouvement périodique, non sinusoïdal (le cycle limite n'est pas un cercle). Ces modèles sont très importants dans la mécanique humaine de production de mouvements périodiques et stables. Ils correspondent aux contraintes réelles du mouvement, à savoir l'existence d'une dissipation énergétique incontournable et donc la nécessité d'un apport d'énergie dans des conditions définies pour obtenir un effet reproductible.

Représentation dans l'espace $\ddot{x}(x)$

Cette représentation décrit directement l'expression de la force en fonction du déplacement. Dans le cas du mouvement harmonique, c'est une droite.

On peut le montrer pour un ressort de masse m et de raideur k en écrivant la relation fondamentale de la dynamique $m\ddot{x} = -kx$. On a donc une droite de pente – k/m.

Même si cette relation n'est plus linéaire on peut toujours être dans un domaine élastique. La représentation n'est alors plus une droite mais une

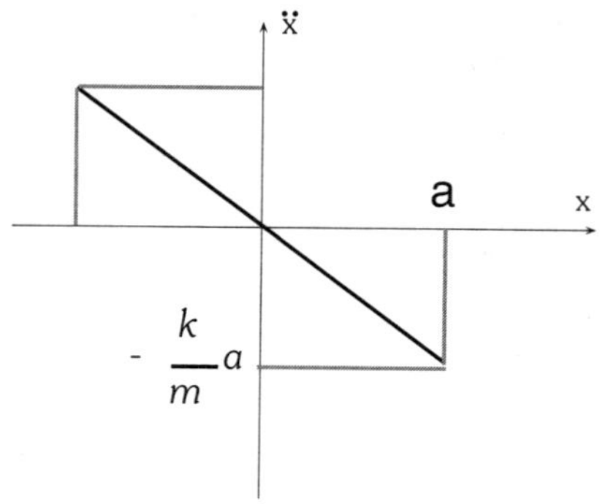

Fig. 2.19 — Relation entre accélération et position dans le cas du mouvement harmonique.

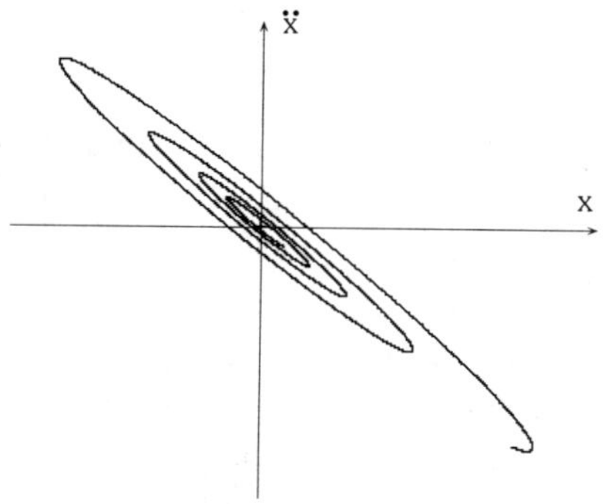

Fig. 2.20 — Relation entre accélération et position dans le cas d'oscillations amorties.

courbe. Dans le cas d'une oscillation amortie c'est une spirale et dans le cas d'un oscillateur à cycle limite c'est un double huit.

Méthode simple de calcul et de représentation du mouvement à partir de l'équation différentielle : mouvement oscillatoire à cycle limite

Les mouvements décrits ci-dessus peuvent être simulés à l'aide de logiciels informatiques appropriés. Nous décrirons par la suite des logiciels de conception assistée par ordinateur qui sont basés sur des résolutions d'équations différentielles et qui utilisent des méthodes numériques d'intégration très sophistiquées. Mais on peut aussi simplement programmer soi-même la résolution de l'équation différentielle du mouvement à l'aide d'un algorithme élémentaire reprenant l'idée initiale de Newton de différence (d'où le nom d'équation différentielle). En désignant par Δt un incrément temporel raisonnablement petit par rapport au temps caractéristique de l'évolution, l'équation du mouvement conduit à écrire la boucle itérative suivante où x

désigne la variable à l'instant t et $x_{préc}$ désigne cette même variable

$$\dot{x} = \dot{x}_{préc.} + \ddot{x}_{préc.} \cdot \Delta t$$

à l'instant Δt précédent. $x = x_{préc.} + \dot{x}_{préc.} \cdot \Delta t$

$$\ddot{x} = a(x, \dot{x})$$

Pour pouvoir commencer le calcul il faut un jeu de conditions initiales $x_0, \dot{x}_0$ qui détermine la première valeur de $\ddot{x}_0 = a(x_0, \dot{x}_0)$, puis on rentre dans la boucle itérative qui permet de déterminer tous les points suivants.

Ce type de calcul peut être implémenté avec des langages adaptés au calcul comme le Turbo Basic ou Visual Basic mais il peut aussi être réalisé sans aucune connaissance de programmation à l'aide d'un tableur-grapheur.

Réalisation du programme de simulation d'un oscillateur amorti avec Excel

L'équation de l'oscillateur amorti est la suivante :

$$\dot{x} = -\omega^2 x - \frac{f}{m}\dot{x}$$

Le paramétrage et l'initialisation sont réalisés dans les deux premières colonnes. On peut alors faire varier la valeur de $\frac{f}{m}$ pour voir l'effet de différents amortissements.

Pour mettre en garde contre les artefacts issus de l'emploi d'un incrément de temps trop grand, il est intéressant de prendre $\frac{f}{m} = 0$ (pas de frottement) et l'on doit obtenir une courbe fermée (ellipse) pour la trajectoire de phase, et des amplitudes maximum constantes pour x. Enfin avec cette même feuille de calcul on peut simuler un oscillateur à cycle limite. Pour cela il suffit de changer la fonction a $(x, \dot{x})$. Par exemple un oscillateur de Rayleigh du type : $\dot{x} = -\omega^2 x + (p - \dot{x}^2)\dot{x}$

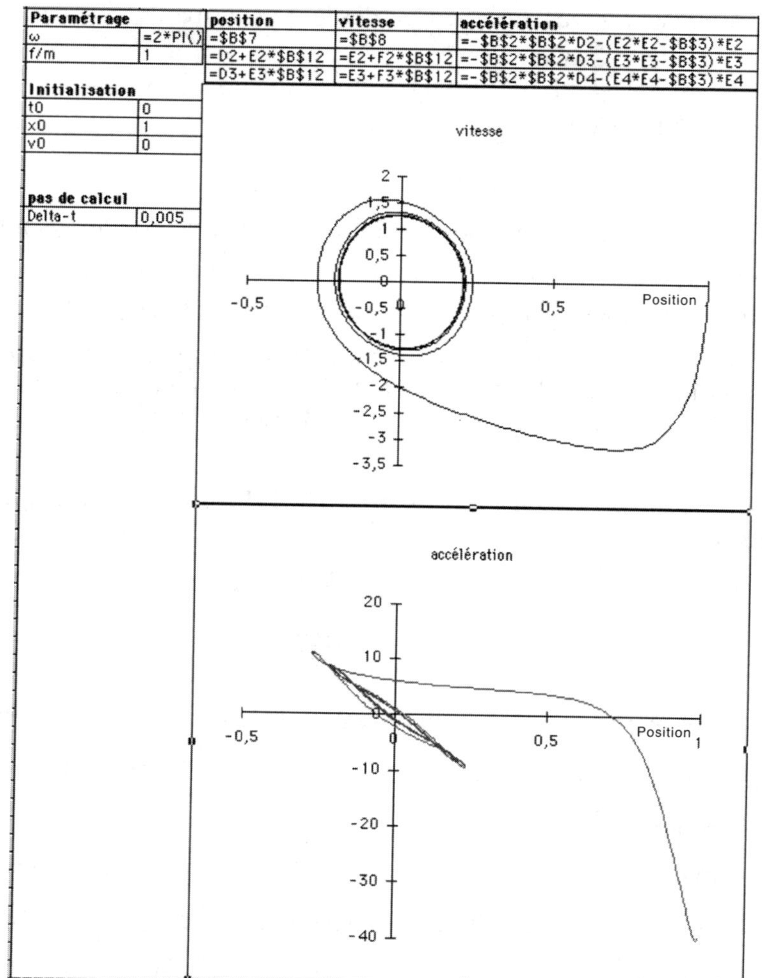

Fig 2.21 — Feuille de calcul Excel pour la simulation d'un oscillateur de Rayleigh.

ÉNONCÉS DES EXERCICES DU CHAPITRE 2

■ **2.1 Accélération du bobsleigh :** Un bobsleigh a une accélération constante a = 1, 8 $m.s^{-2}$. Il part du repos. La piste est rectiligne.

Q1 — *A quelle vitesse glisse-t-il après 7 s ?*
Q2 — *Quelle distance a-t-il parcourue à l'instant où sa vitesse est égale à 150 $km.h^{-1}$?*

■ **2.2 Vitesse du cycliste :** Un cycliste roule à vitesse constante égale à 40 $km.h^{-1}$ sur une piste circulaire de rayon R = 500 m.

Q1 — *Quelle est la période du mouvement ?*
Q2 — *Calculer son accélération.*

■ **2.3 Vitesse de la balle de tennis au rebond**

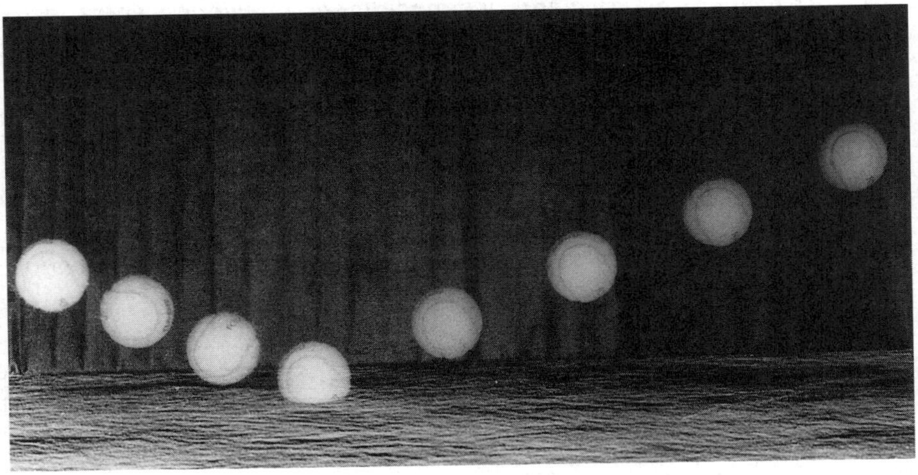

Fig. 2.22 — Strobophotographie d'un rebond de balle de tennis.

Le document représente le rebond d'une balle de tennis (la photo a été réalisée avec un stroboflash).

Q1 — *Déterminer l'échelle du document sachant que le diamètre réel de la balle est de 67 mm.*
Q2 — *Les flashs étant espacés de 4 ms, déterminer la vitesse moyenne de la balle avant le rebond et la vitesse moyenne de la balle après le rebond.*
Q3 — *Déterminer les vitesses verticales et horizontales avant et après.*
Q4 — *Déterminer l'accélération moyenne pendant le rebond (temps de choc de 3 ms).*

2.4 Analyse cinématique d'un tour à la barre fixe (Fig 1.17)

Q1 — *Quel est l'intervalle de temps entre deux positions sachant que la fréquence des flashs est de 10 éclairs par seconde ?*
Q2 — *Que peut-on dire du temps d'exposition de chaque position ?*
Q3 — *Que peut-on dire du temps d'obturation de l'appareil photo ?*

Analyse du mouvement

On se propose d'analyser le mouvement de rotation du centre d'inertie autour de l'axe de la barre. Pour cela tracer les demi-droites issues de l'axe de rotation (axe de la barre) et passant par le grand trochanter. On justifiera cette façon de procéder. Pour faire les mesures qui sont demandées ensuite il est conseillé de reporter par transparence sur une feuille blanche les points utiles.

Q4 — *Mesurer les angles formés par ces demi-droites et la verticale descendante. Construire le graphe sur papier millimétré des valeurs des angles en fonction du temps (angles en degrés).*
Q5 — *Calculer les vitesses angulaires moyennes entre deux positions. Construire le graphe sur papier millimétré ou sur un tableur-grapheur (vitesses angulaires en deg.s^{-1}).*
Q6 — *Calculer les accélérations angulaires moyennes entre deux vitesses. Construire le graphe sur papier millimétré ou sur un tableur-grapheur (accélérations en deg.s^{-2}).*
Q7 — *Quelle est la valeur maximale de la vitesse, à quel moment intervient-elle ?*
Q8 — *Si le gymnaste mesure 1,70 m quelle est à ce moment la vitesse linéaire de ses pieds ?*
Q9 — *Quel type d'analyse faudrait-il faire pour savoir si ce mouvement est un simple mouvement pendulaire ou si le gymnaste a créé un couple au niveau des poignets des épaules ou des hanches.*

2.5 — Étude de la phase d'impulsion au saut en longueur

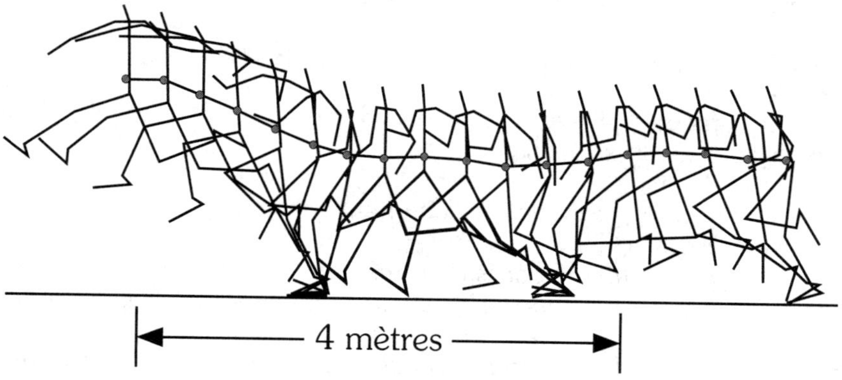

Fig. 2.23 — Kinogramme d'un saut à l'entraînement de Bangué.

Q1 — *Déterminer l'échelle du document.*
Q2 — *Calculer la longueur des deux dernières foulées.*
Q3 — *Quelle est la vitesse moyenne avant l'appel ? L'intervalle de temps entre deux positions correspond à 20 ms.*
Q4 — *Déterminer la vitesse du centre d'inertie (angle et module) au moment de l'envol.*
Q5 — *Déterminer la hauteur du CG au moment de l'envol.*

3

Des forces au mouvement : les lois de Newton

3.1 LES CAUSES DU MOUVEMENT : L'INTERACTION ENTRE DEUX OBJETS

De l'idée de force à celle d'interaction

La notion commune de force se rattache à l'idée intuitive d'effort et renvoie souvent à une qualité physique (il est fort, il manque de force). Elle renvoie aussi aux capacités de soulever ou de lancer des objets lourds. En mécanique une force est une grandeur mesurable définie par un vecteur avec un point d'application, une direction, un sens et une intensité. Son intensité peut être très petite, par exemple l'intensité de la force d'attraction gravitationnelle entre Adam et Eve distants de 1 m est de 25.10^{-8} N. La Terre en revanche exerce sur Eve une force de 490 N et la Terre exerce sur la Lune une force de 20.10^{18} N.

Outre sa description en terme de vecteur, la force provient d'une action d'un objet sur un autre. Dans tous les cas il y a au moins deux objets en interaction, cette notion d'interaction est tout à fait essentielle pour comprendre les lois de Newton. Il n'existe pas selon Newton de force exercée par un objet sur un autre sans qu'il y ait l'action réciproque (3e loi).

On peut distinguer deux types d'interaction entre les objets, les interactions à distance et les interactions de contact. La seule interaction à distance qui nous intéresse dans le domaine du mouvement du corps humain c'est l'interaction gravitationnelle et plus particulièrement le poids d'un corps qui résulte de l'interaction de la Terre avec celui-ci. Le poids est représenté par un vecteur dont le point d'application est le centre d'inertie du corps, dirigé suivant la verticale et orienté vers le bas. Le poids d'un corps P se calcule grâce à la formule $P = mg$, dans laquelle m est la masse du corps exprimée en kg, et g est l'intensité de la pesanteur qui est voisine de 9,81 N. kg^{-1} sur Terre (Fig. 3.1). Mais il ne faut pas oublier que le corps exerce aussi une force sur la Terre et qu'il y a donc **interaction.**

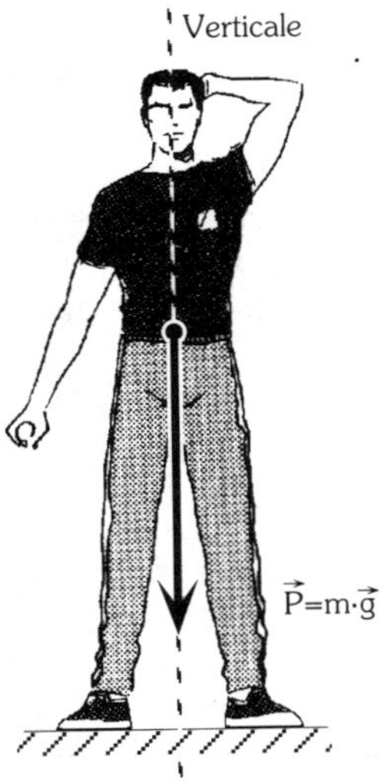

Fig. 3.1 — Définition du poids du corps.

Les interactions de contact, comme par exemple l'interaction entre une raquette et une balle de tennis ou entre le pied du sprinter et le starting-bloc, proviennent en général d'une infinité de petites interactions ponctuelles dont on ne retient que la résultante.

L'action mécanique exercée par le vent sur la voile est répartie sur toute sa surface et la force F qui en résulte est la somme des forces élémentaires. Dans ce cas le point d'application n'est pas connu *a priori*.

Ces interactions sont nombreuses et variées dans le domaine des activités physiques et sportives. Elles sont relatives à des actions de réaction de supports avec ou sans frottements à des mises en tension de fils ou de ressorts, et à la poussée d'Archimède lorsque le corps solide est dans un élément fluide.

Nous modéliserons ces actions mécaniques d'interaction par un vecteur appelé *force*. On notera $\mathbf{F}_{A \to B}$ la force exercée par le corps A sur le corps B et par $\boldsymbol{F}_{B \to A}$ la force exercée par le corps B sur le corps A.

Toutes ces actions mécaniques entre deux corps se caractérisent par des effets statiques (état de déformation de corps ou réalisation d'équilibres) ou des effets dynamiques (mises en mouvement ou modifications de leur mouvement). Parmi ces effets dynamiques, nous distinguerons les mouvements de translation et les mouvements de rotation.

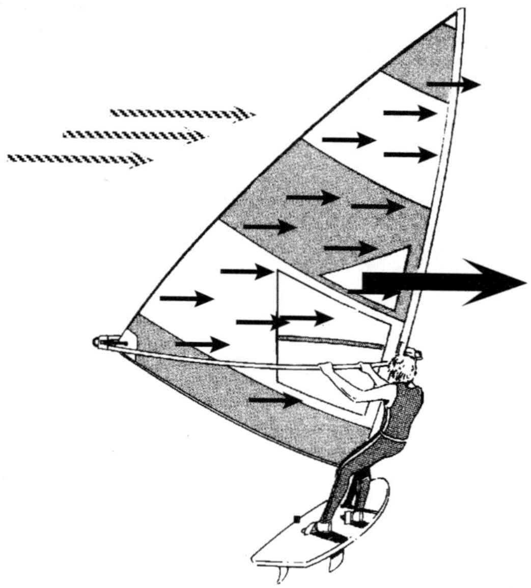

Fig. 3.2 — Résultante des forces s'exerçant sur une voile.

Le moment

La grandeur correspondant à la force pour la dynamique de rotation est appelée *moment*. Le moment est une grandeur vectorielle qui caractérise l'action d'un corps sur un autre du point de vue de la rotation qu'il produit. De même que la force le moment est lié à une interaction entre deux corps.

Exemples de moments

Les forces à distance comme le poids s'appliquent au centre d'inertie du corps et produisent des translations. Les forces de contact peuvent produire des translations, des rotations ou les deux ensemble. Lorsque l'interaction se traduit par un effet de rotation comme par exemple lorsqu'on met en rotation un ballon pour le faire tourner sur un doigt, ou lorsqu'on tourne une poignée de porte, ou lorsqu'on visse une vis, on appelle *couple* ce type d'interaction. Un exemple de couple peut être réalisé par ensemble de deux forces de somme vectorielle nulle et de supports différents $\mathbf{F'} = -\mathbf{F}$

Dans tous ces exemples les forces ont même direction mais des supports différents, des sens différents et la même intensité. Ces forces font tourner le solide dans le sens positif qui a été choisi. D'une manière générale, nous choisirons toujours un sens positif de rotation de manière arbitraire afin de distinguer les couples qui provoquent une rotation du solide dans ce sens positif et ceux qui l'entraînent dans le sens inverse. On caractérise l'action du couple par un vecteur **M** appelé moment. Ce vecteur

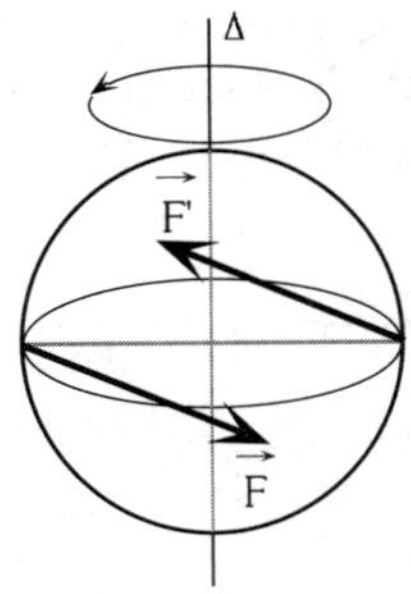

Fig. 3.3 — Rotation crée par un couple de forces.

est porté par l'axe de rotation dirigé dans le sens donné par la règle du tire-bouchon et a pour valeur **M** = **F** . *d*, où *d* est la distance entre les deux points d'application du couple de forces.

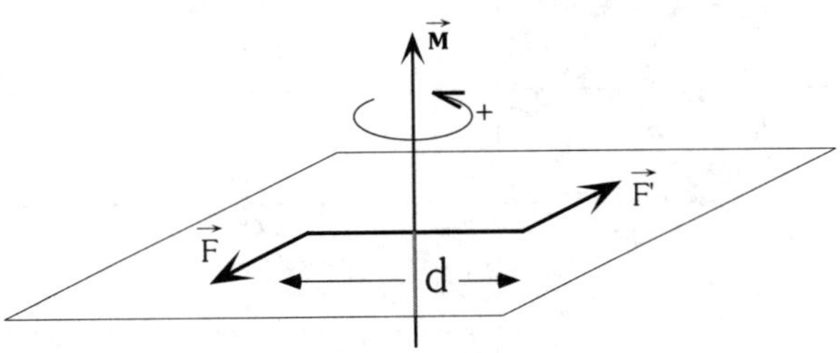

Fig. 3.4 — Définition du moment du couple.

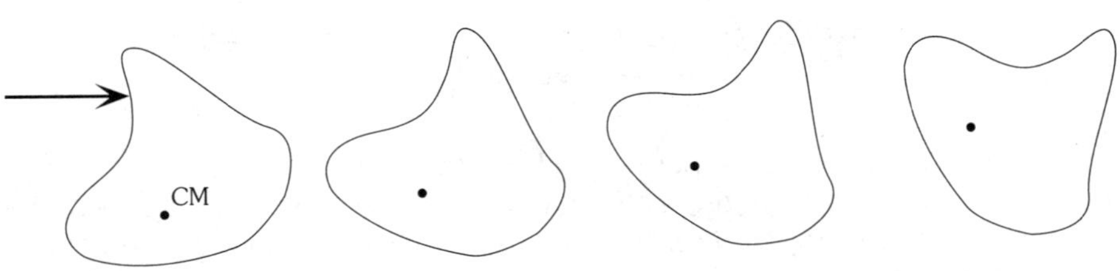

Fig. 3.5 — Force exercée sur un solide provoquant une rotation et une translation.

Pour illustrer le double effet de rotation et de translation d'une force sur un solide considérons l'exemple de l'interaction d'une balle avec une raquette de tennis.

Lorsqu'une balle frappe le cordage en un point quelconque elle provoque un déplacement en translation et une rotation de la raquette. Si l'on représente graphiquement ces deux mouvements d'abord séparément puis ensemble, on constate que dans le mouvement de translation tous les points de la raquette se déplacent ensemble d'une même longueur dans le même temps, dans le mouvement de rotation autour du centre d'inertie les points du haut se déplacent vers la droite et ceux du bas vers la gauche et d'une distance d'autant plus grande que l'on est loin du centre d'inertie.

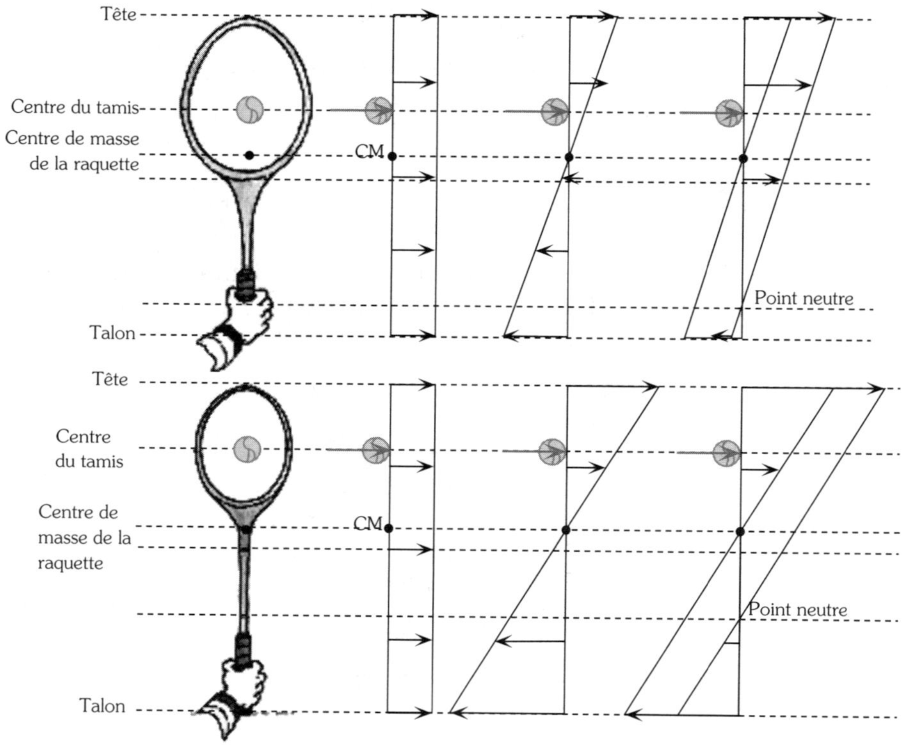

Fig. 3.6 — Position du point neutre : comparaison entre une raquette petit tamis et une raquette grand tamis.

Pour obtenir le mouvement réel de la raquette on additionne les deux mouvements. Celui ci se présente alors comme un mouvement de rotation autour d'un point appelé le *point neutre* (point fixe), situé en dessous du centre d'inertie. En ce point la vitesse de rotation neutralise la vitesse de translation. Mais ce qui est le plus remarquable c'est que ce point est indépendant de l'impulsion et est situé à une distance a du centre d'inertie définie par :

$$a = \frac{I}{m\,b}$$

I est le moment d'inertie de la raquette autour du centre d'inertie, m est la masse de la raquette et b est la distance entre le point de contact de la balle et le centre d'inertie de la raquette.

Pour comparer la position du point neutre nous considérerons que la masse et le moment d'inertie des deux sortes de raquette sont identiques (ce qui est approximativement juste dans la mesure où les premières raquettes grand tamis réalisées voulaient maintenir les sensations des joueurs qui passaient du petit au grand tamis et donc conservaient la même masse et le même moment d'inertie). Si le point d'impact est situé sur le centre d'inertie il n'y a plus de rotation du tout, la raquette se déplace en translation seulement et le point neutre n'existe plus. Au contraire si l'impact de la balle se faisait en tête de la raquette, le point neutre serait pratiquement sur le centre d'inertie car la composante de rotation serait prépondérante par rapport à la composante de translation. La position du point d'impact de la balle par rapport au centre d'inertie est donc déterminante. Les conséquences pour la frappe de balle sont importantes. En effet la tenue de la raquette sera d'autant plus aisée qu'elle se fera près du point neutre. Or si l'on considère des balles parfaitement centrées dans le tamis, le centre du cordage d'une raquette grand tamis se situant de 3 à 4 cm plus près du centre d'inertie que dans le modèle petit tamis, le point neutre descend le long du manche de plus de 6 cm ce qui le place à environ 8 cm du talon. Il se trouve alors pratiquement situé à la base de l'index quand la main tient la raquette en prise normale : c'est l'endroit où le joueur ressentira le moins dans ses muscles et dans ses ligaments le choc de chaque balle bien centrée. Pour obtenir des sensations équivalentes avec un petit tamis le joueur devrait frapper la balle plus près du manche ou encore la tenir loin de son talon, toutes solutions peu rationnelles.

3.2 LA PREMIÈRE LOI DE NEWTON

Beaucoup de gens pensent qu'une force est nécessaire pour maintenir constante la vitesse d'un mobile. Ceci est conforme à notre expérience quotidienne qui lie l'effort que nous faisons pour maintenir en mouvement un objet que l'on pousse et la vitesse de cet objet : si on arrête de pousser l'objet s'arrête, si on pousse plus fort il va plus vite. On pense donc que c'est la force qui maintient l'objet en mouvement. Notre raisonnement serait correct si on faisait un bilan complet de forces qui s'exercent sur le système. En fait cette analyse de la situation n'est pas complète, elle focalise l'attention sur les forces que la personne actrice et observatrice exerce elle-même sur l'objet mais elle oublie de prendre en compte d'autres forces qui agissent elles aussi sur cet objet, et en premier lieu les forces liées aux interactions de contact (frottements solides et fluides). Concevoir un système qui ne serait soumis à aucune force est très difficile. Si on l'imagine en l'air sans contact avec un autre solide, il est soumis à la pesanteur et au frottement sur l'air, si on considère l'objet lancé sur le sol il est soumis aux forces de contact avec le sol. Pour penser un système isolé ou pseudo-isolé on est obligé de raisonner en extrapolant des cas réels vers des cas limites.

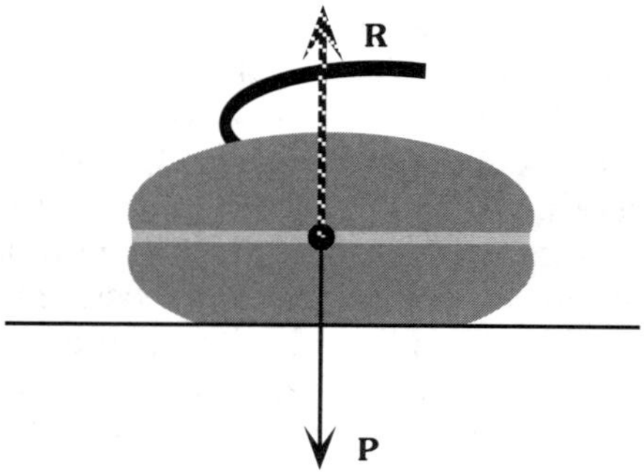

$$\sum \mathbf{F} = \mathbf{P} + \mathbf{R} = 0$$

Fig. 3.7 — Exemple de système pseudo-isolé.

Si nous considérons par exemple un palet de curling glissant sur de la glace, on comprend que le palet lancé de la même manière sur une route goudronnée irait beaucoup moins loin que sur la glace. Et on peut imaginer que sur une surface encore plus glissante, le palet lancé de la même manière irait encore plus loin, et qu'à la limite s'il n'y avait plus aucun frottement il ne s'arrêterait jamais conservant ainsi indéfiniment la vitesse acquise au moment du lancer.

Énoncé de la première loi de Newton ou principe d'inertie

> *Dans un référentiel galiléen, le centre d'inertie G d'un solide isolé ou pseudo-isolé a un mouvement rectiligne uniforme.*

Un solide isolé ou pseudo-isolé est un solide pour lequel $\Sigma F = 0$

Si le centre d'inertie est initialement au repos il reste au repos, s'il est animé d'un mouvement uniforme V_G = Cte, il garde ce mouvement indéfiniment. Ce principe n'est valable que dans un référentiel dit galiléen. Pour de petites durées de l'ordre de quelques minutes, on peut considérer que le référentiel terrestre est galiléen.

Ce principe avait déjà été énoncé par Galilée de la façon suivante : « *Une vitesse quelconque imposée à un corps se conserve rigoureusement aussi longtemps que les causes d'accélération ou de ralentissement sont écartées* ».

Newton lui-même l'avait formulé ainsi : « *Tout corps persévère dans son état de repos ou de mouvement uniforme en ligne droite dans lequel il se trouve à moins que quelque force n'agisse sur lui et ne le contraigne à changer d'état* ». Ces deux énoncés sont en rupture totale avec les idées d'Aristote qui ont fait autorité pendant environ 2 000 ans et qui correspondent à nos expériences habituelles. Pour Aristote « *un corps en mouvement s'arrête quand la force qui le pousse ne peut plus agir de façon à le pousser ».*

Quelques applications du principe d'inertie

Soit on connaît les forces appliquées au solide et alors on peut montrer que ces forces se compensent exactement et on déduit que le mouvement du centre d'inertie est rectiligne uniforme. Soit on montre que le mouvement du centre d'inertie est uniforme et on peut affirmer que la somme des forces qui leur sont appliquées est nulle. Cela permet par exemple de calculer une force inconnue.

Vitesse limite en vol libre et en parachute

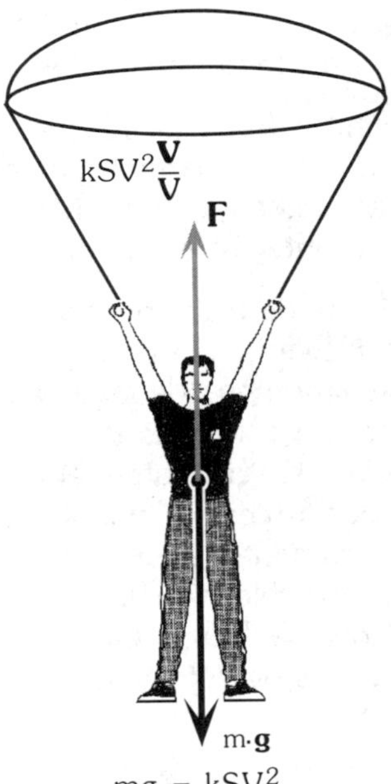

Fig. 3.8 — Forces s'exerçant sur le système homme-parachute.

Cela peut être utile pour mesurer des forces difficiles à évaluer théoriquement, des forces qui dépendent de configurations complexes du corps comme le vol libre. Lorsqu'un parachutiste effectue un vol libre dans une configuration fixe du corps, au bout de quelques secondes sa vitesse est stabilisée à une valeur constante, cela signifie que la somme de forces qui s'exercent sur lui est nulle. Cela signifie donc que son poids est juste égal à la force de résistance de l'air. A ces vitesses on connaît la forme théorique de la force de résistance de l'air $F = kSV^2$. Si on connaît la masse du parachutiste on peut en déduire F et si on connaît V on peut en déduire kS par $F = kSV^2$. En faisant varier S le parachutiste peut jouer sur son accélération. On peut alors comprendre comment ils peuvent évoluer à plusieurs, s'attendre et se rattraper pour faire des figures. Pour aller plus vite il suffit de diminuer la surface portante et réciproquement, pour ralentir, il suffit d'écarter les bras pour avoir plus de surface au vent. Lorsqu'ils ouvrent le parachute c'est le même principe mais avec une surface beaucoup plus grande. Noter qu'il faut augmenter la surface d'un facteur 100 pour diminuer la vitesse d'un facteur 10.

Caractérisation des sols de tennis

De plus en plus les organisateurs de tournoi de tennis tentent de trouver la surface idéale pour le meilleur spectacle, ils demandent aux fabricants des surfaces plus ou moins rapides selon l'image qu'ils veulent donner au tournoi. Pour répondre de façon précise à cette demande il faut connaître le coefficient de frottement de la balle sur le sol. C'est essentiellement ce paramètre qui définira la rapidité de la surface.

Lorsqu'il y a frottement la force de réaction du sol sur la balle n'est pas perpendiculaire au sol. Il y a apparition d'une composante horizontale T dans le sens opposé à la vitesse qui va freiner la balle. Plus le frottement est grand plus cette composante est importante.

Pour calculer le coefficient de frottement d'une balle sur un sol on peut utiliser la première loi de Newton. On déplace horizontalement une balle par l'intermédiaire d'un dynamomètre de façon à lui communiquer un mouvement rectiligne uniforme. La valeur de la force lue sur le dynamomètre correspond à la valeur de la force de frottement puisque le mouvement est uniforme donc la somme des forces est nulle. $F_{\text{Dynamomètre}} = -F_{\text{Frottement}}$. Les mesures de f à l'aide d'instruments précis utilisant ce principe conduisent à des valeurs de 0,3 pour Wimbledon, 0,65 pour Rolland Garros et 0,5 pour le sol Taraflex du tournoi de Bercy. On pourra voir dans le chapitre 9 l'importance de ces différences de sol sur la rapidité du jeu.

$$f = \frac{F_{\text{Frottement}}}{mg}$$

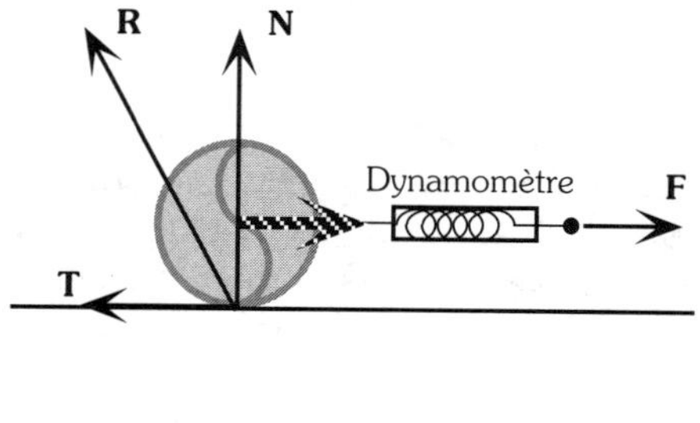

Fig. 3.9 — Principe de mesure du frottement d'une balle sur le sol.

3.3 LA DEUXIÈME LOI DE NEWTON

Cette deuxième loi de Newton est aussi appelée *théorème du centre d'inertie* ou *loi fondamentale de la dynamique*. En effet elle établit le lien le plus général entre la force appliquée à un mobile et le vecteur accélération. La première loi dit qu'en l'absence de force le mouvement reste identique à lui-même, la deuxième loi exprime comment varie le mouvement du centre d'inertie lorsqu'on applique une force.

Énoncé de la deuxième loi de Newton

> *Le centre d'inertie G d'un solide a le même mouvement qu'un objet ponctuel dont la masse serait la masse du solide et auquel seraient appliquées toutes les forces extérieures au solide. L'accélération du centre d'inertie est donnée par* $\mathbf{F} = \sum \mathbf{F}_{ext} = m\mathbf{a}_G$

- $\mathbf{F}$: Force en newtons (N)
- m : masse en kilogrammes (kg)
- $\mathbf{a}$: accélération en $m.s^{-2}$

Application pratique de la deuxième loi de Newton

Pour appliquer la deuxième loi de Newton, on a avantage à procéder de façon systématique et de la manière suivante :

1) Définir le système mécanique c'est-à-dire le corps solide auquel on va appliquer la loi.

2) Préciser le référentiel utilisé. Ce référentiel devra être galiléen ; le plus souvent ce sera le référentiel terrestre dont on sait qu'il est pratiquement galiléen à condition d'étudier des mouvements de courte durée. Choisir dans le référentiel un système de coordonnées, le plus souvent il sera orthonormé, il pourra comporter un axe, deux ou trois selon le problème à traiter (problème à une, deux ou trois dimensions).

3) Faire le bilan des forces extérieures appliquées au solide. Il faut rechercher toutes les forces s'exerçant sur le solide et les représenter sur un dessin en précisant leur direction, leur sens et leur valeur.

4) Rechercher le vecteur $\sum \mathbf{F}_{ext}$.

On peut faire la somme vectorielle dans les cas simples.

Sinon on calcule les coordonnées du vecteur $\sum \mathbf{F}_{ext}$ en effectuant une projection sur les axes du repère choisi.

5) Ecrire la relation traduisant la deuxième loi de Newton.

$\sum \mathbf{F}_{ext} = m\mathbf{a}_G$

On obtient les coordonnées du vecteur accélération en le projetant sur les axes du repère choisi.

6) En déduire le mouvement (position en fonction du temps et vitesse) par résolution du système d'équation différentielle résultant de la deuxième loi de Newton.

Cette deuxième loi de Newton permet à partir d'une analyse des forces de connaître le mouvement du centre d'inertie du solide. Nous illustrerons cette démarche dans le cas du mouvement d'un solide dans le champ de pesanteur (voir chapitre 4).

3.4 LA TROISIÈME LOI DE NEWTON OU PRINCIPE DE L'ACTION ET DE LA RÉACTION

Newton a en quelque sorte attiré notre attention sur les forces ; il a trouvé l'expression de la force de gravitation et même s'il ignorait la nature des autres forces, il réussit cependant à établir une loi générale.

Énoncé de la troisième loi de Newton

> *L'action est égale à la réaction.*

Par exemple si l'on considère l'interaction gravitationnelle entre un microbe et la Terre, cela signifie que le microbe exerce une force égale et opposée sur la Terre à celle qu'exerce la Terre sur le microbe.

Si on étudie le système Terre-microbe, l'ensemble des forces s'exerçant sur ce système est nul. Il n'y a pas de force donc l'ensemble se déplace d'un mouvement uniforme (première loi).

Si on étudie le système microbe seul alors il subit une force qui détermine un mouvement uniformément accéléré vers le sol (chute libre).

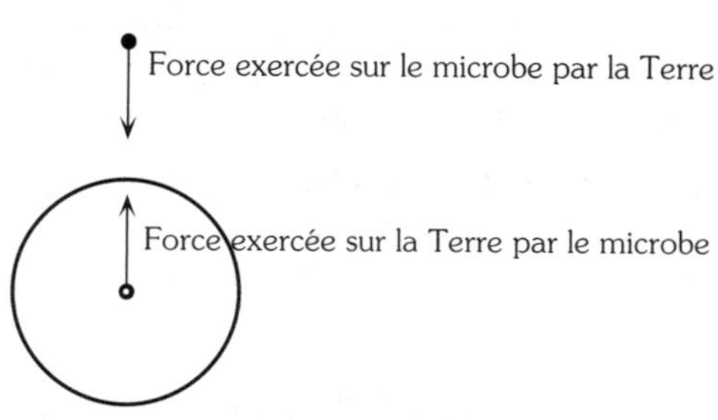

Fig. 3.10 — Interaction Terre-microbe.

Cette propriété est vraie quelle que soit la nature de l'interaction entre les deux corps solides, en particulier lorsqu'il s'agit de forces de contact, forces qui sont très importantes à considérer dans le domaine sportif.

Quelques applications de la troisième loi de Newton

La course et l'impulsion pour un salto avant

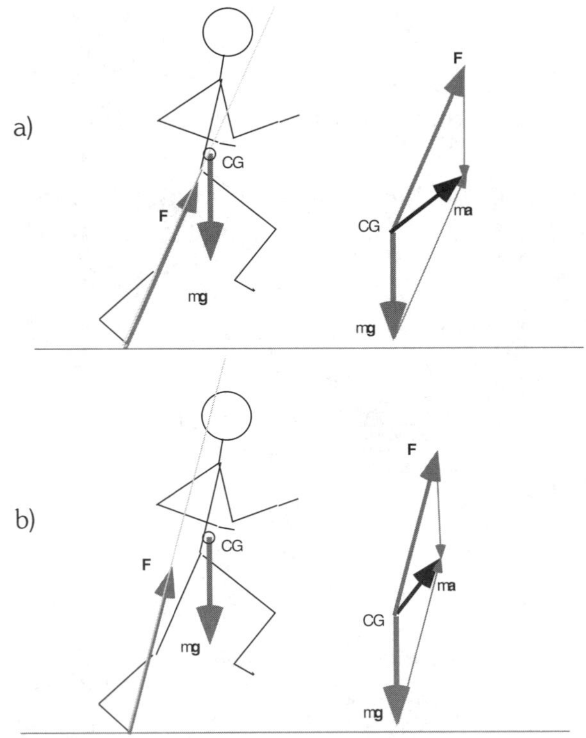

Fig. 3.11 — Force de réaction du sol :
a) Forces sur le coureur ; b) Forces sur un appel de salto avant.

L'exemple est considéré à un moment de l'appui, en réalité la force varie en intensité et en direction entre le début de l'appui et la fin de l'appui. Ce qui en réalité va déterminer le mouvement dans sa phase aérienne c'est l'intégrale de toutes ces forces sur toute la durée de l'appui. Cette intégrale définit l'impulsion.

$$\mathbf{I} = \int \mathbf{F} dt$$

Dans l'exemple a) les deux forces extérieures qui s'exercent sur le coureur passent par son centre d'inertie. La résultante de ces forces donne la direction de l'accélération et sa valeur par la relation $m\mathbf{a} = \mathbf{F} + m\mathbf{g}$. Dans ce cas l'accélération est dirigée vers le haut et vers l'avant. Les deux forces passant par le centre d'inertie, elles ne produisent aucun moment de rotation.

Dans le cas b), la résultante des forces donne une accélération dirigée aussi vers l'avant et vers le haut, mais de plus la force **F** produit un moment de rotation du corps dans son ensemble autour du centre d'inertie dans le sens des aiguilles d'une montre. Ce dernier cas décrit la situation d'appel pour réaliser un salto avant. Le corps va monter et tourner autour du centre d'inertie.

Le saut à la perche

On considère là encore la question à un moment donné de la phase d'impulsion.

On considérera les systèmes sauteur (S), perche (P), fosse et terre (T).

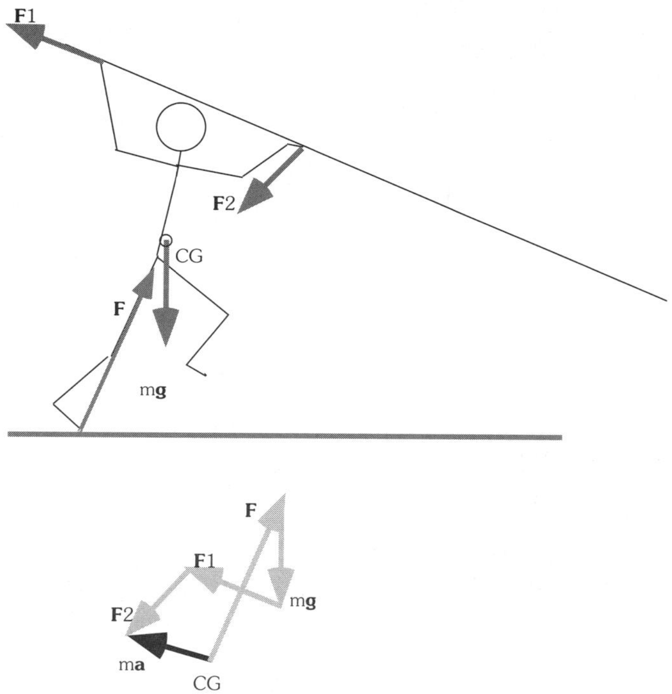

Construction du vecteur somme des forces

Fig. 3.12 — Forces sur le sauteur.

F1 : Force exercée par la perche sur la main haute
F2 : Force exercée par la perche sur la main basse
F : Force exercée par le sol sur le pied d'appel du sauteur
m**g** : Force gravitationnelle exercée par la Terre sur le sauteur

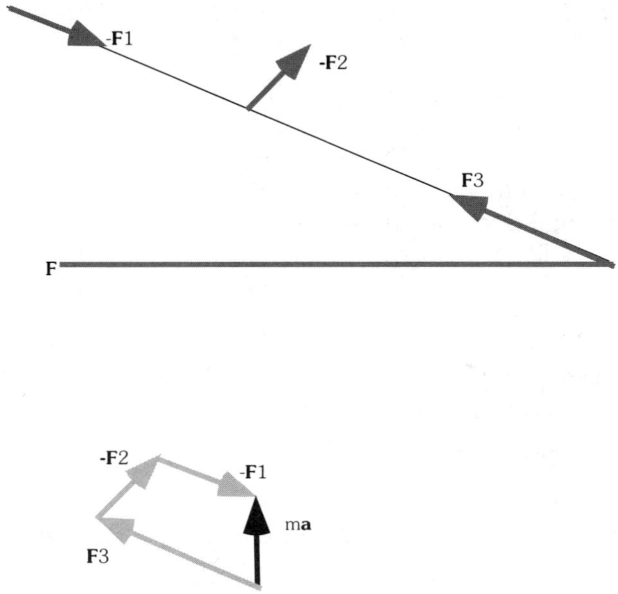

Fig. 3.13 — Forces exercées sur la perche.

-F1 : Force exercée par la main haute du sauteur sur la perche
-F2 : Force exercée par la main basse du sauteur sur la perche
F3 : Force exercée par le sol sur la perche
Système Terre

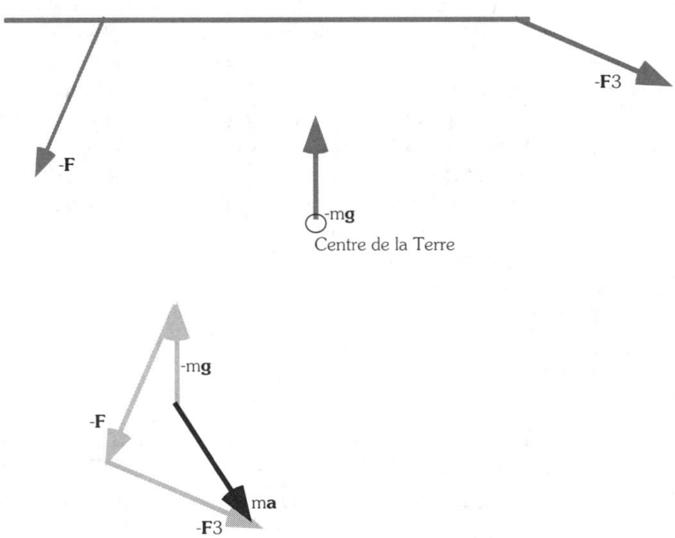

Fig. 3.14 — Forces exercées sur la Terre.

-F : Force exercée par le pied d'appel sur le sol
-F3 : Force exercée par la perche sur le sol
-m**g** : Force gravitationnelle exercée par le sauteur sur la Terre

ÉNONCÉS DES EXERCICES DU CHAPITRE 3

■ **3.1 Chute libre :** On sait que dans le vide tous les corps tombent avec un même mouvement dans un champ de pesanteur. Par ailleurs on sait aussi que la résistance de l'air est proportionnelle au maître-couple des corps (surface de leur projection parallèle à la direction du mouvement). Comment se fait-il donc qu'une boule de plomb tombe dans l'air plus vite qu'une boule de liège de même diamètre ?

■ **3.2 Plongeon :** Debout à l'extrémité d'un tremplin de plongeon, vous vous accroupissez. Décrivez et expliquez le mouvement du tremplin

a) pendant que vous vous accroupissez,

b) si vous restez accroupi ensuite.

■ **3.3 Luge :** Si un père et son enfant utilisent la même luge sur la même pente quel est celui qui ira le plus vite ?

En adoptant le modèle d'un frottement solide constant établir l'accélération de la luge sur une pente faisant un angle α avec l'horizontale.

■ **3.4 Galilée :** Voici un passage crucial des œuvres de Galilée, dans ses *Dialogues sur les deux principaux systèmes du monde* (1632) :

« Salviati. Enfermez-vous avec quelque ami dans la grande cabine qui se trouve sous le pont d'un grand navire et gardez avec vous des mouches, des papillons et d'autres petits animaux capables de voler. Conservez également un grand bassin d'eau dans lequel nage un poisson ; et suspendez une bouteille qui se vide goutte à goutte dans un vase à col étroit placé au-dessous d'elle. Quand le navire est immobile, observez soigneusement que les petits animaux volent à la même vitesse vers n'importe quel côté de la cabine. Le poisson nage indifféremment dans n'importe quelle direction. Les gouttes tombent dans le vase placé sous la bouteille. Et si vous lancez un objet à votre compagnon, il n'est pas nécessaire de le lancer plus fort dans une direction que dans une autre pour qu'il parvienne à la même distance. En sautant à pieds joints, vous retomberez à la même distance dans toutes les directions. Quand vous aurez observé soigneusement tout cela (bien qu'il ne puisse y avoir de doute à ce sujet et que tout doive se passer comme cela sur un navire immobile), commandez de faire avancer le navire à la vitesse que vous voudrez, pourvu que son mouvement reste uniforme et qu'il n'oscille pas d'un bord sur l'autre... »

Complétez ce texte en décrivant pour chacun des phénomènes observés, vol des mouches et des papillons, trajectoire des gouttes, lancé d'un objet, saut à pieds joints dans toutes les directions, nage du poisson, les effets dus au mouvement du navire.

■ **3.5 Station debout :** Dessiner les forces qui s'exercent sur un homme en station debout sur le sol. Quelle est la condition d'équilibre. Quelles sont les forces exercées par cet homme sur la Terre ?

4

Mouvement dans le champ de pesanteur terrestre

4.1 L'INTERACTION GRAVITATIONNELLE

Deux corps solides de masse respective M_A et M_B distants de r s'attirent selon la loi de Newton. Cette loi définit la force d'*interaction gravitationnelle*.

$$\mathbf{F}_{A \to B} = \mathbf{F}_{B \to A} = G\frac{m_A \, m_B}{r^2}\,\mathbf{u}$$

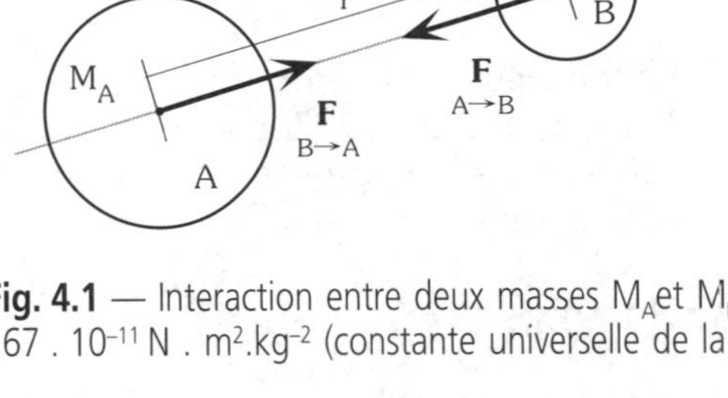

Fig. 4.1 — Interaction entre deux masses M_A et M_B :
avec $G = 6,67 \,.\, 10^{-11}$ N . m^2.kg^{-2} (constante universelle de la gravitation).

Les forces de gravitation entre corps solides existant sur Terre sont faibles à cause de la valeur extrêmement petite de la constante de gravitation. Mais à l'échelle des planètes et compte tenu des masses de celles-ci, elles sont fortes.

$$M_{Terre} = 6 \,.\, 10^{24} \text{ kg}$$

La force exercée par la Terre sur une masse de 1 kg placée à sa surface est de 9,8 N :

$$\mathbf{F} = 6{,}67 \times 10^{-11} \frac{1 \times 6 \times 10^{24}}{(6{,}4 \times 10^{6})} = 9{,}8 \text{ N}$$

4.2 LES TRAJECTOIRES DANS LE CHAMP DE PESANTEUR TERRESTRE

Le champ de pesanteur terrestre

La force due au champ de pesanteur terrestre est notée **P** (poids du corps), elle est pratiquement égale à la force gravitationnelle qu'exerce la Terre sur le corps. Quelques différences cependant à la surface du globe sont dues la rotation de la Terre. On définit alors une grandeur vectorielle que l'on appelle le poids par la relation

$$\mathbf{P} = m\boldsymbol{g}$$

En pratique lorsque les performances sont liées à la pesanteur, il faut connaître la valeur du champ $\boldsymbol{g}$ à l'endroit où l'on étudie le phénomène.

Le champ de pesanteur $\boldsymbol{g}$ n'est pas uniforme à la surface de la Terre, car il dépend de la distance au centre de la Terre et de l'effet de la rotation de la Terre (plus sensible à l'équateur qu'au pôle).

Pôles	9,832	Moscou	9,815	Londres	9, 812	Lille	9,811	Paris	9,809
Équateur	9,780	Rome	9,803	Madrid	9,801	Quito	9,776	New York	9,804

Pour indication cette valeur du champ de pesanteur est très différente selon les planètes, à la surface de Jupiter elle est de 25 et de 1,6 à la surface de la Lune. Sur Jupiter on pèsera donc environ 2,5 fois plus et sur la Lune environ 6 fois moins que sur Terre.

Exemple du lancer du poids

Considérons le système constitué par le poids dans sa trajectoire aérienne, juste après le moment où il quitte la main du lanceur (Fig. 4.2). Ce système est soumis à son poids et aux forces de frottement dues à l'air que nous négligerons ici.

Nous allons étudier le problème dans le référentiel lié à la Terre. Celui-ci est galiléen, dans le temps de l'expérience, donc nous pouvons appliquer les lois de Newton.

$$\Sigma\mathbf{F} = \mathrm{m}\mathbf{a}_{\mathrm{G}}$$

$\mathbf{a}_G$ étant l'accélération du centre d'inertie du poids.

Ce qui donne ici $\mathbf{P} = m\mathbf{a}_G$ soit $m\mathbf{g} = m\mathbf{a}_G$ d'où : $\mathbf{g} = \mathbf{a}_G$

L'accélération du mouvement est égale à : $\mathbf{g}$

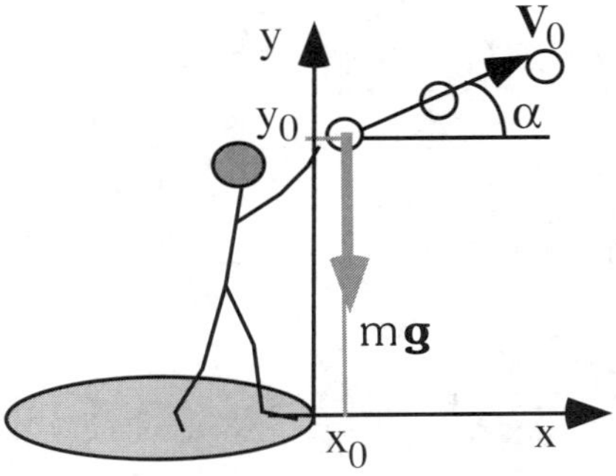

Fig. 4.2 — Conditions initiales du vol du poids.

Dans le repère Oxy, nous avons défini la position initiale et les conditions initiales de l'étude qui correspondent au temps choisi comme origine t = 0. Dans ces conditions on étudie le mouvement sur chacun des axes.

	Sur Ox	**Sur Oy**
Force	$F_x = 0$	$F_y = -mg$
Accélération	$a_x = 0$	$a_y = -g$

On peut donc déjà conclure que le mouvement sur Ox est un mouvement rectiligne uniforme et que celui sur Oy est uniformément accéléré. On peut en préciser les caractéristiques en utilisant les conditions initiales.

	Sur Ox	**Sur Oy**
Vitesses	$V_x = V_{0x}$	$V_y = -gt + V_{0y}$
Déplacements	$x = V_{0x}t + x_0$	$y = -\frac{1}{2}gt^2 + V_{0y}t + y_0$

Si l'on a défini la vitesse initiale par (V_0, a) on a :

$V_{0x} = V_0\cos\alpha$

$V_{0y} = V_0\sin\alpha$

Équation de la trajectoire : $y - y_0 = (x - x_0)\left[-\frac{1}{2}g\left(\frac{(x-x_0)}{V_{ox}^2} + \frac{V_{0y}}{V_{0x}}\right)\right]$

C'est une parabole passant par le point (x_0, y_0), ayant sa concavité tournée vers le bas et V_0 comme tangente à l'origine. La portée est définie comme la distance atteinte par le projectile lorsqu'il repasse à la hauteur (y_0) d'où il a été lancé.

$y = y_0$ entraîne $x - x_0 = \dfrac{2V_{0x}V_{0y}}{g}$ = Portée

La hauteur maximale correspond à : $V_y = 0$ soit à $t = \dfrac{V_{oy}}{g}$

et $x - x_0 = \dfrac{V_{0x}V_{0y}}{g}$ $\quad y - y_0 = \dfrac{V_{0y}^2}{2 \cdot g}$ soit la moitié de la portée

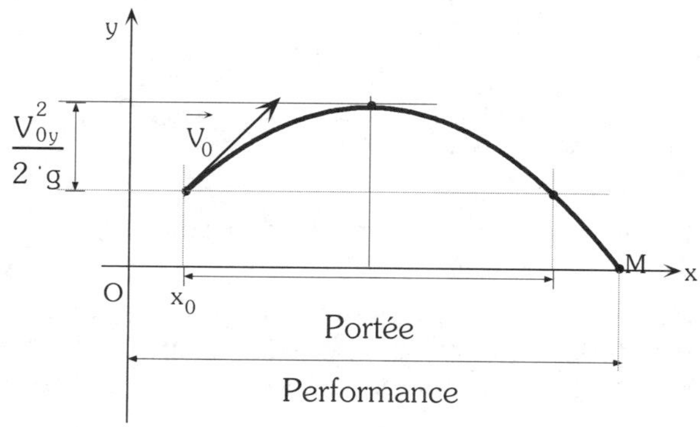

Fig. 4.3 — Différence entre portée et performance.

Optimisation de l'angle de lancer

Comme on le voit sur la figure 4.3, compte tenu de la hauteur de départ du poids, la performance n'est pas égale à la portée mais à la distance OM. Elle correspond à la distance au point d'impact du poids au sol comptée à partir de l'origine du repère pris au bord du cercle de lancer. De ce fait, l'angle optimal n'est plus l'angle de 45° qui lui, optimise la longueur de la portée lorsqu'on néglige les frottements.

La distance OM s'obtient en écrivant que $y = 0$ dans l'équation de la trajectoire, soit :

$$\text{Performance} = OM = \frac{V_{0x}}{g}\left(V_{0y} + \sqrt{V_{0y}^2 + 2y_0 g}\right)$$

On exprime cette performance en fonction de l'angle a, il vient :

$$\text{Performance} = \frac{V_0 \cos\alpha}{g}\left(V_0 \sin\alpha + \sqrt{V_0^2 \sin^2\alpha + 2y_0 g}\right)$$

Si on trace cette courbe en fonction de l'angle α, on trouve un angle optimum qui dépend de y_0 et qui est toujours inférieur à 45°.

Pour y_0 = 2 m on a : $\alpha_{optimum} = 42°$

Ce réglage de l'angle optimum n'est pas très critique puisqu'une variation de ± 6° de part et d'autre de cette valeur ne diminue la performance que de 50 cm au plus, mais c'est cependant suffisant pour gagner un concours.

Avec y_0 = 2 m et V_0 = 14 $m.s^{-1}$

- pour α = 42° on a une performance de 22 m
- pour α = 48° ou 36° on a une performance de 21,5 m

Exemple du plongeon

La mise en équation est identique à celle du lancer du poids. Les résultats sont identiques en ce qui concerne le mouvement du centre d'inertie du plongeur (on néglige dans ce cas les forces de frottement dues à l'air).

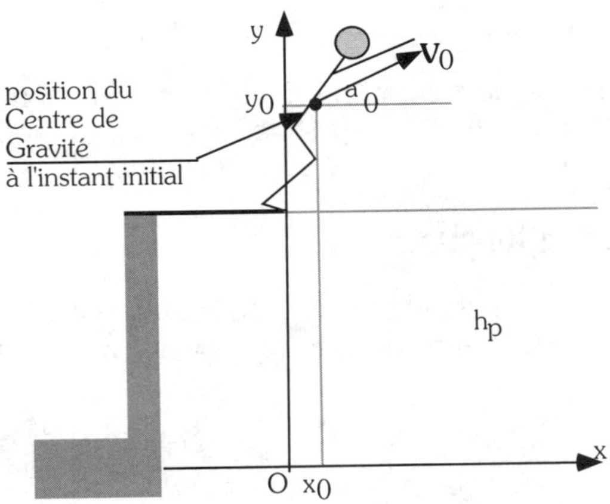

Fig. 4.4 — Repère choisi pour le plongeon.
L'axe O*y* est à la verticale du bout du tremplin.
L'axe O*x* est horizontal au niveau de la surface de l'eau.

Calcul du temps de vol en fonction de la hauteur du tremplin.

D'après l'équation $y = -\frac{1}{2}gt^2 + V_{0y}ty_0$ on peut calculer t pour que y = 0 soit :

$$t_{CG} = \frac{V_{0y} + \sqrt{V_{0y}^2 + 2y_0g}}{g} \quad \text{avec } y_0 = h_p = h_{CG}$$

Si l'on considère que les mains sont en avance sur le centre d'inertie d'une distance égale à *d*, alors :

$$t_{CG} = \frac{V_{0y} + \sqrt{V_{0y}^2 + 2(y_0 - d)g}}{g}$$

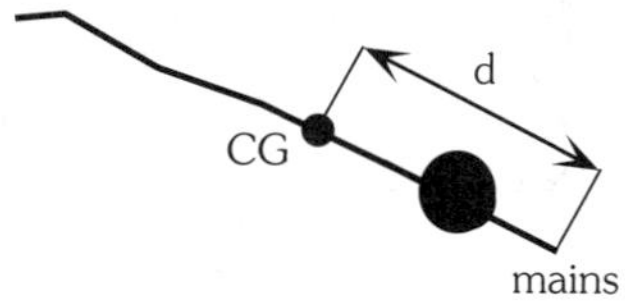

Fig. 4.5 — Le plongeur.

Si l'on prend d = 1 m et pour une vitesse initiale $V_{0y} = 4{,}7\ ms^{-1}$

Hauteur du tremplin	Temps passé au-dessus du tremplin	Temps à l'arrivée dans l'eau du CG	Temps à l'arrivée dans l'eau des mains
1 m	t_{1m}	1,3 s	1,16 s
3 m	t_{3m}	1,5 s	1,42 s
10 m	$t_{10\ m}$	2,0 s	1,99 s

Dans tous les cas, le temps passé au-dessus du tremplin (on prendra les mains comme repère) par le plongeur reste constant et égal dans ce cas à 1,16 s.

Exemple du saut en longueur

La mise en équation est identique à celle du lancer du poids. Les résultats du mouvement du centre de gravité peuvent être réutilisés

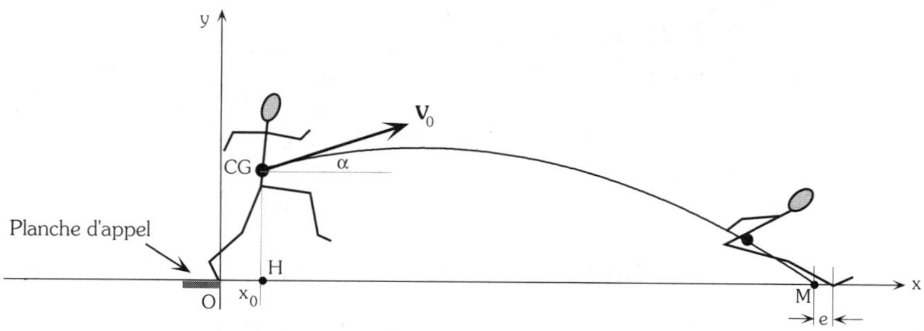

Fig. 4.6 — Repère lié au saut en longueur.
L'axe O*y* est la verticale du bord de la planche d'appel.
L'axe O*x* est horizontal au niveau du sol.

La performance est égale à : $HM + e + x_0$

OM est la distance donnée par :

$$\text{Performance} = OM = \frac{V_{0x}}{g} = (V_{0y} + \sqrt{V_{0y}^2 + 2y_0 g})$$

e est la distance entre la position de la marque utilisée pour mesurer la performance et la position du point M (performance du CG). Si le sauteur retombe sur le dos, *e* peut être négatif.

x_0 est la position du centre de gravité lorsque le pied d'appel quitte la planche.

Les meilleures performances actuelles sont réalisées avec des vitesses de l'ordre de 9,5 m . s^{-1} et des angles de 20° à 21°.

$a = 20°$	HM = 8,34 m
$a = 21°$	HM = 8,351 m

A cette distance, il faut ajouter x_0 qui vaut environ 25 cm et *e* qui est aussi de cet ordre. Ce qui donne une performance de l'ordre de 8,9 m.

Exemple du saut en hauteur

La performance peut être considérée comme la somme de trois hauteurs distinctes :

$$P = h_1 + h_2 + h_3$$

h_1 = hauteur de centre de gravité au moment où le pied d'appel quitte le sol

h_2 = hauteur maximale d'élévation du centre de gravité avec $h_2 = \frac{V_{0y}^2}{2g}$

h_3 = différence entre la hauteur du CG et la hauteur de la barre. Cette hauteur correspond à la possibilité de franchir la barre tout en ayant le centre de gravité plus bas que celle-ci. Certaines configurations du corps permettent de déplacer le centre de gravité dans ce sens.

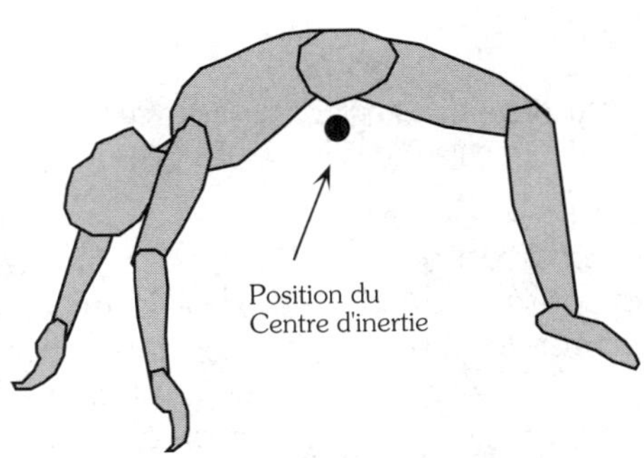

Fig. 4.7 — Position du centre de gravité sous le corps. Exemple de la technique Fosbury Flop

Les sauts analysés correspondent aux performances réalisées dans des compétitions par les meilleurs athlètes en 1986-1987. Les dix performances hommes sont toutes au-dessus de 2,32 m. Celles des femmes sont supérieures à 1,89 m

Nous donnons ici une moyenne pour les hommes et une moyenne pour les femmes.

La trajectoire du centre de gravité est très nettement à l'intérieur de la trajectoire des pieds, ce qui traduit la forte inclinaison du sauteur vers l'intérieur du virage

	Hommes	**Femmes**
Vitesse horizontale avant l'appel		
Avant-dernière foulée	8,0 m·s^{-1}	7,0 m·s^{-1}
Dernière foulée	7,6 m·s^{-1}	6,8 m·s^{-1}
Vitesse horizontale après l'appel	3,8 m·s^{-1}	3,8 m·s^{-1}
Vitesse verticale après l'appel	4,4 m·s^{-1}	3,7 m·s^{-1}
Hauteur du CG au début de l'impulsion	1,0 m	0,95 m
ce qui donne les valeurs de h_2	0,98 m	0,70 m
et des angles pour l'envol	45 °	50°

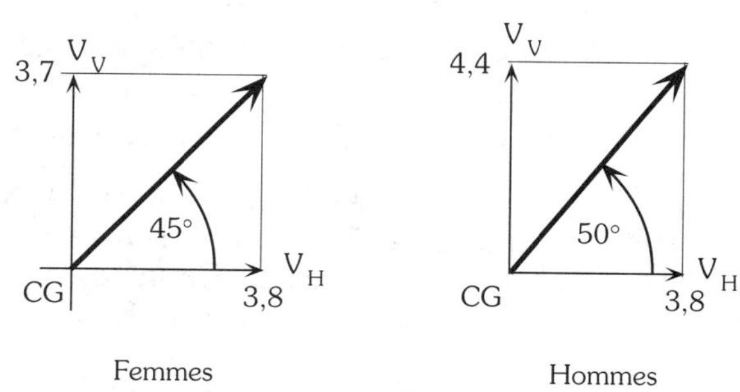

Fig. 4.8 — Comparaison des angles d'envol entre hommes et femmes (angles de la vitesse du CG)

La hauteur du CG correspond au début de la phase d'impulsion, c'est-à-dire au moment du posé du pied d'appel, à la fin de cette phase le CG est beaucoup plus haut environ à 1,34 m. Les barres franchies étaient comprises entre 2,44 m et 2,36 m ce qui correspond bien à l'élévation calculée soit (0,98 m + 1,46 m) ou (0,98 m + 1,38 m) qui correspond à la hauteur du CG au décollage. Les données fournies indiquent que presque tous les athlètes qui ont été analysés ont fait passer leur CG au-dessus de la barre, un seul avait son CG 1 cm sous la barre et son corps au-dessus de la barre. Pour les femmes les barres franchies étaient entre 2,08 et 1,96 m.

ÉNONCÉS DES EXERCICES DU CHAPITRE 4

■ 4.1 **Chute libre**. Quand un corps tombe en chute libre dans le vide dans un champ de pesanteur constant et uniforme est-il vrai :

Q1 — *qu'il est soumis à une force constante ?*
Q2 — *que son accélération est d'autant plus grande que sa masse est plus grande ?*
Q3 — *que sa vitesse augmente proportionnellement à sa distance de chute ?*
Q4 — *que son accélération au bout d'un temps de chute donné est indépendante de sa vitesse initiale ?*

■ **4.2** Les Jeux olympiques de l'an 3000 se déroulent sur la Lune dans un vaste stade recouvert par une coupole qui maintient une atmosphère identique à celle qui règne sur Terre. On sait que la gravité lunaire est beaucoup plus faible que la gravité terrestre (dont elle vaut 1/6 environ). Quelle amélioration des records olympiques peut-on prévoir dans les disciplines suivantes :

- saut en hauteur
- saut en longueur
- 100 mètres (course à pied)
- 10 kilomètres (course à pied)
- 100 mètres (nage libre)
- lancer du poids
- saut à la perche.

■ **4.3 Étude du lancer du poids**

Ecrire les équations horaires du poids selon l'axe vertical et l'axe horizontal. Le repère Oxy de référence étant orthonormé, Ox horizontal et Oy vertical et le centre du repère étant choisi en bordure extérieure au cercle du lancer et au niveau du sol.

Q1 — *Trouver l'équation de la trajectoire.*
Q2 — *Déterminer la distance franchie par le poids.*
(on fera Y = 0 (poids au sol), dans l'équation de la trajectoire)
Soit Y_0 la composante verticale des coordonnés du poids au temps t = 0 (instant où le poids quitte le contact du lanceur).
Q3 — *Pour $Y_0 = 0$, quel est l'angle de lancer optimum ?*
Q4 — *Pour $Y_0 = 2$ m, quel est l'angle de lancer optimum ?*
Q5— *Dans ce cas calculer la performance réalisée pour Vo = 13 $m.s^{-1}$*

■ **4.4 Principe de la mesure du coefficient de restitution d'un choc sol-balle (caractérisation des balles et des sols de tennis)**

On laisse tomber une balle de masse *m* avec une vitesse initiale nulle d'une hauteur *h*.

Q1 — *Calculer la vitesse de la balle arrivant au sol en fonction de h.*
Q2 — *Calculer la hauteur h' à laquelle elle rebondit si sa vitesse après le choc est V'.*

Q3 — *Calculer le coefficient e = – V'/V en fonction de h' et h.*
Q4 — *D'après le règlement de la Fédération Internationale de Tennis) : « La balle doit rebondir entre 1,35 m et 1,47 m lancée d'une hauteur de 2,54 m. »*
Calculer les deux coefficients de restitution limites tolérés par la FIT

■ 4.5 Répondre par vrai ou faux

Q1 — *Plus on est en altitude plus la force de gravitation est faible* .... □ *V* □ *F*
Q2 — *Plus on est proche de l'équateur plus la force de gravitation est forte* .... □ *V* □ *F*
Q3 — *La force de gravitation est la même sur toute la surface du globe* .... □ *V* □ *F*
Q4 — *La force de gravitation varie selon les planètes du système solaire* .... □ *V* □ *F*
Q5 — *La force de gravitation dépend de la masse de la Terre* .... □ *V* □ *F*

■ 4.6 Prévision de la performance au saut en longueur à partir de l'analyse cinématique de la phase d'impulsion

Reprendre l'exercice n° 5 du chapitre 2 et prévoir la performance à partir de la détermination de la vitesse et de la position du centre d'inertie à l'envol.

■ 4.7 Simulation des performances extrêmes en sauts

Q1 — *Calculer le saut maximum en longueur (du CG) possible en faisant l'hypothèse que le sauteur arrive à garder sa vitesse de 10 m.s^{-1} avec un angle de 45° et un CG qui serait au départ à 1,2 m au dessus du sol.*
Q2 — *Quelles sont les performances attendues pour les valeurs plus réalistes suivantes (hauteur du CG toujours à 1,2 m)*

V = 8 m.s^{-1}, angle = 20°	V = 9,4 m.s^{-1}, angle = 20°
V = 9 m.s^{-1}, angle = 20°	V = 9,4 m.s^{-1}, angle = 22°
V = 9,2 m.s^{-1}, angle = 20°	V = 9,4 m.s^{-1}, angle = 24°
V = 9,3 m.s^{-1}, angle = 20°	V = 9,4 m.s^{-1}, angle = 26°

Q3 — *Prévoir les performances en saut en hauteur*
On reprendra les valeurs du tableau 4.10. Comparer des angles d'envol entre hommes et femmes.

On calculera dans ces conditions les hauteurs des centres d'inertie au moment du décollage connaissant les performances pour les hommes (2,44 m) et pour les femmes (2,08 m).

5

Les instruments de mesure et de modélisation

Notre approche des instruments de mesure et de modélisation tient compte des contraintes posées par l'analyse du mouvement dans les activités physiques et sportives. La principale de ces contraintes est liée au fait que l'activité physique que l'on doit étudier doit être le moins perturbée possible par les exigences de la mesure. Ce qui nous intéresse en effet c'est la performance réelle. Les exigences de prises de vues et de précision des mesures, ainsi que l'encombrement du matériel et la lourdeur des protocoles expérimentaux sont souvent incompatibles avec les conditions habituelles de l'activité (performance, plaisir des acteurs, efficacité de l'intervention de l'entraîneur ou du médecin, motivations des élèves, etc.). Il est très pratique d'étudier la course sur tapis roulant pour une étude scientifique mais on sait que ce n'est pas la même chose que de courir sur une piste et que tous les athlètes doivent d'abord se familiariser avec ce type de simulateur, donc modifier et adapter leur course. Nous limiterons la présentation aux outils de mesure du temps et de l'espace, grandeurs cinématiques primaires qui sont au centre des notions utilisées et présentées dans ce livre. Nous commencerons notre étude par l'instrument le plus disponible et le plus utilisé par l'homme à savoir son système visuel.

5.1 PERFORMANCES ET LIMITES DU SYSTÈME DE VISION HUMAIN

L'œil est l'organe de la vision, il focalise les phénomènes lumineux pour projeter l'image sur la rétine. Celle-ci, à son tour analyse cette image commence à la coder et, par l'intermédiaire du nerf optique, adresse le message visuel au cerveau. Ce système constitue un prodige de la nature avec des performances dépassant largement les possibilités de la technologie moderne, il possède cependant quelques graves défauts pour l'analyse cinématique du mouvement.

Les performances du système

Système d'adaptation aux conditions d'éclairage

L'œil est capable de voir aussi bien la nuit, à la lumière d'une bougie, qu'en plein soleil. Grâce aux variations de diamètre de la pupille et à deux systèmes de récepteurs sur la rétine, l'œil parvient à voir des objets dont la luminance varie de 1 à un million. En ce qui concerne l'observation du mouvement, l'œil s'adapte automatiquement dans une plage très large de conditions d'éclairement, ce qui est un grand avantage sur tous les autres dispositifs de mesure étudiés dans la suite. Cette capacité de l'œil à nous fournir une vision confortable dans toutes les conditions, nous fait parfois oublier que ce n'est pas le cas des capteurs utilisés en photo, en cinéma ou en vidéo. Ainsi il faut adapter le choix du capteur aux conditions prévisibles sachant qu'aucun capteur ne tolère jamais une aussi grande plage de variation que l'œil.

Grande amplitude d'accommodation

Si on compare l'œil à un appareil photographique, la rétine correspond à l'émulsion sur laquelle doivent être formées les images nettes (pellicule). Le rôle du diaphragme est joué par l'*iris* dont l'ouverture, la *pupille*, est variable, tandis qu'à l'objectif correspond non seulement une sorte de lentille, le *cristallin*, mais aussi tout le reste de l'intérieur de l'œil rempli d'un liquide analogue à de l'eau salée. Lorsque l'objet est à l'infini, son image est sur la rétine de l'œil ou de manière analogue sur la pellicule photo. Si l'objet n'est plus à l'infini, son image se déplace derrière la rétine ou derrière le plan de la pellicule : pour rétablir la netteté, c'est-à-dire pour remettre l'image sur le plan de la pellicule ou sur la rétine, il faut éloigner l'objectif du plan de la pellicule (c'est la solution de l'appareil photo), ou changer la convergence de l'objectif (c'est la solution adoptée par l'œil). Ce phénomène appelé *accommodation* est une augmentation souvent inconsciente de la puissance de l'œil, résultant d'une modification du cristallin. Pour un œil normal cette accommodation peut être effective de l'infini jusqu'à un point appelé *punctum proximum*. Ce point varie en moyenne de 8 cm à 8 ans à 40 cm vers 45 ans (presbytie). Le cristallin se déforme pour changer sa distance focale et assurer la formation de l'image sur la rétine. L'amplitude d'accommodation qui correspond à la latitude de mise au point dans un appareil photo est donc très importante (de l'infini à quelques dizaines de centimètres) et de plus elle est réalisée automatiquement et quasi instantanément.

Acuité visuelle

On évalue souvent l'aptitude à percevoir les détails d'après les dimensions des plus petites lettres de forme déterminée, noires sur fond blanc qu'il est possible d'identifier à une distance donnée. Par convention l'acuité visuelle est égale à un (on dit plutôt dix dixièmes) lorsque l'on voit à 5 m des lettres d'épaisseur 1,46 mm et de hauteur 7,3 mm. Cette définition

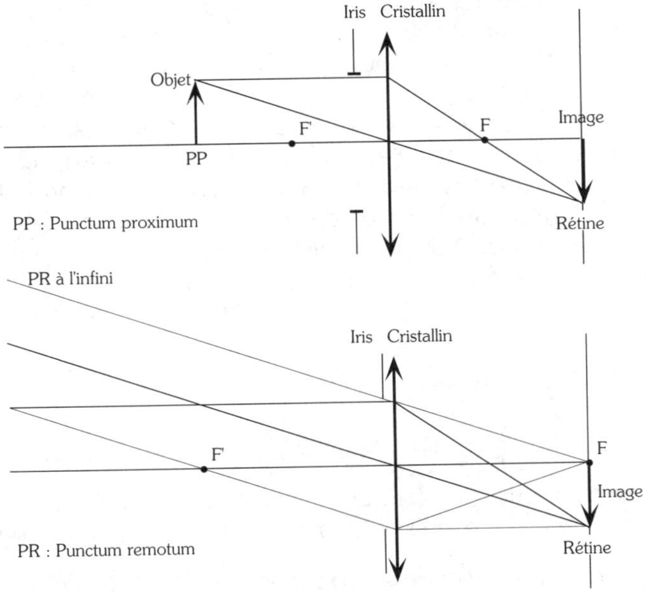

Fig. 5.1 — Amplitude d'accommodation de l'œil.

correspond à un angle de vision de la lettre de 3.10^{-4} radian soit une minute d'angle (diamètre apparent). Cela signifie qu'un œil humain ayant dix dixièmes est capable de distinguer des cratères de 90 km de diamètre sur la Lune (ce qui correspond à une minute d'angle). Le diamètre apparent de la Lune (angle sous lequel on la voit) est à peu prés égal à celui du Soleil et vaut environ 30 minutes.

Persistance rétinienne

Grâce à la persistance des impressions lumineuses, un éclairage intermittent de fréquence supérieure à une valeur critique (environ 15 hertz) donne la même impression qu'un éclairage continu. Ceci nous permet par exemple de ne pas avoir d'impression de papillotement lorsqu'on regarde une scène éclairée par des lampes alimentées en courant alternatif de 50 hertz ou lorsqu'on regarde un film au cinéma ou des émissions de télévision.

Vision centrale et périphérique

Le système de vision possède deux fonctions séparées, la *vision centrale* et la *vision périphérique*. La vision centrale permet de préciser les détails qui ne s'obtiennent qu'en fixant leur image sur une région centrale de la fovéa. L'image rétinienne d'un objet vu sous un angle d'une minute (acuité visuelle maximum) a des dimensions transversales de l'ordre de quelques micromètres, comparables à celle des cônes, et très inférieures à celles de la fovéa (0,33 mm ce qui correspond à 2° de diamètre apparent). La vision périphérique qui s'étend normalement jusqu'à plus de 100° de l'axe du côté temporal et jusqu'à 60° à 80 ° dans les autres directions est peu sensible aux détails, surtout au-delà de 20°, mais en revanche elle informe sur le mouvement des objets vus latéralement. Si l'on étend la main à 45° du regard, il est impossible de décompter les doigts, mais on « voit » très bien s'ils remuent. Par ailleurs c'est cette vision périphérique qui est susceptible de fournir des informations optiques directement utilisables pour des actions motrices pilotées par des variables optiques. La psychologie écologique introduit en particulier la variable τ pour interpréter les actions d'évitement de capture et toutes les actions qui demandent un pilotage des interceptions entre un projectile et un individu muni de ce système.

Le facteur τ

On notera $\dot{x} = \frac{dx}{dt}$ la dérivée de x par rapport au temps

Le facteur τ est une grandeur qui est définie optiquement par le rapport de l'angle sous lequel on voit le projectile et de la dérivée de cet angle $\tau = \frac{\varphi}{\dot{\varphi}}$. Cette quantité uniquement optique est en fait égale au temps qu'il reste au projectile pour qu'il arrive sur l'œil à vitesse constante. Cette propriété est facilement démontrable en utilisant l'optique géométrique pour la formation de l'image du projectile sur l'œil et la cinématique.

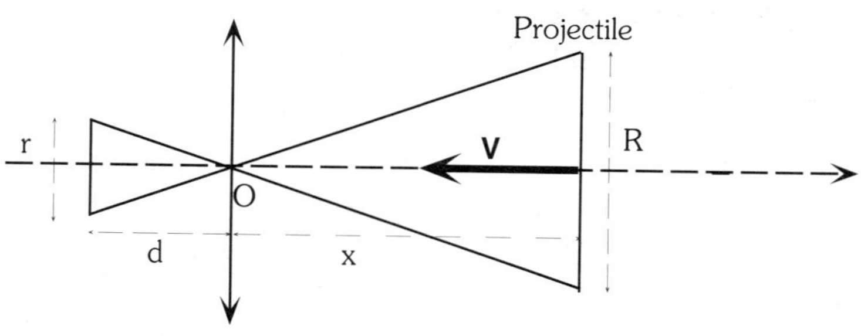

Fig. 5.2 — Image du projectile de rayon R sur la rétine.

On a donc $\frac{R}{r} = \frac{x}{d}$ d'où $\frac{\dot{r}}{r} = \frac{\dot{x}}{x}$ R et d étant constants or le mouvement de la balle est uniforme soit $x = -\dot{x}\tau$ ce qui donne $\tau = -\frac{x}{\dot{x}}$. Cette relation exprime le fait que le temps nécessaire au projectile pour parcourir la distance x à la vitesse $\dot{x}$ est égal au rapport de la distance sur la vitesse. Le signe moins est dû au fait que l'on a pris une orientation pour x qui est opposée à celle de la vitesse.

L'angle sous lequel on voit le projectile est tel que $\tan \frac{\varphi}{2} = \frac{R}{x}$ en différenciant il vient : $\frac{\dot{\varphi}}{2\cos^2\frac{\varphi}{2}} = -\frac{R\dot{x}}{x^2} = -\tan\frac{\varphi}{2}\frac{\dot{x}}{x}$ d'où $\frac{x}{\dot{x}} = -\frac{\sin\varphi}{\dot{\varphi}}$ et dans le cas de l'approximation de Gauss, on a $\sin \varphi = \varphi$ donc $\tau = -\frac{x}{\dot{x}} = \frac{\varphi}{\dot{\varphi}}$

Système binoculaire pour la profondeur

La vision par les deux yeux renseigne sur la perception du relief. L'angle Δ augmente quand le point M se rapproche et diminue quand il s'éloigne. On peut montrer que la profondeur est donnée par $y = \frac{a}{\theta_G - \theta_D} = \frac{a}{\Delta}$. La mesure des angles θ_G et θ_D par le système permet de connaître la profondeur de l'objet.

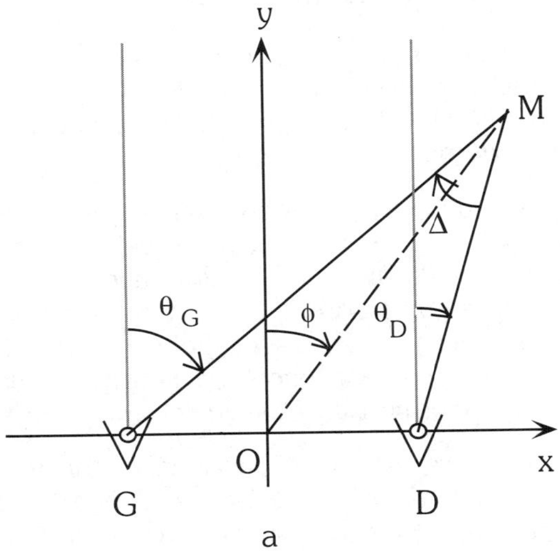

Fig. 5.3 — Définition des angles en vision binoculaire.

Détermination de la position de l'objet dans le champ visuel à l'aide de l'angle ϕ

$\phi = \theta_G + \theta_D$

Un sujet normal est sensible à des variations étonnamment faibles de ϕ, seulement 5 secondes.

Les limites pour l'analyse cinématique : mauvaise mémoire et fréquence trop grande

L'analyse du mouvement suppose que l'on puisse garder une trace de l'espace et du temps, de l'ensemble ou de points particuliers aussi nombreux que possible, une trace fidèle qui ne se déforme pas dans le temps, et qui s'appuie sur des informations prises à intervalles de temps connus et fréquents. Or le système de vision présente dans ces domaines de graves lacunes. Il présente une mémoire variable et peu fiable et qui peut s'estomper rapidement ou se déformer dans le temps. Le phénomène de persistance rétinienne donne la continuité du mouvement mais augmente le temps de pose en intégrant la position sur un temps assez long. Ce phénomène utilise le flou de la pose pour construire la continuité, mais en contrepartie le mouvement n'est jamais figé à un instant donné et *a fortiori* en séquence à des intervalles de temps réguliers et petits. Cela implique que la fréquence d'analyse est mal maîtrisée et de toute façon trop grande.

Les qualités des instruments de mesure du temps et de l'espace pour l'analyse cinématique du mouvement

Ces considérations sur le fonctionnement de l'œil, introduisent deux notions fondamentales pour la caractérisation de la prise d'information temporelle sur un objet en mouvement, *le temps de prise de vue* et *la fréquence de prise de vue*.

Le temps de prise de vue d'une scène, ou temps de prise d'information en continue, correspond au temps pendant lequel on expose le capteur de lumière. Celui-ci fait alors la somme de l'information lumineuse. Le résultat final de la prise de vue correspond lorsqu'il y a mouvement à la juxtaposition des positions correspondantes de l'objet en déplacement, ce qui occasionne par exemple sur une photo un flou que nous qualifierons de *flou de bouger* par opposition au *flou de mise au point*.

La fréquence de prise de vue, ou fréquence d'acquisition correspond à une discontinuité entre deux prises de vue qui peut aussi être mesurée par un intervalle de temps entre le début de chaque prise de vue. En général cette alternance prise de vue-arrêt de prise de vue est périodique, c'est pourquoi on parle plutôt de fréquence de prise de vue (exprimée en hertz), qui est l'inverse de la valeur de l'intervalle de temps entre deux débuts de prise de vue. Pour une bonne analyse du mouvement, on va rechercher des informations spatiales précises, c'est-à-dire sans flou d'image, donc prélevées sur des images ayant été obtenues avec un temps de prise de vue suffisamment petit, pour que, compte tenu de la vitesse de l'objet en mouvement, il ne se soit pratiquement pas déplacé. On recherchera en général une fréquence de prise de vue la plus grande possible, afin de pouvoir disposer d'informations plus nombreuses pour un même laps de temps.

Le temps de prise de vue t est toujours inférieur ou égal au temps entre deux débuts de prise de vues T.

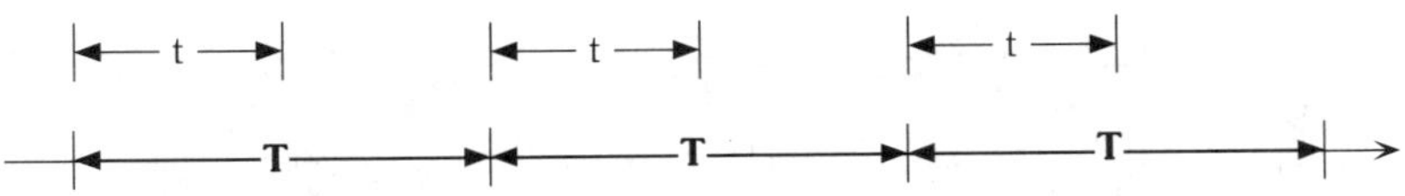

t : temps de prise de vue $N = \frac{1}{T}$ = fréquence de prise de vue

Fig. 5.4 — Fréquence et temps de prise de vue, deux notions distinctes.

Enfin la troisième qualité recherchée concerne la *précision de la mesure de la position sur l'image* de l'objet à un instant donné. En supposant donc que l'image est nette, que le temps de prise de vue soit suffisamment faible pour qu'il n'y ait pas de flou de bouger, la précision de la mesure de la position dépend donc de la précision de l'objet dans l'image. Cette précision est dépendante en premier lieu de la finesse de définition de l'image de l'objet obtenu à travers l'instrument et ensuite de la qualité de l'instrument de mesure sur l'image.

Nous allons examiner dans la suite quelques instruments par rapport à ces trois critères de qualité, temps de prise de vue, fréquence de prise de vue et précision de mesure de la position sur l'image.

5.2 LE CHRONOPHOTOGRAPHE

Cet instrument est né à la suite des travaux concernant l'analyse photographique du mouvement. Au XIXe siècle, de très nombreux chercheurs, au premier rang desquels, Étienne Jules Marey, Georges Demeny et Edward Muybridge réussissent à analyser photographiquement le mouvement, leur premier souci étant l'analyse, la décomposition temporelle et la mesure scientifique du mouvement. Les systèmes qu'ils mettent au point répondent à ce besoin. On peut distinguer trois directions de développement techniques.

Tout d'abord les techniques utilisant le **principe de superposition**, sur un même négatif, de positions successives obtenues à partir d'un obturateur tournant. Dans ce cas, la fréquence de prise de vue est liée à la rotation du disque et au nombre de trous sur le disque et le temps de prise de vue est lié à la grosseur des trous et à la vitesse de rotation du disque. C'est le principe de la stroboscopie, reprise par le savant américain Harold Edgerton (1903-1991) à partir des années trente et améliorée par l'utilisation d'une source de lumière brève et puissante, le flash.

Le deuxième principe est celui de la **multiplication des appareils** photographiques (Muybridge). Une batterie d'appareils photos permet par un déclenchement séquentiel d'avoir des clichés successifs à des intervalles

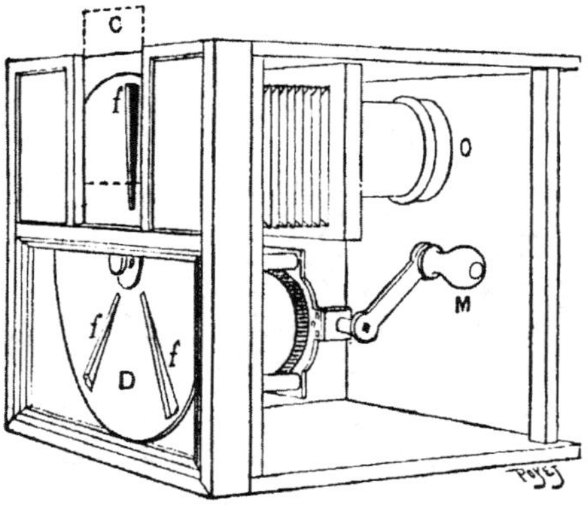

Fig. 5.5 — Principe du chronophotographe à plaque fixe.

réguliers ou particuliers (déclenchement des appareils par le passage des pieds du cheval qui coupe un fil).

Enfin le dernier principe utilisé dans le fusil photographique de Marey et Demeny consiste à **faire tourner un tambour** ou un disque sur lequel on a collé un film photosensible en stabilisant les positions pour la prise de vue par un système de came. Ce dernier principe est l'ancêtre de la caméra dont le brevet déposé en 1895 par les frères Louis et Auguste Lumière en font les inventeurs du cinématographe. Aujourd'hui encore les caméras les plus perfectionnées fonctionnent sur le principe des frères Lumière.

Nous revenons plus en détail sur le principe et les instruments de la chronophotographie, tels qu'ils ont été développés par Marey dans son ouvrage intitulé *Le Mouvement*, paru en 1894 aux éditions Masson et réédité en 1994 aux éditions Jacqueline Chambon, car ils sont à l'origine et aux fondements de ce domaine scientifique qu'est l'analyse du mouvement.

L'objet de la chronophotographie est de déterminer avec exactitude les caractères d'un mouvement, d'une part en représentant les différents lieux de l'espace parcourus par le mobile, c'est-à-dire sa trajectoire, et d'autre part, d'exprimer la position de ce mobile sur cette trajectoire à des instants déterminés. Cette méthode a donné lieu à deux techniques particulières appelées à l'époque, chronophotographie sur plaque fixe et chronophotographie sur plaque mobile

La chronophotographie sur plaque fixe

Marey en explique le fonctionnement de la manière suivante :

« Supposons qu'on ait braqué devant un champ obscur un appareil photographique ordinaire, et que, l'objectif étant ouvert, on lance devant ce champ une boule brillante éclairée par le soleil, de telle sorte que l'image de cette boule impressionne sur son passage différents

points sur la plaque sensible, on trouvera sur cette plaque une ligne continue, représentée [Fig. 5.6] par la courbe supérieure, qui retracera exactement la trajectoire suivie par le corps brillant.

« *Si nous répétons l'expérience en admettant la lumière dans la chambre noire d'une façon intermittente et à des intervalles de temps égaux, nous obtiendrons une trajectoire discontinue (courbe inférieure de la même figure) dans laquelle seront représentées les positions successives du mobile aux instants où se sont produites les admissions de lumière : c'est la trajectoire chronophotographique.* »

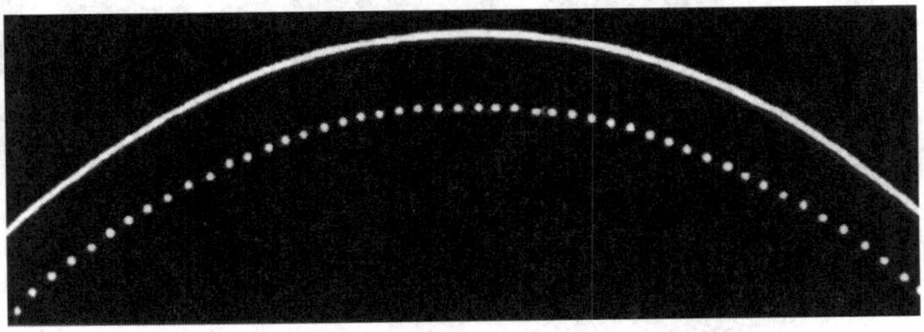

Fig. 5.6 — Principe de l'inscription chronophotographique.

« *Cette méthode suppose que l'intervalle de temps qui sépare deux images soit toujours le même et qu'on en connaisse exactement la durée. Pour obtenir les meilleures images possibles, il faut que l'objet soit vivement éclairé et que le fond sur lequel il se détache soit parfaitement obscur. En outre, la durée des admissions de la lumière doit être très courte, afin que l'objet ne se déplace pas d'une manière sensible pendant chaque éclairement.* »

Marey introduit ici les trois idées fondamentales qu'il va ensuite expliciter et traduire du point de vue des définitions cinématiques et des appareils et méthodes de mesure : tout d'abord celle de périodicité de la prise de vue c'est-à-dire de *fréquence de prise de vue*, puis la qualité de l'image et donc de la *précision des mesures de position* sur cette image et enfin la durée des admissions de lumière c'est-à-dire le *temps de prise de vue*.

Fréquence de prise de vue

Marey discute en détail de la valeur à adopter pour cette fréquence en fonction de la vitesse de l'objet en mouvement et de la surface couverte par l'objet en mouvement :

« *Pour une même vitesse de translation, si l'objet étudié couvre peu de surface dans le sens du mouvement, on peut recueillir un grand nombre d'images sans qu'elles se confondent en se superposant : c'est le cas du projectile que nous considérions tout à l'heure [Fig. 5.6]. La notion de temps est donc très complète quand celle d'espace est restreinte.*

« *Mais si nous prenons les images d'un homme qui marche [Fig. 5.7] la notion d'espace est plus complexe : chaque image couvre une surface étendue et renseigne sur les positions que prennent le corps, les bras et les jambes.* »

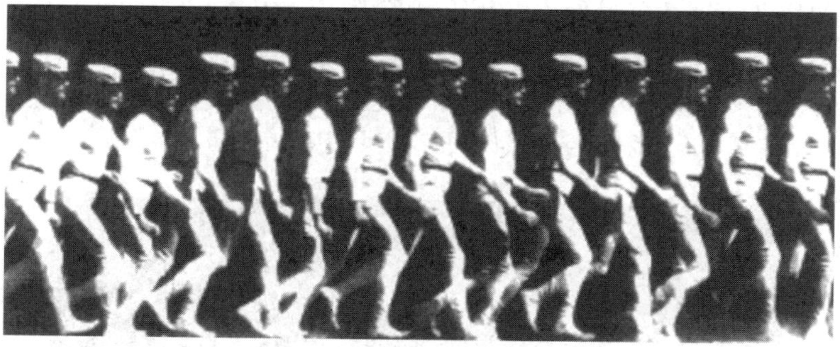

Fig. 5.7 — Chronophotographie d'un homme qui marche.

« *Or, par cela même que chaque image occupe plus d'espace, le nombre qu'on peut prendre est moins grand, sinon elles se superposent, ce qui produit une confusion* ».

L'influence de la vitesse de l'objet en mouvement est clairement illustrée par les images de la course comparées aux images de la marche.

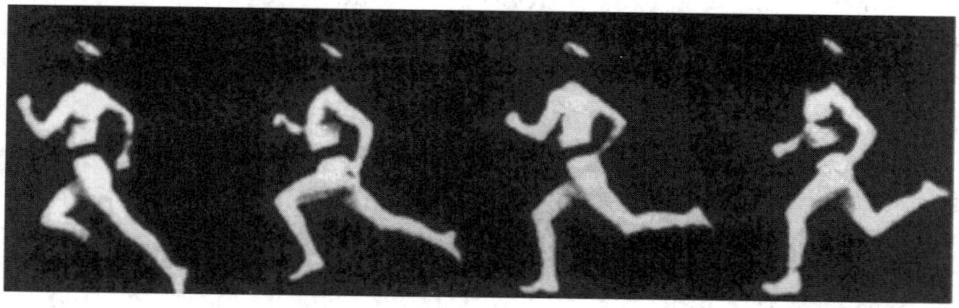

Fig. 5.8 — Chronophotographie d'un homme qui court.

« *Les images du coureur sont bien plus éloignées les unes des autres, quoique la fréquence des éclairements ait été la même dans les deux cas. Si la course s'arrêtait, les images se superposeraient entre elles.* »

Cette confusion des images liées à leur superposition impose une limite aux applications de la chronophotographie sur plaque fixe. Pour échapper à cet inconvénient Marey imagine certains artifices pour aboutir à ce qu'il nomme la *chronophotographie géométrique*. Pour cela il réduit artificiellement la surface du corps à étudier. Il rend invisible (en les noircissant) les parties qu'il n'est pas indispensable d'étudier, et il rend au contraire plus lumineuses celles dont on veut connaître le mouvement. Il adopte la solution qui consiste à revêtir la personne dont on étudie le mouvement d'un collant de velours noir portant des galons blancs et des points brillants

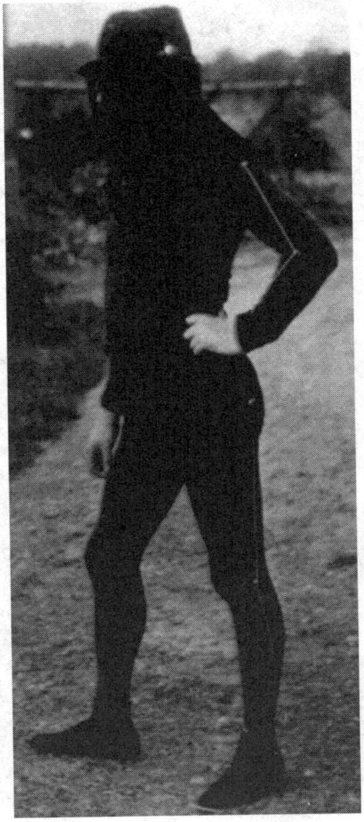

Fig. 5.9 — Vêtement permettant de simplifier l'image du corps.

La photographie ainsi obtenue peut contenir beaucoup plus de positions en rendant la notion de temps plus complète tandis que celle d'espace a été volontairement restreinte au strict nécessaire.

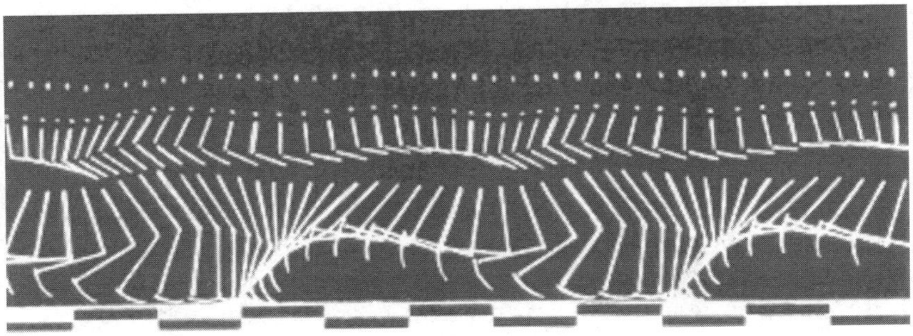

Fig. 5.10 — Chronophotographie géométrique.

La question de la mesure de l'intervalle de temps entre deux photos est également discutée par Marey. En effet l'appareil réalisé pour la chronophotographie sur plaque fixe utilisait une manivelle pour faite tourner un disque fenêtre et bien qu'il existe un régulateur de vitesse, celle-ci n'était pas parfaitement régulière, si bien qu'au lieu de s'en rapporter, pour la mesure du temps à la parfaite régularité du mouvement des disques obturateurs, Marey indique qu'il vaut mieux « *dans les expériences qui exigent beaucoup de précision recourir à l'emploi du disque chronométrique* ». Il s'agit d'une aiguille de chronomètre placée dans le champ de la photographie. On mesure alors l'intervalle de temps qui sépare deux éclairements d'après l'espace angulaire dont l'aiguille s'est déplacée entre deux images successives. D'ailleurs avec ce procédé on peut donner à la rotation du disque obturateur une vitesse quelconque.

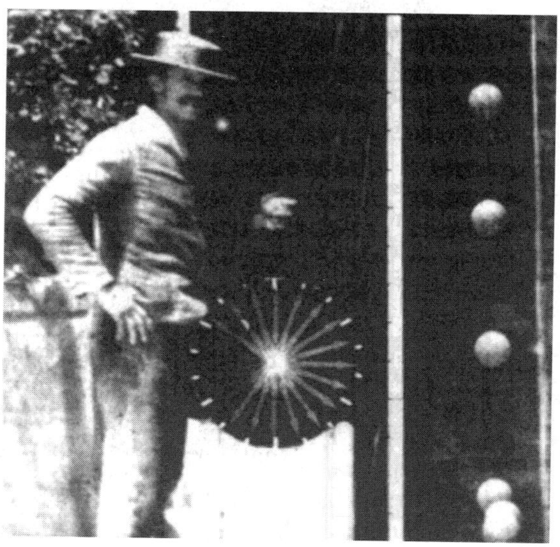

Fig. 5.11 — Disque chronométrique.

Temps de prise de vue

Le disque obturateur était percé de fenêtres étroites qui produisaient des éclairements très courts à des intervalles de temps réguliers pour peu que la rotation du disque soit uniforme. La durée de l'éclairement dépendait donc de la largeur des fenêtres angulaires du disque et de sa vitesse de rotation. L'intervalle entre les images était de 1/10 de seconde, la durée des éclairs était de 1/500 de seconde. Ce qui signifie que la largeur des fenêtres était cinq fois plus petite que leur espacement.

Qualité des images et précision de la mesure de position

« *Le principe de la chronophotographie sur plaque fixe exige que le corps dont on étudie le mouvement forme seul ses images sur la*

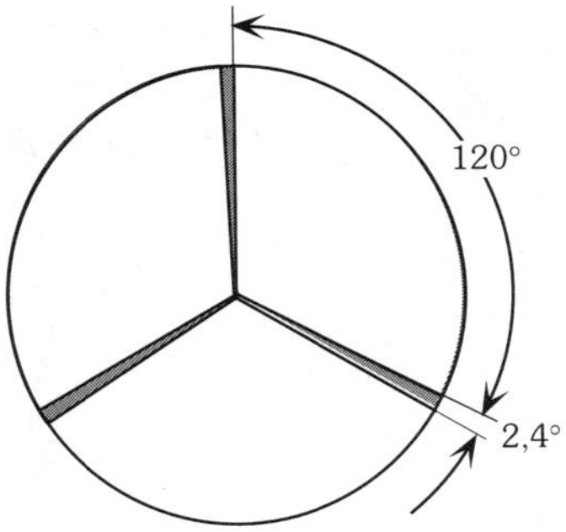

Fig. 5.12 — Disque obturateur percée de fenêtres étroites.

plaque sensible, tandis que le fond sur lequel il se détache n'envoie dans l'appareil aucun rayon lumineux. »

Pour se rapprocher de ces conditions, Marey fait construire à la Station physiologique du Parc des Princes une sorte de hangar profond et large dont l'intérieur est peint en noir. Le hangar est ouvert sur tout un côté sur 11 mètres de long sur 4 mètres de haut, un rideau de velours noir en occupe le fond. La cavité formée par ce hangar est orientée de telle sorte que le soleil ne puisse pas en éclairer l'intérieur. Devant l'ouverture est aménagée une piste en bois sur laquelle passent sous la pleine lumière du jour, les hommes ou les animaux dont il veut analyser le mouvement

Ces précautions nécessaires au contraste de l'image de l'objet en mouvement sont liées au principe de la plaque fixe. En effet le fond sur lequel se déplace l'objet en mouvement sera impressionné autant de fois que l'on obtiendra d'images de l'objet en mouvement. L'image de cet objet doit donc ressortir sur un fond impressionné une dizaine de fois (chaque passage d'une fenêtre du disque) alors que chaque position de l'objet n'est obtenue que pour une seule impression (une seule fenêtre).

La chronophotographie sur plaque mobile

Une plaque sensible de forme circulaire se déplaçait à intervalles réguliers d'un angle de quelques degrés et recevait, chaque fois, une image nouvelle sur un point différent de sa surface. Marey va utiliser ce principe dans le fusil photographique pour analyser le vol des oiseaux. « *Cet instrument en forme de fusil, permet de viser l'oiseau et de le suivre dans son vol. Au moment où l'on presse sur la détente, la plaque sensible reçoit une image, puis se met en mouvement, s'arrête encore pour recevoir une autre image, et ainsi de suite, s'arrêtant à chaque fois que l'obturateur tournant laisse arriver la lumière sur la plaque sensible* ».

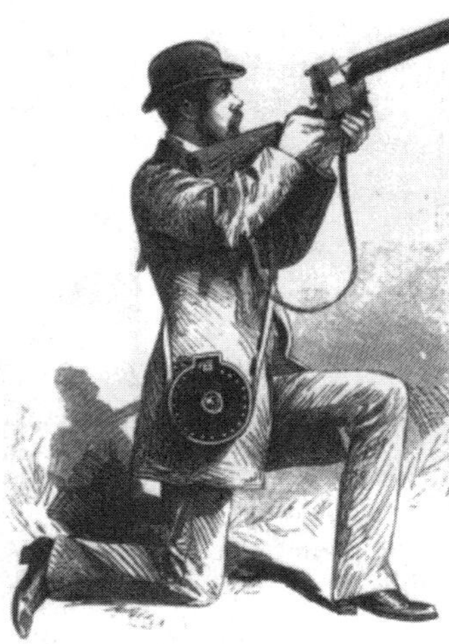

Fig. 5.13 — Fusil photographique de Marey.

5.3 L'APPAREIL PHOTOGRAPHIQUE

Temps de prise de vue

Sur les appareils photos ce temps correspond au réglage de la vitesse d'obturation. Plus la vitesse d'obturation est grande plus le temps de prise de vue est court. La plupart de appareils de qualité ont un réglage de vitesse d'obturation qui varie de 1 à 1 000. Cela signifie que le temps de prise de vue varie de une seconde à 1/1000 de seconde. En effet la vitesse d'obturation est égale à l'inverse du temps de prise de vue.

La fréquence de prise de vue

C'est le point faible de la photographie, qui est à l'origine destinée à réaliser des instantanés. Le replacement du film pour réaliser une nouvelle photo se faisant à la main, il faut au moins une seconde pour prendre la suivante. Dans le meilleur des cas l'appareil est motorisé et l'on peut alors atteindre une fréquence de prise de vues de 5 à 6 photos par seconde. Par ailleurs cette fréquence est loin d'être stable et n'est jamais connue avec une très grande précision.

La précision de la mesure sur l'image

C'est le point fort de la photographie grâce au film photosensible. Il y a environ 864 millions de cristaux élémentaires pour un négatif 24×36 soit un support de 24 mm sur 36 mm. La précision de la mesure sur l'image n'est donc pas en général limitée par la précision de l'image, mais par la grandeur du document papier sur lequel on réalise la mesure et surtout par les aberrations géométriques et chromatiques de l'objectif de l'appareil photo.

La strobophotographie

Le principe est celui de la chronophotographie à plaque fixe, mais les différentes impressions sur la plaque sont produites par des éclairs intermittents de flash issus d'un stroboscope. Ainsi dans une ambiance lumineuse faible et avec les mêmes précautions concernant le fond noir, l'éclairage intermittent est produit par une lumière très intense et très brève émise par une lampe à décharge du type de celles qui sont utilisées dans les flash d'appareils photos. Si l'on représente la chronographie des éclairs on obtient la représentation suivante.

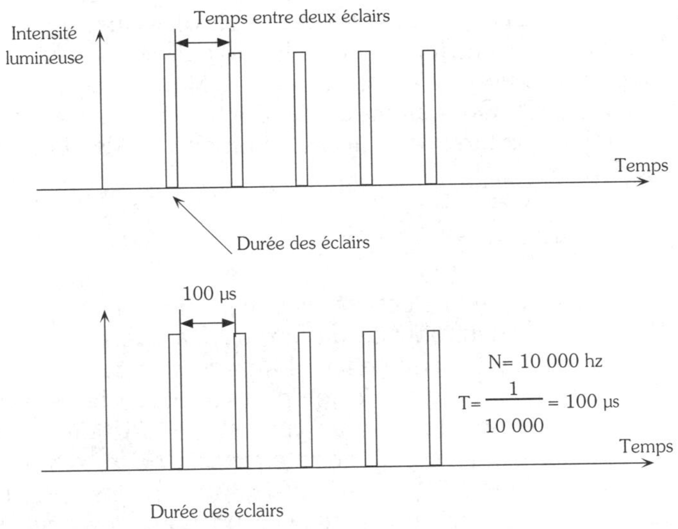

Fig. 5.14 — Chronographie des éclairs.

On peut voir y figurer, la durée des éclairs et la durée entre deux éclairs La première correspond à la durée de prise de vue dans la chronophotographie, puisque c'est le temps d'éclairement intense de l'objet en mouvement. Éclairement qui permet à la plaque sensible d'être impressionnée. La deuxième correspond au temps où l'objet n'est pas éclairé et donc où la plaque n'est pas impressionnée. La somme de ces deux temps correspond au temps total du cycle qui se répète ainsi périodiquement. L'inverse de ce temps total correspond à la fréquence de prise de vue. Le grand avantage de cette technique sur toutes les autres (cinéma, vidéo), c'est justement la facilité de modification de cette fréquence et la valeur élevée que l'on peut obtenir. En fait la limitation en fréquence provient essentiellement de la durée des éclairs. Soit pour des durées de 1/10 000 de seconde, il est difficile d'obtenir des fréquences de plus de 5 000 hz.

Ce cas limite correspond au cas où la durée de l'éclair est égale à la durée de non éclairement.

5.4 LA CAMÉRA CINÉMATOGRAPHIQUE

Principe de la caméra

L'appareil des frères Lumière était réversible, il servait à la fois de caméra mais également de projecteur. Ils ont décrit le fonctionnement de leur cinématographe de la façon suivante : « *Le mécanisme de cet appareil a pour caractère essentiel d'agir par intermittence sur un ruban régulièrement perforé de manière à lui imprimer des déplacements successifs séparés par des temps de repos pendant lesquels s'opère soit l'impression soit la vision des épreuves.* » La réalisation de cet entraînement du film souleva beaucoup de difficultés, d'autant que cet entraînement doit être synchronisé avec le passage entre le film et l'objectif, d'un obturateur semi-circulaire. Obturateur qui a pour fonction de ne permettre l'exposition du film que lorsque celui ci est immobile et de l'interdire lorsque le film se déplace.

Le temps de prise de vue

Dans le cas de la plupart de caméras existantes le temps de prise de vue est égal au temps d'immobilité du film c'est-à-dire la moitié du temps total d'un cycle complet de prise de vue. La fréquence de prise de vue étant égale à 24 images par seconde, le temps total du cycle est de 1/24 de seconde, et donc le temps de prise de vue est de 1/48 de seconde. Pour l'analyse du mouvement qui se fait ensuite à partir de la lecture de chaque image, ce temps de prise de vue est très nettement insuffisant pour des mouvements rapides qui apparaissent avec un flou. Pour éviter cela, on peut adopter la solution qui consiste à utiliser un obturateur tournant qui au lieu d'être ouvert sur 180° l'est sur 90°. Dans ces conditions la lumière n'est autorisée à passer que pendant la moitié du temps et on divise ainsi le temps de prise de vue d'un facteur 2. Si on diminue encore le secteur de moitié (45°) on redivise le temps de prise de vue par 2.

Tableau 5.1 — Temps de prise de vue en fonction de l'ouverture de l'obturateur.

Ouverture de l'obturateur (deg)	180	90	45	20	10	5
Temps de prise de vue (s)	1/48	1/96	1/192	1/432	1/864	1/1728

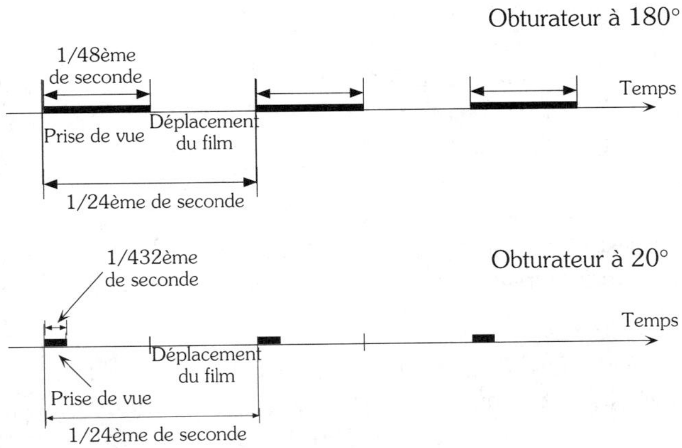

Fig. 5.15 — Cycle de prise de vue d'une caméra à 24 images par seconde.

La fréquence de prise de vue

La fréquence de prise de vue étant de 24 images par seconde sur la plupart des caméras, elle est insuffisante lorsqu'on cherche la date précise d'un événement, ou la position du sportif à un moment particulier de la technique (par exemple le quitté du pied dans la course, le moment de la frappe en golf, etc.).

La précision de la mesure de la position sur l'image

La mesure doit se faire avec un appareil de projection vue par vue. La mesure peut alors s'effectuer sur un écran ou en projection sur une tablette à digitaliser. Dans ce cas la précision du pointé est de l'ordre du 1/10e de millimètre ce qui donne une précision relative pour la mesure d'une distance de 10 cm sur la tablette de 0,1 %.

5.5 LE CAMÉSCOPE

Cet appareil, aujourd'hui très répandu, facile à utiliser et à transporter permet de réaliser des prises de vues compatibles avec une analyse scientifique du mouvement. En réalité un caméscope est un double dispositif, c'est une caméra vidéo à laquelle est associée un magnétoscope. Les qualités de l'un doivent être en accord avec les qualités de l'autre car c'est l'élément le moins performant qui limite le système dans son entier. En général le moins bon élément correspond au système d'enregistrement sur bande de l'image (magnétoscope).

La partie caméra

Elle est réalisée avec des Dispositifs à Transfert de Charge (DTC ou CCD en anglais *Charge Coupled Device).* La surface réceptrice, à peine plus grande qu'un timbre poste, est une mosaïque de photodiodes dont le nombre est mesuré en pixels. La grandeur d'un pixel est donc identifiable à la surface réceptrice de la photodiode élémentaire. La notice du caméscope renseigne sur ce nombre qui varie de 320 000 à 420 000 pour les caméscopes grand public et peut atteindre 4 millions pour les caméras haute définition.

La disposition matricielle indique que sur une surface de quelques centimètres carrés, le récepteur se compose de 700 lignes de 400 capteurs chacune (420 000 pixels). La dimension du pixel est alors d'environ 20 µm La précision de l'image vue par le capteur CCD est donc proportionnelle au nombre de pixels du capteur. Cependant cette précision est loin d'être comparable à celle obtenue sur un film photosensible, où les grains sont 20 à 100 fois plus petit.

Le principe du dispositif CCD suppose un temps de charge d'une capacité par la tension produite par la réception photoélectrique et un temps de transfert de l'information sur une mémoire. Plus la lumière est intense plus la valeur de la tension ainsi accumulée aux bornes de la capacité est grande. Pour chaque pixel on a ainsi mémorisé une valeur qui correspond à l'éclairement de ce pixel. Cette image instantanée, cette photo électronique est obtenue en un temps de 20 ms. Le *temps de prise de vue* est donc de 20 ms. Mais contrairement au cinéma qui devait attendre que le film se déplace pour impressionner une nouvelle image, l'électronique vide instantanément les mémoires et remet à zéro les tensions aux bornes des capacités, si bien que la nouvelle image est captée sans aucun délai. Le temps total du cycle est donc ici égal uniquement au temps de prise de vue. La *fréquence de prise de vue* est donc de 50 hz. Pour l'analyse du mouvement ce qui est important c'est la trame qui est la source élémentaire d'information. On verra dans la suite que l'image vidéo est enregistrée sous la forme de deux trames entrelacées. La restitution des images se fait alors à une fréquence de 25 hz. Pour la restitution de la continuité du mouvement ce temps de prise de vue est tout à fait suffisant, mais pour l'analyse trame par trame il occasionne des flous qui ne sont pas tolérables. C'est pourquoi nous utilisons une fonction disponible sur tous les caméscopes : l'obturateur électronique (*shutter*). Ce dispositif commande la remise à zéro au bout d'un temps déterminé inférieur aux 20 ms du cycle normal.

Les temps disponibles varient de 20 ms à 0,1 ms. Ils sont exprimés en général en fraction de secondes soit 1/50 pour 20 ms et 1/1000 pour 1 ms ou 1/10 000 pour 0,1s. Ces temps correspondent aux vitesses de l'obturateur sur un appareil photo. Comme sur un appareil photo plus le temps de prise de vue est court moins il rentre de lumière donc plus il faut augmenter le diaphragme.

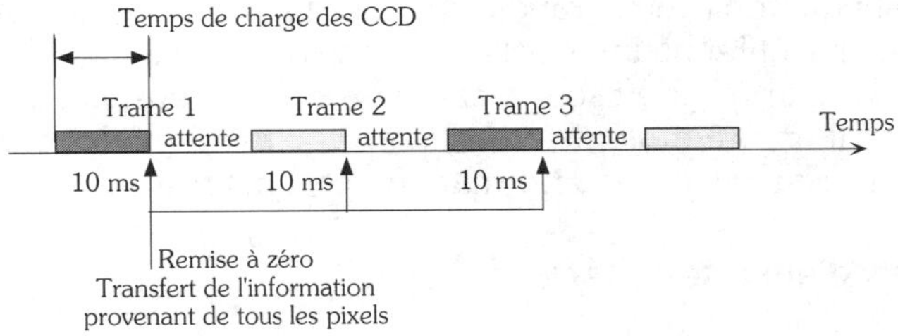

Fig. 5.16 — Principe de l'obturateur électronique.

La partie magnétoscope

C'est le système qui permet d'enregistrer sur bande magnétique les informations fournies par la caméra. Ce qui nous intéresse essentiellement ici c'est la quantité d'information que les différents systèmes disponibles sur le marché sont capables d'inscrire sur la bande magnétique. Pour cela on rendra compte globalement de la performance du système d'enregistrement par le nombre de points vidéo par ligne, symbolisé par nl, qu'il est capable d'inscrire sur la bande magnétique. Sachant que chaque image comporte 625 lignes et qu'il y a 25 images par seconde à enregistrer la quantité de points est $625 \times 25 \times nl$ par seconde On peut ainsi classer les différents formats d'enregistrement en fonction de nl.

VHS (video home system)	$nl = 200$
8 mm	$nl = 300$
SVHSet Hi 8	$nl = 400$

Les systèmes vidéo rapides

Le caméscope ainsi d'ailleurs que les caméras vidéo professionnelles et leurs magnétoscopes associés ont des fréquences de prise de vue de 25 hz (25 images par seconde). Pour obtenir des fréquences plus élevées (vidéo rapide), il faut utiliser des systèmes spéciaux (400 images à la seconde) ou (2 000 images à la seconde).

5.6 LES SYSTÈMES INFORMATIQUES INTÉGRÉS D'ANALYSE DU MOUVEMENT

Ces systèmes sont de plus en plus facile d'accès, la connaissance des principes de fonctionnement, l'utilisation de certaines fonctions et la lecture des documents qu'ils produisent sont des connaissances indispensables pour l'analyse du mouvement.

Nous distinguerons deux grands types de systèmes. Les systèmes d'analyse différée, qui utilisent un stockage préalable de l'image à l'aide d'un caméscope ou d'un magnétoscope et qui l'analysent ensuite. Les systèmes en ligne qui font un pré-traitement de l'image au moment de son acquisition et qui stockent seulement les informations pertinentes.

Les systèmes d'analyse différée

Ils sont constitués d'un système de prise de vue et d'enregistrement (caméscope ou caméra plus magnétoscope) d'un système de numérisation de l'image et d'outils informatiques d'analyse. Les opérations se font en trois temps totalement indépendants : la prise de vue-enregistrement, la numérisation et enfin l'analyse. Si on le souhaite ces opérations peuvent se faire en un même lieu et en un laps de temps très court, grâce à une automatisation des phases de numérisation et d'analyse identique aux systèmes en ligne.

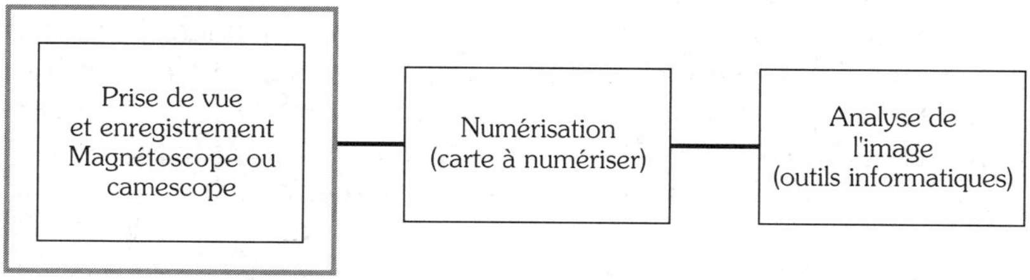

Fig. 5.17 — Système d'analyse différée.

La prise de vue et l'enregistrement

Un certain nombre de contraintes spécifiques à l'analyse cinématique sont à considérer. Elles sont liées à la précision des mesures à effectuer sur l'image. L'image doit être nette en arrêt sur image, et doit comporter tous les éléments à analyser. Le cadrage doit donc être suffisamment large pour faire apparaître les positions successives des différents segments corporels à étudier. Par ailleurs l'image doit comporter un repère espace. Celui-ci sert à situer les images les unes par rapport aux autres et donne l'échelle de l'image.

Si l'on s'intéresse au mouvement relatif d'un segment ou d'une articulation par rapport à un autre segment ou une autre articulation (c'est par exemple le cas de la construction de la trajectoire du pied par rapport à la hanche) il n'est plus nécessaire d'avoir des repères sur le sol ou lié à la Terre. La seule contrainte c'est d'avoir une image du coureur dont le grandissement soit constant. Pour cela il faut le suivre et le filmer en gardant le même cadre et la même focale. C'est ce qui est maintenant proposé assez systématiquement comme image dans les retransmissions de compétitions d'athlétisme, grâce à une caméra se déplaçant sur un rail à la vitesse du coureur. Ces images seraient idéales si elles étaient prises avec un obturateur. Or, le corps de l'athlète est net car il ne se déplace pas dans l'image, en revanche les pieds sont flous notamment lorsque ils passent d'avant en arrière sous le corps.

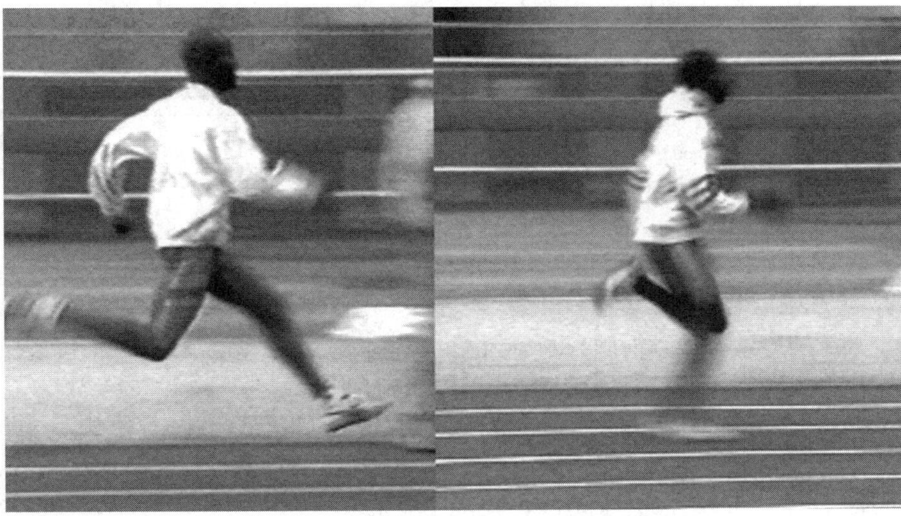

Fig. 5.18 — Flou de bougé dans le cas d'un suivi du coureur (sans obturateur).

La numérisation de l'image

Le signal vidéo enregistré sur la bande est un signal analogique qui varie donc de façon continue d'un bout de la ligne à l'autre. Chaque ligne se termine par des tops de synchronisation. L'opération de numérisation consiste tout d'abord à découper spatialement l'image en rectangles élémentaire (pixels images). Les formats utilisés correspondent à des multiples de 2 de façon à avoir une traduction binaire plus aisée, on trouve des cartes 521×512 soit 262 144 pixels images, 768×512 ou encore 1024×1024. Pour les choisir il faut tenir compte de la qualité de l'image enregistrée pour ne pas perdre de l'information (par exemple une trame VHS contient 312×200 soit 62 400 points d'information, une carte 512×512 est donc suffisante).

Il faut tout d'abord *capturer* l'image c'est-à-dire transférer dans la mémoire de la carte à digitaliser les informations numériques correspondantes à l'image analogique provenant du magnétoscope. Cette image numérique est affichée sur l'écran 2 (Fig. 5.19) et c'est sur elle que vont commencer les opérations de *saisie*. La saisie consiste à sélectionner dans cette image, à l'aide d'un curseur manipulé au clavier ou à la souris, tous les points utiles pour l'analyse prévue.

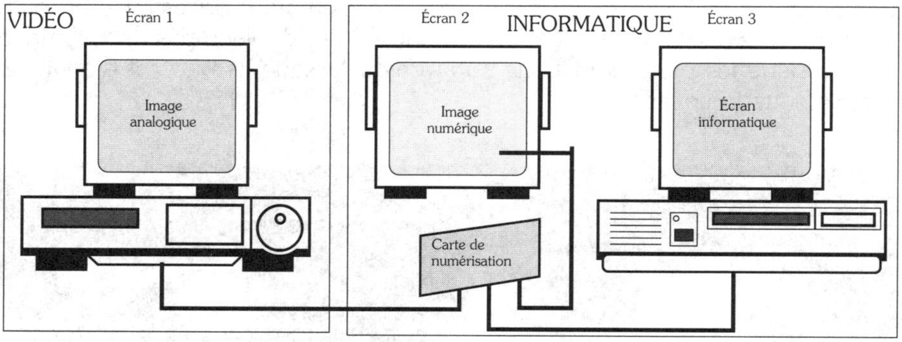

Fig. 5.19 — Dispositif de numérisation.

Les opérations d'analyse fondamentales

La plupart des logiciels donnent des menus comparables qui permettent de calculer et tracer les grandeurs cinématiques de base.

L'animation

C'est en quelque sorte l'équivalent de la projection en cinéma ou en vidéo. Il s'agit de voir le mouvement à travers une reconstitution animée de celui-ci. Mais ici cette reconstitution se fait à l'aide des bonhommes fil de fer. Elle a plusieurs fonctions intéressantes, l'arrêt sur image, le retour en arrière, la trace du mouvement (kinogramme), l'accélération et le ralentissement du mouvement, la trajectoire d'un point, et enfin le mouvement relatif autour d'un point au choix.

Le calcul

Il permet de calculer les grandeurs cinématiques secondaires (vitesses, accélérations, angles, vitesse angulaires, etc). La première représentation concerne la variation temporelle de la position d'un point (par exemple le déplacement de la hanche sur l'axe horizontal).

Puis par dérivation et opérations de filtrage on peut calculer et représenter la variation d'une composante de la vitesse en fonction du temps.

La représentation des ***trajectoires*** des différents points du corps dans différents référentiels.

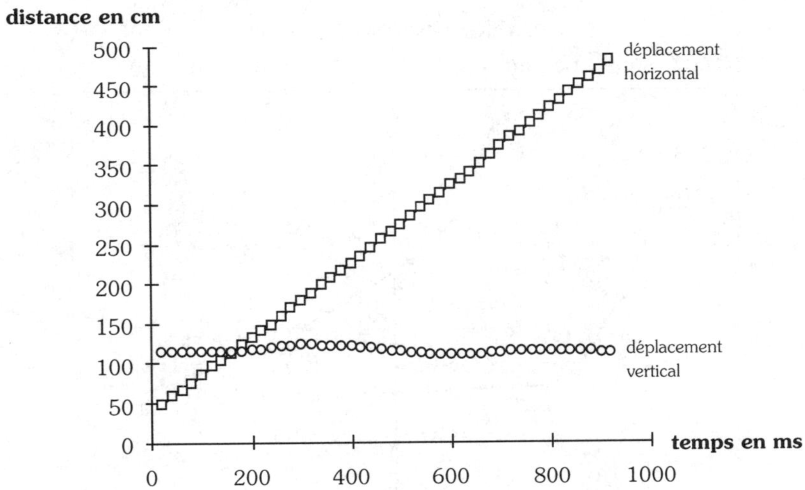

Fig. 5.20 — Déplacement horizontal de la hanche.

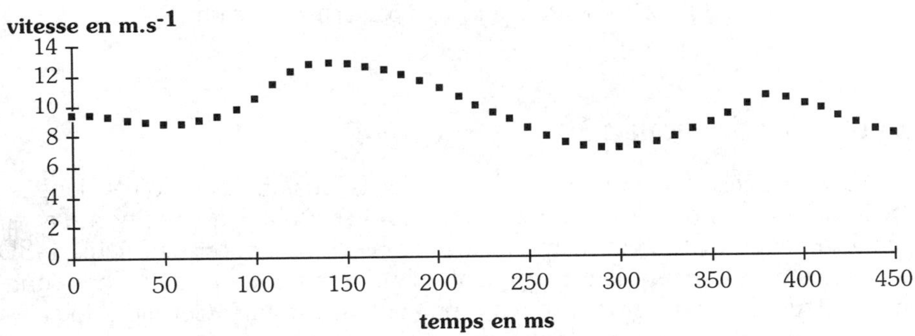

Fig. 5.21 — Vitesse horizontale de la hanche en fonction du temps.

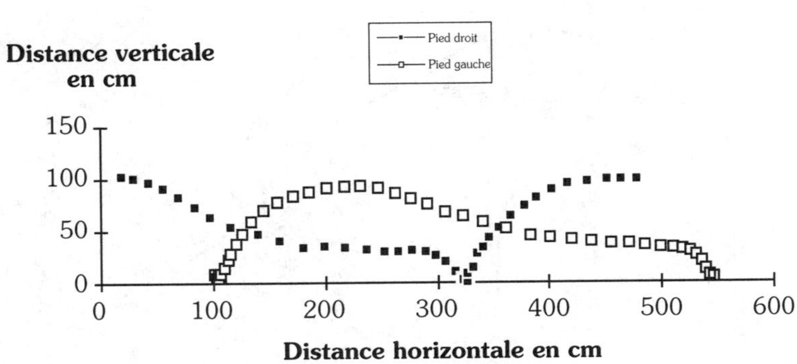

Fig. 5.22 — Trajectoire des pieds par rapport au sol.

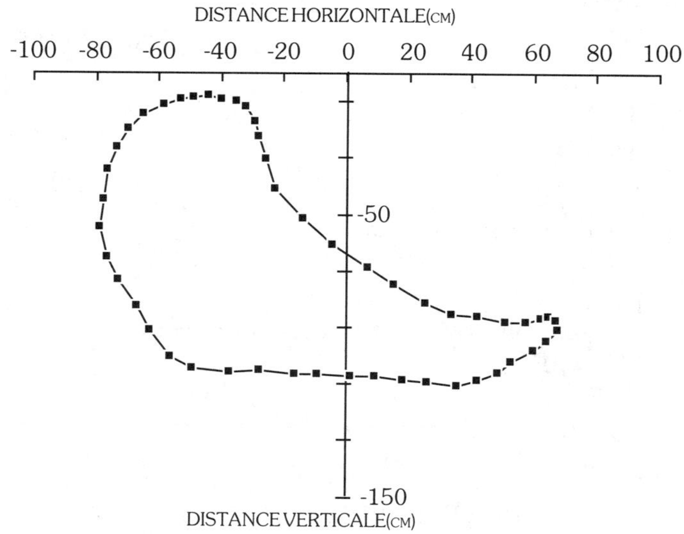

Fig. 5.23 — Trajectoire du pied par rapport la hanche.

L'utilisation des fichiers 3D

Les logiciels 3D permettent de calculer la position des points dans les trois dimensions de l'espace. Ces outils sont utilisables à condition d'avoir filmé la scène avec deux caméras au moins. L'obtention des fichiers 3D est délicate, cependant leur manipulation est très facile et riche d'enseignements sur le mouvement dans son volume total. Certains logiciels proposent des animations dont on peut choisir le point de vue et parvenir ainsi au meilleur angle de vue.

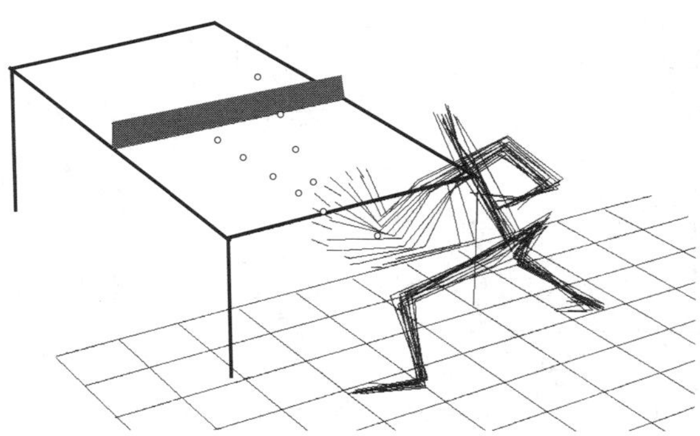

Fig. 5.24 — Vision en perspective d'un coup au tennis de table.

Les systèmes d'analyse en direct (en ligne)

Ce sont des systèmes qui réalisent la prise de vue, le repérage des points et la mise en mémoire en temps réel. Ils sont moins adaptés aux prises de vues en situation réelle car ils sont lourds à mettre en oeuvre et lorsqu'ils utilisent la vidéo ne peuvent opérer que dans une certaine pénombre. Ils sont plus adaptés aux investigations scientifiques qu'aux interventions sur le terrain. Par ailleurs ils sont tous destinés à faire de l'analyse tridimensionnelle (3D). Cette technique suppose que chaque point du corps analysé doit être vu par au moins deux caméras en même temps. Cela impose parfois de travailler avec quatre ou six caméras. Ce système impose également de travailler avec des cibles lumineuses fixées sur le corps de l'athlète car l'analyse automatique passe par une analyse du contraste des cibles par rapport au fond. En général pour augmenter ce contraste et ne pas être trop gêné par la lumière ambiante, la prise de vue se fait avec des caméras infrarouges entourées de projecteurs infrarouges. Les réflecteurs cibles sont alors vus par la caméra IR, ils apparaissent blanc sur un fond quasiment noir. Le principe du marqueur passif (réflecteur IR) est utilisé par la plupart des systèmes existants (Saga, Elite, Vycon, Ariel). La prise de vue est suivie d'un pré-traitement de l'image qui détecte les cibles et leur position et qui ne mémorise que cela. Il n'y a donc pas de mémorisation de l'image dans son entier ce qui limitait la fréquence d'acquisition du système précédent (magnétoscope). Ici la seule limitation réside dans les opérations sur l'image, contraste, seuillage, moyennage de pixels, détermination des coordonnés des points cibles et mémorisation dans un fichier informatique. Ces opérations sont longues et doivent se faire dans le temps qui sépare la prise de deux images successives. C'est pourquoi les systèmes actuels ont des fréquences qui ne dépassent pas 100 hz soit 10 ms entre deux prises de vue. Les modules de calcul et d'analyse disponibles sur ces systèmes sont de même nature que ceux décrits à propos de 3D vision.

Les outils de modélisation assistée par ordinateur

Tout ce que nous venons de voir dans les chapitres précédents concerne la description cinématique de mouvements ou gestes réels. Nous allons donner dans la suite une idée de la modélisation dynamique du mouvement. Par exemple, concevoir un modèle dynamique de la course c'est produire un dispositif matériel ou informatique qui puisse simuler des déplacements segmentaires dont les caractéristiques cinématiques soient ceux de la course.

On peut pour cela considérer la cause du mouvement (c'est-à-dire les forces et les moments qui s'exercent sur l'ensemble des segments) puis écrire les équations fondamentales de la mécanique (en translation et en rotation) pour chaque segment.

Cette démarche peut être simplifiée grâce à l'utilisation de logiciels de conception assistée par ordinateur (CAO). Ces logiciels se présentent sous la forme de mécanos dont les pièces peuvent être créées et assemblées sous forme graphique à l'écran. Une fois l'objet créé avec ses *dimensions*, ses *propriétés physiques*, il peut être associé à un autre par des *liaisons* également disponibles dans les menus. Le concepteur peut ensuite disposer les *forces* et les *moments* aux endroits souhaités. La simulation est réalisée ensuite par résolutions numériques des équations différentielles du mouvement. L'animation correspondante est visualisée en même temps sur l'écran et toutes les grandeurs cinétiques (forces, moments, énergies, accélérations, vitesse, déplacements, etc.) peuvent être affichées simultanément.

Exemple de la simulation d'une sortie à la barre fixe

L'exemple que nous avons simulé correspond au dernier tour avant la sortie en barre fixe à partir d'une modélisation du corps humain en deux dimensions. Cette partie du mouvement correspond à des actions motrices très limitées de la part du gymnaste. L'essentiel de la prise d'élan a été réalisée aux tours qui ont précédé, si bien que la simulation commence seulement en position verticale renversée au-dessus de la barre. Le gymnaste a alors acquis une vitesse suffisante pour que le corps n'ait aucun effort interne à faire pour se maintenir en alignement. La vitesse angulaire du corps aligné est facile à déterminer par une analyse cinématique sur un cas réel (voir exercice 4, chapitre 2). La vitesse de chaque centre d'inertie de segment est calculable à partir de cette vitesse angulaire commune par la relation $V_{CG} = r\omega$, dans laquelle r étant la distance du CG au centre de rotation (barre). Ces valeurs numériques initiales du mouvement sont nécessaires pour que la simulation puisse débuter. Ensuite les valeurs des actions internes aux articulations doivent être définies et programmées pour que le mouvement en soit déduit selon les lois de la mécanique (intégrées par le logiciel). Dans le cas présent, nous n'avons programmé aucune action interne. Seul le moment du lâcher de barre a été indiqué. Il est réglé par rapport à l'orientation du corps du gymnaste (en fait le tronc), et correspond ici à un tronc horizontal.

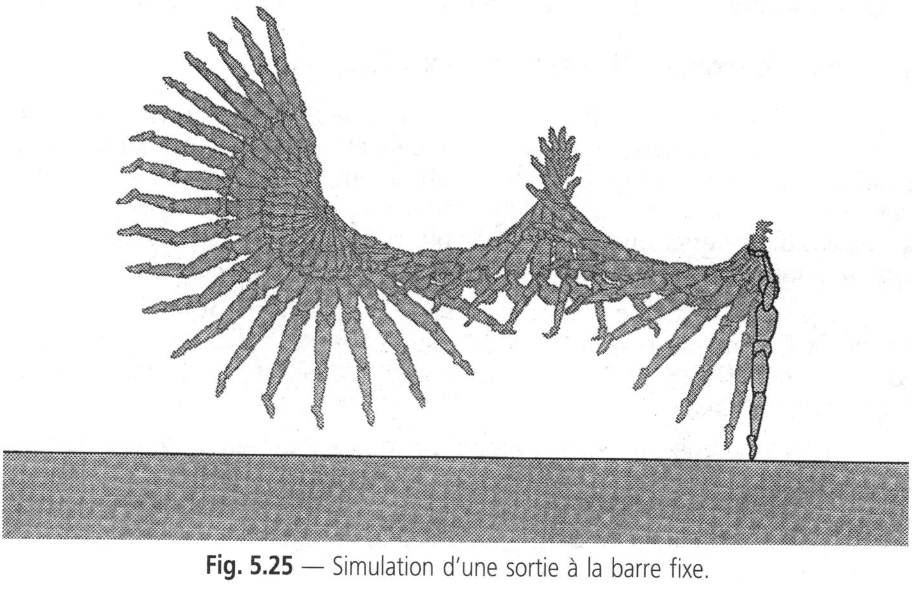

Fig. 5.25 — Simulation d'une sortie à la barre fixe.

Après le lâcher le mouvement du CG du gymnaste est une parabole plus ou moins ouverte selon le moment du lâcher. Si celui-ci s'est produit au moment où la vitesse du CG est verticale, la parabole est réduite à une droite verticale qui permettra d'atteindre la hauteur maximale à laquelle le gymnaste (son CG) peut monter.

Exemple de la simulation de la phase finale au lancer de disque

La simulation part du moment où les deux pieds sont au sol dans la dernière phase de lancer. Elle se limite à une modélisation en deux dimensions et considère le mouvement en vue de dessus. Le lanceur est modélisé par un cylindre (corps), un bras (rigide) porteur du disque, articulé (épaule) sur ce cylindre, et un bras libre articulé doublement (épaule) sur le cylindre et au niveau du coude. Le bras au début de la simulation est armé par un ressort dont on va régler la valeur. Cet armé correspond au retard pris par le bras par rapport à la position normale bras écartés dans le plan frontal.

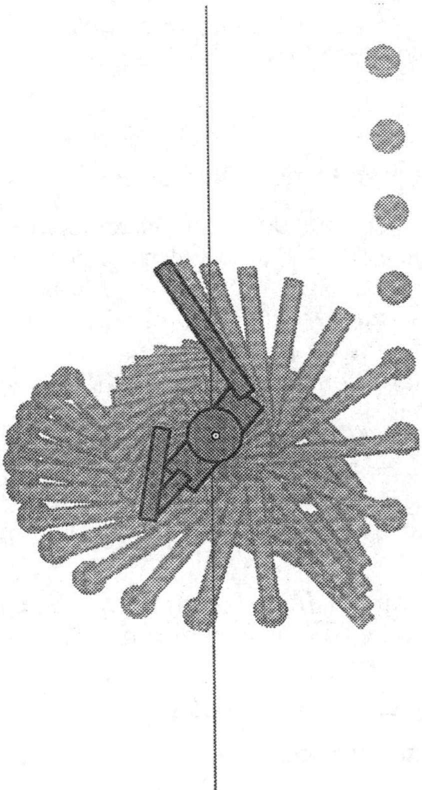

Fig. 5.26 — Simulation d'un final de lancer de disque en vue de dessus.

ÉNONCÉ DES EXERCICES DU CHAPITRE 5

■ 5.1 Précision de la pellicule photo

La dimension horizontale réelle de la scène photographiée dépend de l'objectif choisi et de la distance à laquelle on se place, mais cette largeur réelle de la scène sera réduite à 36 mm, largeur de la pellicule. Considérons une pellicule photo dont le plus petit détail visible sur un négatif 24×36 est de 10 µm. Quelle est la largeur maximale de la scène réelle qu'on peut prendre pour distinguer dans cette scène un objet de 2 mm, un de 10 mm, un de 10 cm ?

■ 5.2 Précision d'une image video digitalisée

Soit une image video digitalisée dans un format comportant 768×512 pixels. Par définition le plus petit détail visible est le pixel.
Q1 — *Quelle est la largeur maximale de la scène réelle qu'on peut prendre pour distinguer dans cette scène un objet de 2 mm, un de 10 mm, un de 10 cm ?*
Q2 — *Quelle est la grosseur minimum des cibles que l'on doit choisir pour pouvoir les distinguer lorsque l'on filme une course sur un champ de 10 m.*

■ 5.3 Comment éviter le flou de bouger

Le flou de bouger est défini par le déplacement de l'image de l'objet pendant le temps de prise de vue. On considérera l'image vidéo digitalisée par 768×512 pixels. On cherche à filmer un service de tennis, la balle a une vitesse au départ de $50\ m.s^{-1}$.
Q1 — *Quel est le temps de prise de vue ?*
Q2 — *Quel est le déplacement réel de la balle à cette vitesse pendant le temps de prise de vue ?*
Q3 — *Quel est le flou de bouger (exprimé en pixel) si le champ de prise de vue est perpendiculaire à la trajectoire et couvrant une largeur de 50 m, de 10 m, de 1 m ?*
Q4 — *La balle a un diamètre de 6,7 cm, dessiner la forme de l'image de la balle dans ces conditions.*
Q5 — *Si on veut avoir un flou de bouger qui soit inférieur ou égal à 1/10 du diamètre, quelle valeur du temps de prise de vue (shutter) faut-il prendre ?*

■ 5.4 Mesure de la rotation

On se propose de mesurer la rotation d'une balle de football lors d'un coup-franc brossé. On dispose d'un caméscope avec un obturateur électronique. On veut repérer les trames du ballon, pour cela on se fixe un flou de bouger en rotation de 1/10e de tour. Sachant que la rotation est de 50 tours par seconde quelle est la valeur minimale de réglage de l'obturateur électronique ?

■ 5.5 Mesure du temps de contact en course

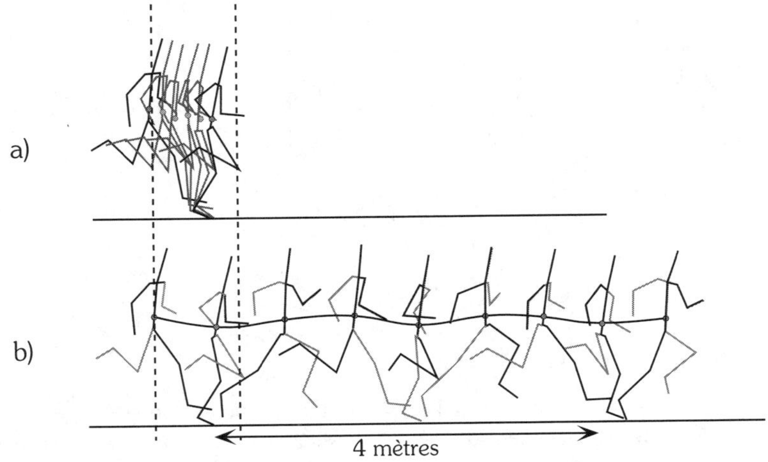

Fig. 5.27 — Même foulée vues à deux fréquences différentes : a) 50 hz et b) 10 hz.

Q1 — *Mesurer le temps de vol, le temps de contact et le temps total du cycle à partir de chaque kinogramme. Déterminer l'incertitude sur ces mesures.*
Q2 — *Quelles conclusions par rapport à la fréquence de prise de vue ?*

■ 5.6 Analyse d'un tir au basket-ball

Q1 — *Mesurer l'angle α sur les trames 1-10-40-47 de la figure 5.28.*
Q2 — *Vérifier ces valeurs sur la courbe de la figure 5.29.*
Q3 — *Comment interpréter la courbe de la figure 5.30 ? A quel mouvement de cette jambe correspondent les trames 12 à 28 ? Puis à quel autre de 28 à 39 ?*
Q4 — *Mesurer cet angle β pour les trames 1-10-40-47de la figure 5.30.*
Q5 — *Vérifier sur la courbe les valeurs obtenues.*
Q6 — *Comment interpréter la courbe de la figure 5.30 ? A quel mouvement correspondent les trames de 1 à 12 ? Puis de 12 à 39, puis de 39 à 47 ?*
Q7 — *Décrire les phases du tir, leur durée, leur enchaînement, leurs caractéristiques ?*

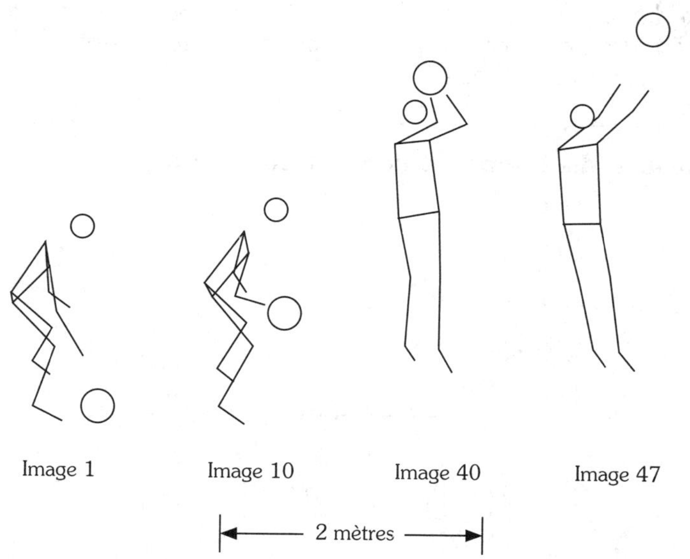

Fig. 5.28 — Images n°1-10-40-47 d'un tir de M. Jordan
(les images ont été régulièrement décalées horizontalement pour pouvoir les analyser)

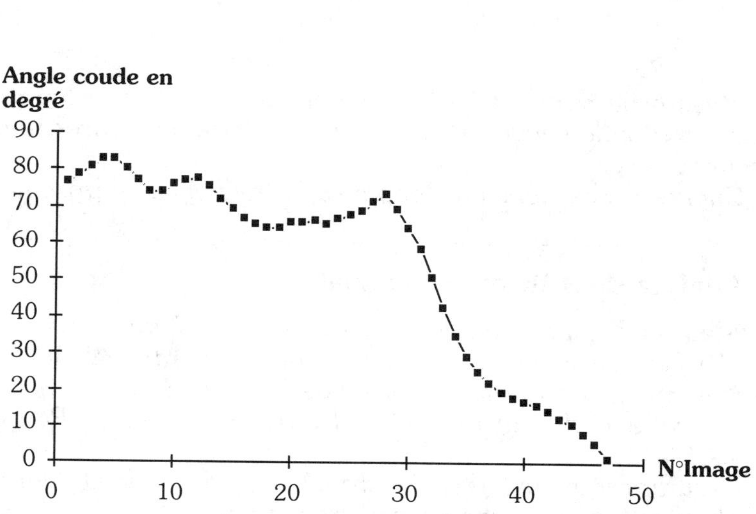

Fig. 5.29 — Valeurs de l'angle α formé par l'axe hanche gauche-genou gauche et l'axe genou gauche-cheville gauche, en fonction du n° de trame.

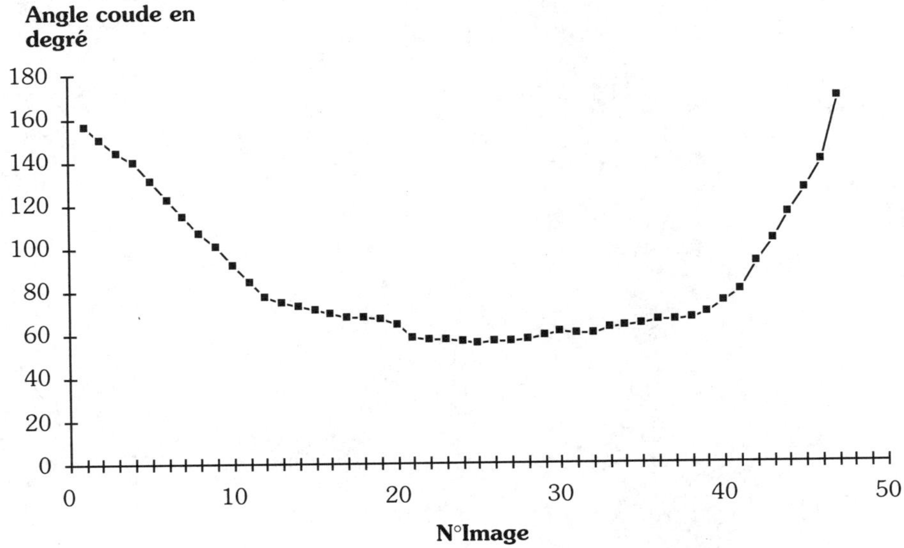

Fig. 5.30 — Valeurs de l'angle β formé par l'axe coude droit-épaule droite avec l'axe coude droit-poignet droit en fonction du N° de trame.

Partie 2

Analyse et modélisations de diverses APS

Les chapitres qui suivent exposent des résultats issus de recherches menées à la demande des milieux de l'intervention (enseignement et surtout entraînement), de l'industrie des matériels sportifs et également des milieux officiels (les fédérations sportives, l'AFNOR, le Ministère de la jeunesse et des sports). Ces recherches ont toutes utilisé la mécanique pour élaborer des connaissances et des modèles des techniques du corps afin de résoudre les problèmes posés.

Dans cette partie nous avons choisi une présentation par activité physique et sportive en précisant pour chacune l'origine des questions et le contexte des recherches d'une part, et le ou les phénomènes physiques en jeu dans la modélisation d'autre part.

Le corps du chapitre expose ensuite les modèles produits par ces recherches. Nous avons fait le choix de présenter les modèles en détail plutôt que de nous limiter aux résultats qu'ils ont permis d'atteindre, ceci dans le souci de mieux faire apparaître la portée générale des résultats obtenus.

Enfin chaque chapitre se termine par des ouvertures sur d'autres activités physiques et sportives ou d'autres situations pour lesquels les modèles peuvent encore être utilisés.

6

La course

6.1 QUESTIONS DE DÉPART, CONTEXTE DES RECHERCHES

La question principale qui a guidé la démarche qui va suivre correspond à celle que Marey posait déjà à propos de la marche. Existe-t-il des formes spatiales stables qui soient caractéristiques de la foulée ? Peut-on trouver des représentations spatiales du mouvement qui soient de véritables signatures de la course ? Peut-on trouver et décrire des critères qui permettent de différencier ces formes entre elles en fonction de paramètres comme la nature de la course, l'état de fatigue, l'expertise dans le domaine etc. ?

La forme que nous allons modéliser dans ce chapitre correspond à la trajectoire du pied au cours d'un cycle et cela dans un référentiel lié au coureur. Cette représentation de la course n'est pas une nouveauté, certains entraîneurs l'utilisent déjà. Nous avons choisi la pointe du pied plutôt que la cheville parce qu'elle correspond à l'extrémité distale et rend mieux compte de la complexité maximum de la machine locomotrice. La forme ainsi produite ressemble pour la course à une chaussure du Moyen-âge appelée *poulaine* d'où son nom.

6.2 PHÉNOMÈNES PHYSIQUES EN JEU

Ce chapitre fournit une description cinématique de la locomotion humaine. Les notions utilisées seront celles de *trajectoire*, de *cycle* et de *référentiel*. Les phénomènes physiques qui interviennent sont l'attraction terrestre et les chocs entre deux solides. Le problème central de la locomotion est du point de vue mécanique, la transformation d'un mouvement de rotation des segments en un mouvement de translation du corps dans son ensemble. Cette transformation se fait par l'intermédiaire de l'interaction du pied avec le sol qui met en jeu des phénomènes de frottements solides et de réaction.

6.3 MODÈLES

Caractérisation d'un cycle et d'une foulée

On peut caractériser une allure régulière de course par un seul cycle, sachant que celui-ci se répète à l'identique. Le cycle de course est défini temporellement par l'intervalle entre deux positions successives identiques, par exemple de l'instant du posé du pied droit jusqu'au posé de pied droit suivant. Pour l'essentiel on caractérise un cycle par sa longueur et sa durée et on le décompose souvent en quatre phases, deux phases aériennes et deux phases en appui sur un pied. La phase 1 qui correspond à l'appui pied droit commence par la pose du pied droit (PD) et se termine au quitté du pied droit (QD). La phase qui suit est une phase aérienne, elle commence au moment du quitté du pied droit (QD) et se termine au posé du pied gauche (PG). La phase 3 est la phase d'appui sur le pied gauche et se déroule du posé pied gauche (PG) au quitté pied gauche (QG). Enfin la quatrième phase est aérienne elle part du quitté pied gauche (QG) et se termine au moment où le pied droit se pose (PD). Un nouveau cycle peut alors commencer.

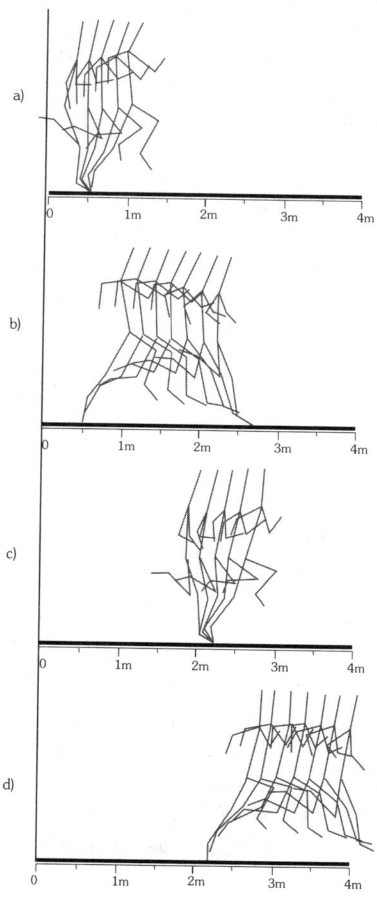

Fig. 6.1 — Quatre phases dans le cycle : exemple du sprint a) Appui pied droit ; b) Phase aérienne entre appui pied droit et appui pied gauche ; c) Appui pied gauche ; d) Phase aérienne entre appui pied gauche et nouvel appui pied droit.

Un cycle est décomposable en deux parties que nous appelons *foulées* qui sont symétriques droite gauche. Par exemple si on prend le départ du cycle au posé du pied droit la première foulée correspond au passage de la prise d'appui droit à la prise d'appui gauche et de façon symétrique la foulée suivante correspond au passage de la prise d'appui gauche à la prise d'appui droit (Fig. 6.2). Cette symétrie ne signifie pas que les caractéristiques cinématiques de la foulée gauche-droite soient identiques à celles de la foulée droite-gauche.

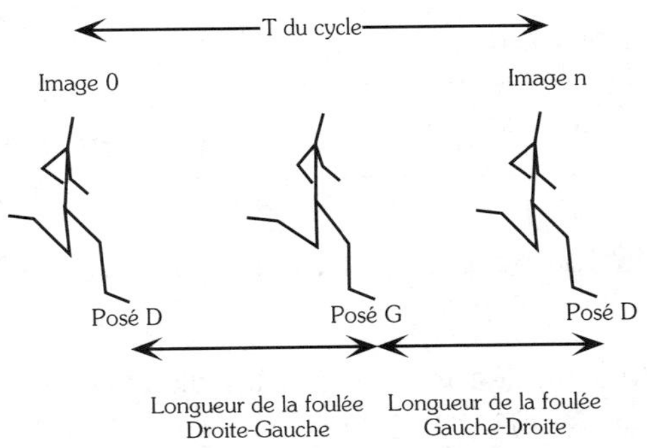

Fig. 6.2 — Deux foulées par cycle.

La longueur de la foulée

Elle est définie par la mesure sur le sol de la distance entre deux appuis successifs. Cette longueur est variable selon les allures de course et selon les caractéristiques anthropométriques du coureur. Par exemple pour le sprint elle varie de 2 m à 2,5 m. Les données du tableau 6.1 correspondent à l'analyse de trois foulées aux environs des 45 m après le départ d'un 60 m. On peut noter une relative stabilité de la longueur de foulée entre gauche et droite.

Tableau 6.1 — Amplitude comparée des foulées gauche et droite de sprinters.

Noms	Foulée GD en m	Foulée DG en m	Cycle en m
Sangouma	2,27	2,27	4,54
Quenhervé	2,15	2,15	4,30
Dias	2,11	2,08	4,19
Laromanière	2,08	1,99	4,07
Perrot	2,16	2,24	4,40
Richard	1,96	1,99	3,95

En revanche dans la course de haie qui est une activité non symétrique puisque les athlètes franchissent la haie avec la même jambe en avant, la longueur des foulées varie énormément entre gauche et droite.

Tableau 6.2 — Caractéristiques des trois foulées de la course inter-obstacles dans les épreuves de haies hautes.

N° de la foulée	foulée 1 (petite)	foulée 2 (grande)	foulée 3 (moyenne)
Amplitude en m Filles	entre 1,45 et 1,75	entre 1,90 et 2,10	entre 1,75 et 1,90
Amplitude en m Garçons	entre 1,55 et 1,75	entre 2,00 et 2,20	entre 1,80 et 1,95

La longueur de la foulée est un des paramètres d'ajustement à l'effort

La longueur de la foulée varie selon les distances de course, selon les individus et selon la fatigue. En général cette adaptation se fait spontanément lors de la course. Au 800 m on note une différence significative entre les moyennes de longueur de foulée des coureurs nationaux de 800 m, soit 2,21 m, avec un écart type de 0,08 et des coureurs inter-régionaux soit 2,02 m avec un écart type de 0,13. Ce qui est intéressant c'est que ces valeurs obtenues au premier tour sont modifiées au second tour lorsque la fatigue se fait sentir. On obtient une moyenne de 2,02 m avec un écart type de 0,13 pour le deuxième tour des nationaux et 1,91 m avec un écart type de 0,15 pour celui des inter-régionaux

Comparaison interindividuelle des longueurs de foulée

Afin d'éliminer en partie des facteurs anthropométriques, il est courant de rapporter la longueur de foulée à l'enfourchure (distance entre le sol et l'entre jambe). On peut alors apprécier la qualité de la foulée indépendamment de la taille des athlètes.

Tableau 6.3 — Longueur de foulée rapportée à l'enfourchure.

Noms	Enfourchure en m	Foulée/enfourchure
Sangouma	0,92	2,47
Quenhervé	0,88	2,44
Dias	0,90	2,34
Laromanière	0,85	2,38
Perrot	0,89	2,49
Richard	0,83	2,38

Irrégularité des longueurs de foulées dans les courses d'élan ou d'approche

Par rapport aux courses libres, les courses d'élan (sauts) ou d'approche (frappes de balles) ou amenant à un franchissement d'obstacle (haies) imposent des contraintes de position et/ou de temps d'arrivée sur une cible. Ces contraintes se traduisent par des cycles et des pas inégaux. Celles-ci ne sont pas prédéfinies à l'avance ou programmées mais subissent des ajustements en direct en liaison avec les informations visuelles disponibles. Par exemple dans une course de 400 m haie la longueur des foulées interobstacles n'est pas constante. La longueur de la foulée subit des adaptations de longueur dans la dernière partie de l'intervalle, on note en effet une variabilité des longueurs de foulée avant l'obstacle qui sont incompatibles avec une notion de foulée moyenne correspondant à un entraînement en 15 foulées interobstacles.

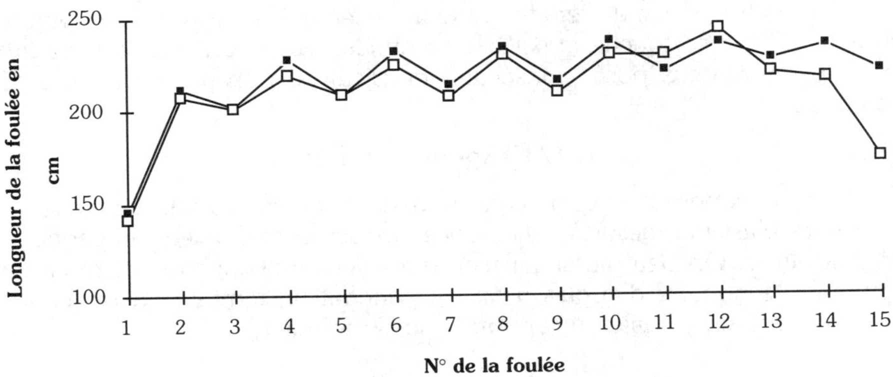

Fig. 6.3 — Comparaison de la longueur d'une foulée libre et de la foulée contrainte par un obstacle.

L'expérience décrite dans cette figure concerne la comparaison d'une course libre après l'obstacle et d'une course contrainte par un deuxième obstacle à 35 m du précédent. On constate une dissymétrie des foulées qui correspond à une poussée différente sur chaque pied. On constate également que la contrainte ne change pas la longueur de la foulée sur les 12 premières foulées. La dissymétrie est aussi identique à la foulée libre. En revanche l'adaptation de la foulée se fait sur les trois dernières foulées. Ce résultat va à l'encontre de méthodes qui cherchent à transformer la longueur de la foulée pour en faire un sous-multiple de 35 m.

Méthodes de mesure des foulées

Il existe plusieurs façons de mesurer la longueur de la foulée. La plus simple consiste à mesurer sur le sol les traces des poses de pied. Si celles-ci n'existent pas, on peut placer des bandes adhésives sur la piste en tartan et repérer les trous des crampons. On peut aussi utiliser le système d'analyse d'image vidéo, à partir d'une prise de vue à cadrage fixe. Il suffit de repérer les positions où le pied est au sol sur deux appuis successifs, de mesurer cette distance en pixel et à partir de l'échelle de calculer la longueur de la foulée. Cette méthode est intéressante mais ne permet pas de mesurer plus de 2 à 3 foulées consécutives au risque de perdre beaucoup de précision. On peut l'améliorer en suivant le coureur, pour prendre plus de foulées, mais il faut s'assurer du maintien constant du facteur d'échelle. On peut aussi utiliser une méthode indirecte. Par mesure de la vitesse des hanches et du temps séparant deux appuis, on obtient la longueur de la foulée qui est égale au produit de la vitesse par le temps entre deux appuis. Pour mesurer la vitesse on peut utiliser un cinémomètre à faisceau laser, et pour mesurer le temps entre deux appuis un microphone ou une caméra vidéo.

La fréquence de la foulée

C'est la fréquence de répétition de la foulée qui correspond au nombre de fois qu'un pied touche le sol par seconde. Pour la calculer, on mesure le temps entre deux posés consécutifs de pied, puis on prend l'inverse de ce temps.

$$N = 1/T \text{ exprimée en hertz.}$$

Comme ce temps et donc cette fréquence varient durant la course on peut faire plusieurs mesures successives et calculer une valeur moyenne et un écart-type. On peut aussi calculer une valeur moyenne directement en comptant le nombre d'appuis n au sol pendant un temps t, la fréquence moyenne est alors égale au rapport n sur le temps t.

Tableau 6.4 — Comparaison des fréquences premier tour deuxième tour des coureurs nationaux et inter-régionnaux.

	Fréquence en (Hz) tour1	Écart type en Hz	Fréquence en (Hz) tour 2	Écart type en Hz
Nationaux	3,49	0,10	3,39	0,19
Inter-régionaux	3,45	0,24	3,50	0,25

Ces résultats montrent que les différences sont plus importantes d'un individu à l'autre que par niveaux d'expertise. Ils montrent également la stabilité entre le premier et le deuxième tour du 800 m. D'une façon générale la fréquence semble être une donnée relativement stable pour chaque individu dans un type de course.

Méthode de mesure de la fréquence et évaluation des incertitudes de la mesure

La valeur moyenne de la fréquence est obtenue par deux mesures, le nombre d'appuis sur la distance de la course et le temps de la course. Par exemple sur 800 m on mesure 367 appuis en 1 mn 47 s, ce qui donne une fréquence moyenne de 3,5 Hz. La précision est liée à celle du chronométrage et au compte des appuis. Il y a une incertitude d'au moins 0,5 appui au départ et à l'arrivée ce qui donne une incertitude relative de 1/367. L'incertitude sur la fréquence moyenne est donc de 0,3 %.

Quand on calcule la fréquence par la mesure du temps de la foulée l'incertitude porte alors sur la détermination de l'instant du premier posé, puis du posé suivant. Lorsqu'on travaille à la trame vidéo (20 ms), cette incertitude est de 10 ms pour chaque posé, soit 20 ms en tout. Par exemple pour un 800 m, ce temps est de 286 ms avec une incertitude de 20 ms soit une valeur de fréquence de 3,45 Hz à 7 % près. Pour améliorer la précision il faut augmenter la fréquence de prise de vue (caméra vidéo rapide).

Le temps de contact

C'est le temps de l'appui sur un pied, il commence au posé et se termine au quitté. Alors que le temps total ne se modifie pas (fréquence constante), le temps de contact varie avec les niveaux et avec la fatigue. Le temps de contact est plus long chez les moins rapides et d'une manière générale il est plus long pour tous au deuxième tour. Ce résultat obtenu dans l'étude du 800 m est assez général et on trouve que le temps de contact est d'autant plus petit que la vitesse est grande. Ce résultat peut sembler paradoxal, si l'on pense que le passage du pied au sol sert à la propulsion, on pourrait penser que plus le temps est long plus la poussée est importante. En fait la phase de contact au sol doit être décomposée en deux, une *phase d'amortissement* et une *phase de poussée*. La phase d'amortissement correspond à une force de réaction du sol qui freine le mouvement par sa composante horizontale opposée au mouvement, alors que dans la poussée la réaction accélère le mouvement par sa composante horizontale qui est dans le sens du mouvement.

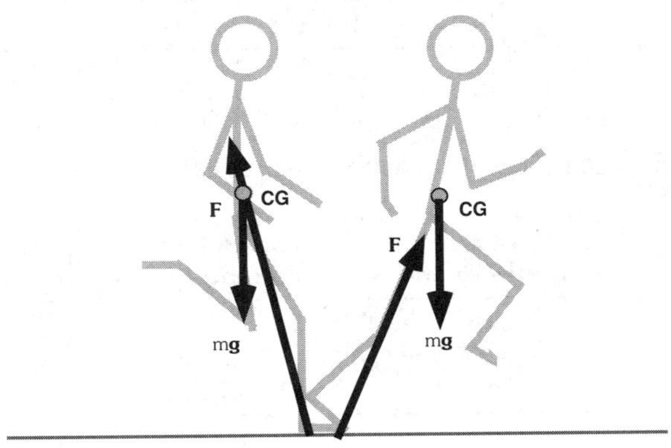

Fig. 6.4 — Phases d'amortissement et de poussée dans l'appui sur un pied.

Ainsi courir vite serait lié à la diminution de la phase d'amortissement donc à un temps de contact plus court. Techniquement cela correspond à une prise de contact au sol le plus possible sous le centre de gravité avec un mouvement du pied dans le sens opposé au sol de façon à le « griffer ». Dans le référentiel propre du coureur cela veut dire que le pied à une vitesse de l'avant vers l'arrière au moins égale à la vitesse du centre de gravité par rapport au sol. Cette technique implique de poser la pointe du pied en premier, contrairement aux courses de fond où l'on pose soit le talon en premier soit le pied à plat.

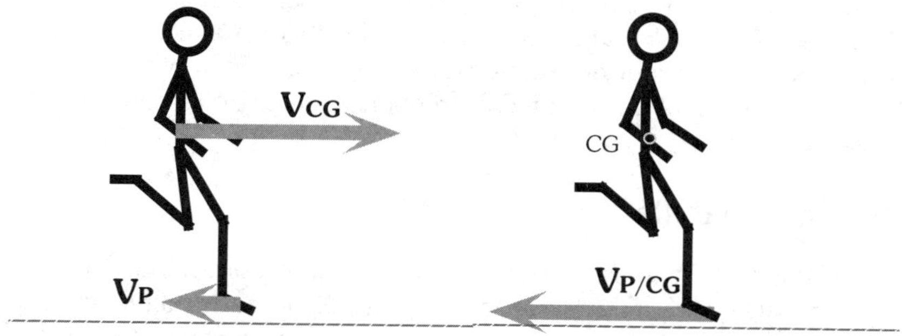

Fig. 6.5 — Vitesse du pied par rapport au sol et par rapport au CG au moment du contact au sol.

Le temps de contact dans la course de 800 m est à peu près égal au temps de vol pour tous les niveaux et sur les deux tours. On peut cependant noter que pour le premier tour des nationaux ce temps de contact est réduit à 47 % du cycle total ce qui techniquement rapproche l'épreuve dans cette partie d'un sprint long.

Tableau 6.5 — Variation du temps de contact sur 800 m.

Temps de contact et écart type en ms	tour 1	tour 2
Nationaux	133 ± 3	152 ± 5
Inter-régionaux	148 ± 11	156 ± 20

Tableau 6.6 — Comparaison des temps passés en l'air et en appui au sol sur 800 m.

	Temps total de la foulée en ms	Phase en l'air en % du temps total	Phase sur un pied en % du temps total
Nationaux			
tour 1	287	54 %	46 %
tour 2	295	48,6 %	51,4 %
Inter-régionnaux			
tour 1	290	49,2 %	50,8 %
tour 2	286	45,5 %	54,5 %

La poulaine

Si l'on trace la trajectoire du pied autour de la hanche, la hanche étant fixée et la pointe du pied servant de traceur on obtient la poulaine. Cette forme est un excellent indicateur de la technique de course. En effet le pied est l'élément le plus distal du corps. Sa trajectoire dépend de l'enchaînement de plusieurs segments et de la mobilisation de plusieurs articulations (hanches, genoux, chevilles), elle est pour cela *a priori* la plus sensible à la modification la plus infime d'un des éléments cinématiques de la chaîne segmentaire.

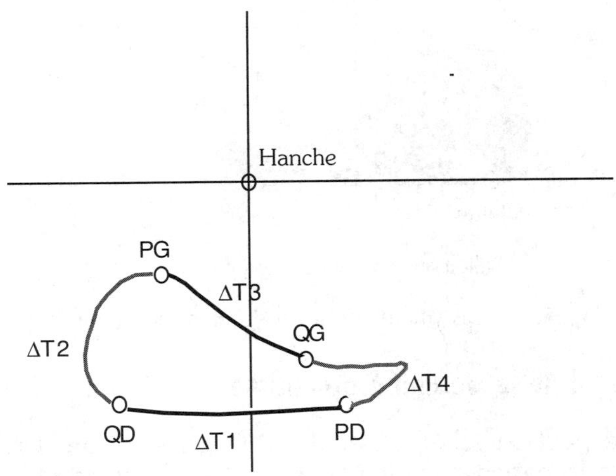

Fig. 6.6 — Phases du cycle sur la poulaine.

La poulaine est représentative du cycle complet d'un pied, ici le droit dans le repère de la hanche droite. Lorsque la course est régulière, le cycle se boucle et les suivants se superposent au premier. Sur la poulaine on peut positionner les dates et les lieux des positions particulières qui délimitent les phases de la course, en particulier les posés et quittés des deux pieds. Pendant ΔT1 le pied droit est au sol il se déplace de PD à QD, avec une vitesse opposée au mouvement de la hanche dans le référentiel du sol. Puis c'est la phase aérienne ΔT2 et le pied remonte par derrière jusqu'en PG. A cet instant le pied gauche se pose au sol pour la deuxième phase d'appui ΔT3, celle de l'autre pied. Pendant ce temps le pied droit dont on suit sur cette poulaine la trajectoire est ramené vers l'avant. Enfin suit la deuxième phase aérienne ΔT4, pendant laquelle le pied droit décrit la corne avant de la poulaine. Cette forme de corne correspond à un aller-retour du pied sous la hanche, il s'éloigne jusqu'au point maximal pointe de la corne, puis revient vers la hanche en un temps très bref (60 ms).

Etudions maintenant la dissymétrie du trajet au sol du pied sous la hanche. Un trajet symétrique est un trajet qui est également réparti de part et d'autre de la projection de la hanche. Normalement le milieu du segment entre posé et quitté est exactement à l'aplomb de la hanche. Lorsque le milieu de ce segment est derrière la projection de la hanche on a un cycle arrière et réciproquement.

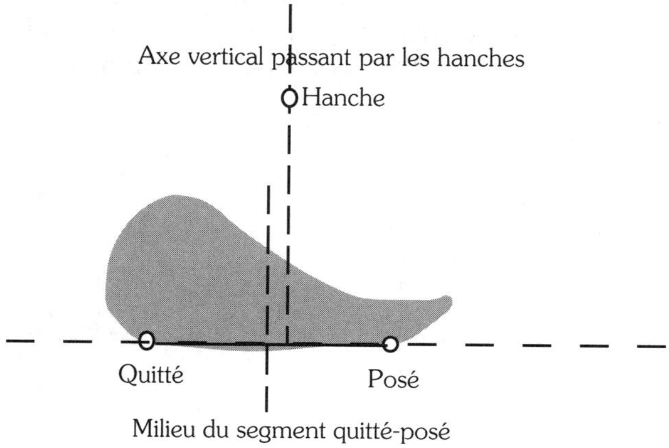

Fig. 6.7 — Dissymétrie du trajet du pied sous la hanche.

Modèle général de la poulaine de course

La course peut se schématiser de la façon suivante. Un premier arc de cercle sous la hanche décrit par le pied au bout de la jambe tendue, c'est la phase d'appui sur le pied. Un deuxième arc de cercle autour du genou, c'est la première phase aérienne. Un troisième arc de cercle centré sur la hanche (jambe pliée à 90 degrés), c'est le retour du pied vers l'avant pendant l'appui du pied opposé. Enfin le dernier arc de cercle autour du genou la jambe se déplie pendant la deuxième phase aérienne.

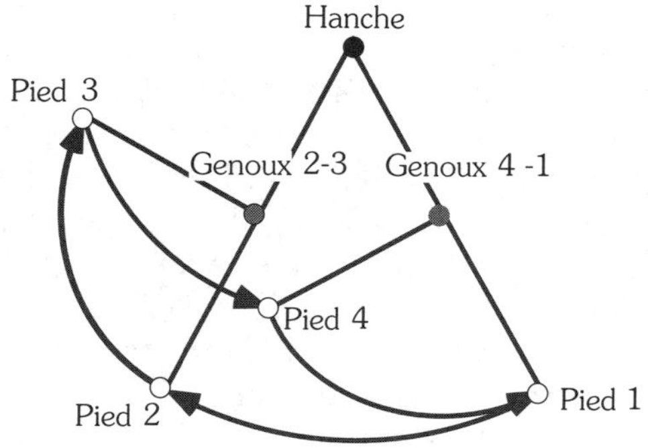

Fig. 6.8 — Schématisation de la course : poulaine en croissant de lune.

Le compas

Le compas caractérise l'amplitude angulaire du déplacement de la cuisse autour de la hanche. Il est à noter que le secteur angulaire qu'il définit n'est pas symétrique autour de l'axe vertical. Ce décalage vers l'avant traduit le fait que les genoux montent plus haut devant que derrière.

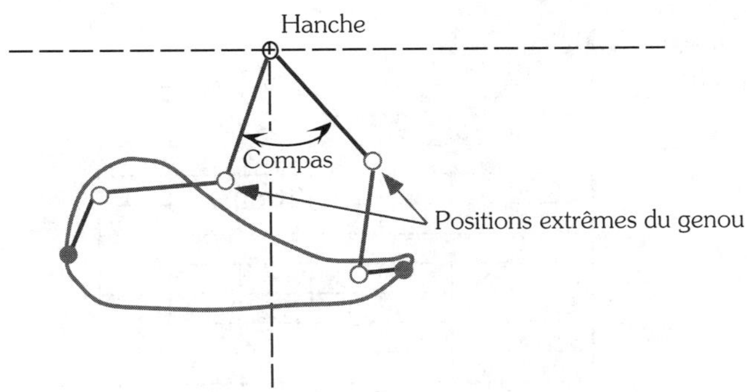

Fig. 6.9 — Position du compas.

La vitesse de course

La vitesse moyenne de course est obtenue en divisant le temps de la course par la distance. Par exemple 10 s sur 100 m donne une vitesse moyenne de 10 $m.s^{-1}$ et 2 h sur le marathon donne 5,5 $m.s^{-1}$. Si on faisait cette opération sur des distances intermédiaires on pourrait avoir une meilleure idée des variations de vitesse pendant la course. Si on découpe le 800 m en huit intervalles de 100 m on peut commencer à tracer une courbe de variation de la vitesse.

Vitesses moyennes 100 m par 100 m

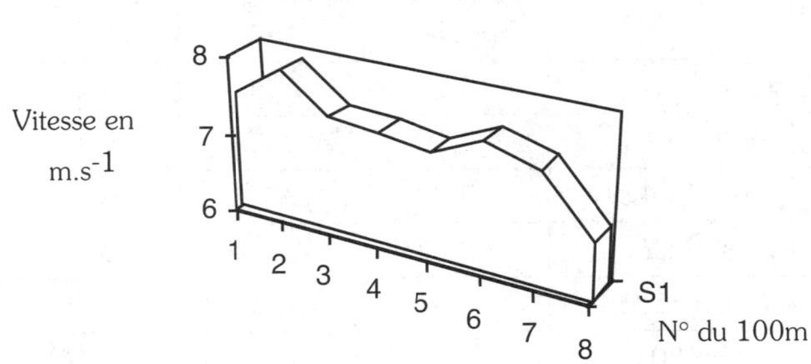

Fig. 6.10 — Variation de vitesse au cours d'un 800 m.

Si on veut avoir une idée précise des variations de vitesse il faut encore découper plus finement les intervalles. Le cinémomètre à laser, mesure une vitesse moyenne 50 fois par seconde, c'est-à-dire toutes les 20 ms (environ tous les 20 cm). Ceci est intéressant car on peut obtenir une quinzaine de mesures au cours d'une foulée et donc voir les variations de vitesse au sein même de la foulée (300 ms).

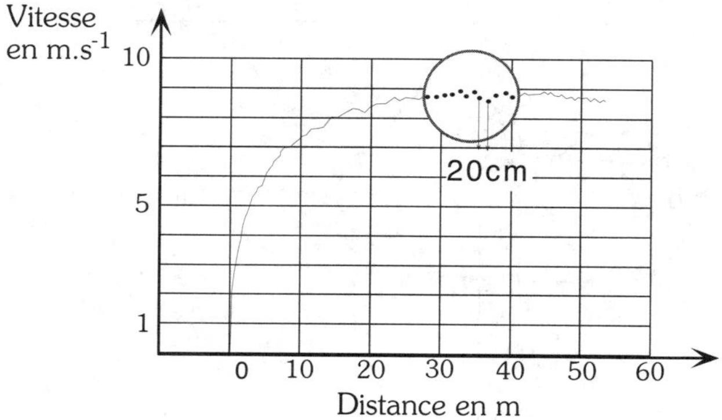

Fig. 6.11 — Variations de vitesse sur une course d'élan en saut en longueur réalisée avec un cinémomètre à laser.

Comparaison des techniques de courses sur différentes distances

Les éléments de comparaison vont reprendre les descripteurs globaux temps, vitesse moyenne et nombre de foulées et les descripteurs de la foulée tels que l'amplitude, la fréquence, et la poulaine.

Tableau 6.7 — Comparaison des courses pour différentes distances.

Distance (m)	Temps	Vitesse ($m.s^{-1}$)	Amplitude (m)	Fréquence (Hz)	Nombre de foulées
100	9,9 s	10,10	2,25	4,40	44,4
400	43,8 s	9,10	2,20	4,13	181,8
800	1 min 43,4 s	7,72	2,10	3,67	380,9
1 500	3 min 32,2 s	7,07	2,00	3,53	750
5 000	13 min 12,9 s	6,31	1,80	3,50	2 777,7
10 000	27 min 30,5 s	6,06	1,75	3,46	5 714,2
Marathon	2 h 8 min 33,6 s	5,44	1,60	3,47	2 6371,8

Ces résultats montrent des différences notables dans les techniques de course du sprint au demi-fond et au fond. On peut tout d'abord remarquer que l'on passe d'une vitesse moyenne de 10 m.s^{-1} à 5 m.s^{-1} du 100 m au marathon. En ce qui concerne les fréquences elles sont à peu près constantes jusqu'au 800 m puis elles augmentent régulièrement jusqu'au 100 m. On observe le phénomène inverse pour la longueur de la foulée qui est constante du 100 m au 800 m (2,20 m) puis qui diminue ensuite avec la distance totale à parcourir (2 m au 1 500 m et 1,6 m au marathon). Ainsi tout se passe comme si l'adaptation de la technique de course à l'augmentation de vitesse commençait par l'augmentation de la longueur de la foulée, puis lorsque cela n'était plus possible (foulée au maximum : 2,2 m), alors l'adaptation contribuait à l'augmentation de la fréquence (3,5 à 4,4 Hz).

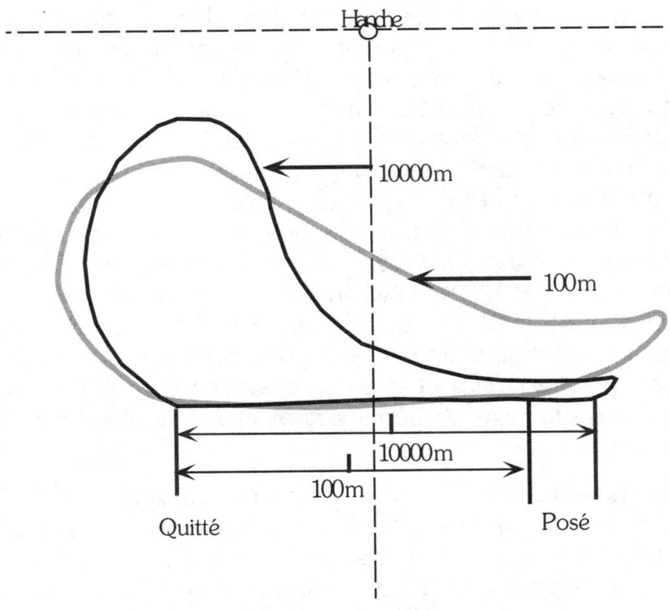

Fig. 6.12 — Comparaison de poulaines de différentes spécialités.

La poulaine rend compte plus en détail des changements techniques de la foulée.

– Le milieu du segment posé-quité est sous la hanche pour le 800 m. Le pied se pose devant la hanche à la même distance qu'il se lève derrière la hanche. Pour le 100 m ce segment est décalé vers l'arrière, le pied se pose plus près de la verticale de la hanche. Pour le 10 000 m c'est le contraire, le pied se pose très en avant de la hanche.

– Si l'on considère la partie de la poulaine devant la hanche, cette partie est plus épaisse pour le 100 m et diminue pour le 800 m et encore pour le 10 000 m. C'est le contraire qui se passe pour la partie à l'arrière de la hanche.

– La poulaine du 1 000 m correspond au modèle de la course en croissant de lune, c'est le mouvement qui laisse libre les oscillations de la cuisse et de la jambe : c'est le mouvement « économique ». En revanche le sprint ne laisse pas remonter le pied trop haut mais le tire vers l'avant tout de suite (augmentation de la fréquence) et ne laisse pas retomber le pied, (corne avant épaisse) pour lui communiquer une vitesse opposée à la vitesse du CG de sorte qu'au contact au sol sa vitesse par rapport au sol soit nulle et si possible négative.

6.4 GÉNÉRALISATIONS POSSIBLES

Cette manière de vouloir caractériser un mouvement cyclique par des formes de trajectoires peut être reprise dans d'autres moyens de locomotion comme la marche, la nage ou de déplacement en milieu difficile comme l'escalade ou la spéléologie. Pour l'escalade des recherches ont montré le caractère harmonique du mouvement du grimpeur expert (composante sinusoïdale du déplacement horizontal). Cette harmonie est celle également du mouvement vertical dans la marche ou la course. On retrouve aussi une composante harmonique selon l'axe de progression lorsqu'on lui soustrait la composante continue de progression linéaire. Cette composante harmonique peut être plus ou moins marquée. Elle résulte des alternances de temps de propulsion et des temps de balancier pour la marche, de vol pour la course, de glisse pour la nage. En spéléologie l'étude des différentes techniques de remontée des puits sur une corde fait également apparaître des cycles et des compositions de mouvements linéaires et harmoniques sur l'axe de déplacement et harmonique sur l'axe orthogonal au déplacement.

Cette caractérisation du geste technique est également utilisée dans pratiquement tous les gestes techniques de lancer. Ces gestes consistent à donner à un engin une vitesse linéaire à partir d'un ensemble de mouvements de rotation des segments corporels qui s'inscrivent dans des mouvements cycliques ou oscillatoires (souvent pendulaires), par exemple le swing de golf, le lancer de javelot, de poids, le coup de pied au foot, le lancer de disque ou de marteau. Pour ces deux derniers la rotation du corps est évidente et provoque une rotation de l'engin, lorsque celui-ci est lâché il part avec une vitesse tangente à la trajectoire. Pour le javelot, le swing de golf ou la frappe en tennis, les rotations sont moins visibles mais elles existent et combinent les effets de plusieurs segments ou instruments. On peut alors se poser les mêmes questions que pour la course. Les formes de ces trajectoires sont-elles caractéristiques d'un niveau de performance, d'une technique ? Peut-on utiliser la connaissance de ces formes pour un suivi des évolutions techniques des pratiquants ?

ÉNONCÉS DES EXERCICES DU CHAPITRE 6

6.1 Analyse de la vitesse du centre de gravité dans la course

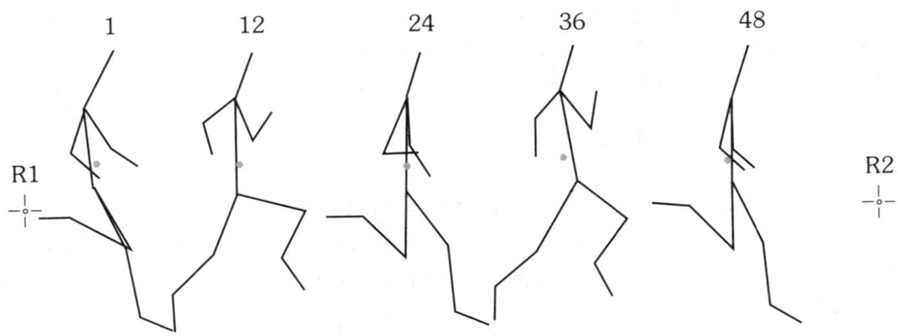

Fig. 6.13 — Cycle de course de H. Kochhan.

Le document représente le décathlonien H. Kochhan sur une course de 60 m vers la fin du parcours sur un cycle complet de jambes. La fréquence de prise de vue est de 100 Hz $[R_1R_2] = 6$ m.

Q1 — *Déterminer l'échelle du document.*

Analyse du déplacement du centre de gravité :

- Le centre de gravité est représenté sur les deux documents par un point isolé.
- L'image 1 correspond à la prise d'appui du pied droit.
- L'image 12 correspond à la perte d'appui du pied droit.
- L'image 24 correspond à la prise d'appui du pied gauche.
- L'image 36 correspond à la perte d'appui du pied gauche.
- L'image 48 correspond à la prise d'appui du pied droit.

Q2 — *Quelles sont les vitesses moyennes du centre de gravité ?*

- entre l'image 1 et l'image 48,
- entre l'image 1 et l'image 12,
- entre l'image 12 et l'image 24,
- entre l'image 24 et l'image 36,
- entre l'image 36 et l'image 48.

Q3 — *Quelle est la longueur de la foulée du coureur ?*

Q4 — *Quelle est la fréquence de course ?*

Q5 — *La poussée est-elle symétrique sur les deux jambes ? Expliquer votre réponse.*

■ 6.2 Comparaison de la marche et des courses

Q1 — *Dans la marche normale, pour chaque pied, le temps passé au sol est de 60 % du temps total du cycle, dans la marche rapide de 50 %, dans la course à 5 m.s^{-1} de 30 % et dans le sprint à 9 m.s^{-1} il est de 20 %. Avec ces données, et à l'aide de graphiques, calculer le temps en % du temps total qui est passé en double appui pour la marche et en l'air (sans appui) pour les courses.*

Q2 — *Vérifier que ces données sont compatibles avec celles du tableau 6.6.*

■ 6.3 Modelé de la partie aérienne de la foulée

Le but est de modéliser le mouvement du centre d'inertie pendant la phase aérienne. On mesure sur un kinogramme la position du CG au moment du quitté et au moment du posé suivant. Cela donne $d = 1{,}1$ m la distance parcourue horizontalement par le CG en un temps de 150 ms.

Q1 — *Quelle est la trajectoire du CG dans cette phase ?*
Q2 — *Quel est le mouvement sur l'axe horizontal ?*
Q3 — *Quel est le mouvement sur l'axe vertical ?*
Q4 — *La hauteur à laquelle monte le CG est 7 cm au-dessus de sa valeur initiale ; quelle est la vitesse, son module et son angle au moment du décollage ?*

■ 6.4 Influence des forces aérodynamiques sur la vitesse de course

Q1 — *Quelle est la force aérodynamique s'exerçant sur un coureur ? Calculer son ordre de grandeur.*

■ 6.5 Analyse des finales des internationaux de France février 1996

Tableau 6.8 — Finale homme.

Noms	0-10 m		10-20 m		20-30 m		30-40 m		40-50 m		50-60 m		Foulées
	A	F	A	F	A	F	A	F	A	F	A	F	n
Meite	1,28	4,13	2,1	4,55	2,22	4,68	2,34	4,72	2,38	4,72	2,43	4,55	28,5
Cali	1,11	4,71	1,92	4,97	2,07	5,03	2,21	4,94	2,34	4,84	2,4	4,58	30,5
Patros	1,18	4,48	2,06	4,55	2,24	4,55	2,31	4,65	2,4	4,65	2,5	4,35	29
Groissard	1,14	4,55	1,97	4,73	2,13	4,79	2,35	4,65	2,35	4,72	2,44	4,51	30
Douhou	1,18	4,38	2,17	4,29	2,38	4,44	2,39	4,55	2,44	4,55	2,55	4,29	28,5
Perrot	1,01	5,07	1,96	4,73	2,15	4,68	2,27	4,69	2,29	4,69	2,37	4,41	31

A = amplitude de la foulée en m
F = fréquence de la foulée en Hz
n = nombre de foulées sur 60 m

Q1 — *Tracer les courbes d'évolution de l'amplitude et de la fréquence moyenne de tous les coureurs.*
Q2 — *Calculer et tracer l'évolution de la vitesse moyenne.*

■ 6.6 Évaluation théorique de la vitesse de marche

En supposant que la jambe libre oscille librement comme un simple pendule.

Q1 — *Calculer la période d'oscillation d'un pendule simple constitué d'un segment homogène de longueur* $l = 1$ *m et suspendu à une extrémité.*
Q2 — *Calculer la vitesse que cette oscillation impose dans le cas d'un pas de 1 m de long.*

7

La natation

7.1 QUESTIONS DE DÉPART, CONTEXTE DES RECHERCHES

La locomotion dans l'eau est très différente de la locomotion sur terre. Cette dernière est essentiellement due aux actions de contact sur le sol, car la résistance de l'air intervient peu et seulement pour freiner le mouvement. Dans l'eau il en est tout autrement, la propulsion est due aux appuis de la main sur l'eau (un peu comme les actions de contact au sol pour la marche) mais en revanche la résistance du fluide est très importante Si le corps doit être propulseur au moment où la main passe dans l'eau, il doit également savoir se faire projectile et minimiser les forces dues à la résistance à l'avancement. Ceci ne signifie d'ailleurs pas qu'il doive se mettre dans une forme hydrodynamique comme s'il était totalement immergé, en effet les forces qui le freinent sont dues à la vague qu'il produit, comme dans le cas d'un navire et non comme dans le cas d'un sous-marin. Les questions que nous pouvons aborder dans ce livre sont relatives aux modes de propulsion. Quels sont les modes de propulsion les plus efficaces ? Comment repérer les phases de propulsion dans un cycle de nage ? Existe-t-il des formes particulières de trajectoires qui soient des indices d'efficacité ?

7.2 PHÉNOMÈNES PHYSIQUES EN JEU

Certains phénomènes spécifiques au milieu aquatique sont à prendre en compte pour la natation. D'une part les forces qu'exercent le liquide sur le solide à l'arrêt et qui sont définies par la poussée d'Archimède. Ensuite les forces qui s'exercent sur le solide en mouvement et qui s'opposent à son avancement. Enfin les phénomènes qui apparaissent lorsqu'il y a dissymétrie de l'écoulement, en particulier l'apparition d'une force transverse (orthogonale à la direction de la vitesse) analogue à la force de portance qui s'exerce sur les ailes d'avion.

7.3 PRINCIPES ET MODÈLES

Hydrostatique appliquée au corps humain dans l'eau

Principe d'Archimède

On appelle poussée d'Archimède l'action exercée par un liquide sur un objet plongé totalement ou en partie dans ce liquide. La poussée d'Archimède est plus grande dans un liquide dont la masse volumique est plus grande. Elle est également plus grande quand le volume de l'objet est plus grand. Cette poussée s'oppose au poids. Quand on la mesure on constate qu'elle est égale au poids du liquide dont l'objet a pris la place. Un gaz exerce aussi une poussée d'Archimède sur tout ce qui y est plongé. Mais comme les gaz ont une masse volumique très faible (environ 1 000 fois plus petite que les liquides), cette poussée est aussi très faible.

Principe d'Archimède :

Les forces exercées par un système de fluides en équilibre sur un solide qui y est immergé admettent une résultante unique, verticale, dirigée vers le haut, égale au poids total des fluides déplacés et portée par une droite qui passe par le centre de gravité de l'ensemble de ces fluides.

Masse volumique et densité

La *masse volumique* d'un corps homogène est égale au rapport de la masse de ce corps sur son volume. Elle s'exprime en $kg.m^{-3}$.

La *densité* d'un liquide est définie comme le rapport de la masse volumique du liquide à la masse volumique de l'eau. C'est un nombre sans dimension. Exemples : la densité de l'eau est 1 par définition, celle du mercure est 13,6, celle du corps humain 1,070....

Tableau 7.1 — Masses volumiques de quelques solides et liquides en $kg.m^{-3}$:

air	1,3
bois de balsa	100 à 150
glace, huile	900
caoutchouc, fuel	980
eau	1 000
corps humain	**1 070**
eau salée saturée	1 130
fer	7 800
or	19 300

Flottabilité du nageur

Elle est déterminée par les densités relatives du milieu et du sujet. Il faut distinguer le nageur en expiration du nageur en inspiration. En expiration la densité du corps humain est légèrement supérieure à celle de l'eau (le corps « coule »). En inspiration sa densité est légèrement inférieure à celle de l'eau. (il « flotte »). Lorsque le corps est totalement immergé et flotte entre deux eaux, sans remonter à la surface, ni tomber au fond, la poussée d'Archimède $\mathbf{P_a}$ équilibre le poids $\mathbf{P}$. On a donc l'égalité suivante :

$$\mathbf{P} = \mathbf{P_a}$$

soit

$$m\boldsymbol{g} = V\rho_{eau}\boldsymbol{g}$$

où m est la masse du corps, $\boldsymbol{g}$ l'accélération de la pesanteur et V son volume. Dans ces conditions :

$$\frac{m}{V} = \rho_{eau}$$

Équilibre des objets immergés et flottants

Un corps immergé est soumis à deux forces, le poids et la poussée d'Archimède. L'équilibre est réalisé si le centre de gravité G est sur la même verticale que le centre de poussée C. Cette dernière condition est toujours réalisée pour un solide homogène pour lequel G et C coïncident. Un tel solide est en équilibre dans le liquide si sa densité est égale à celle du liquide et son équilibre est indifférent quelles que soient la profondeur d'immersion et l'orientation du solide. Si au contraire le solide n'est pas homogène, le centre de gravité G et le centre de poussée C ne coïncident pas. Les deux forces créent un couple qui fait tourner le solide pour amener le centre de gravité sous le centre de poussée, l'équilibre est alors stable.

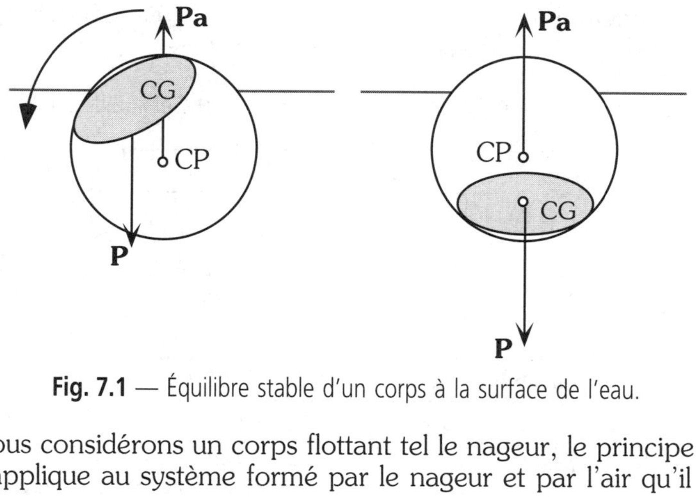

Fig. 7.1 — Équilibre stable d'un corps à la surface de l'eau.

Si nous considérons un corps flottant tel le nageur, le principe d'Archimède s'applique au système formé par le nageur et par l'air qu'il contient dans ses poumons.

Supposons le nageur vertical et rigide. L'équilibre vertical est stable, si l'on appuie sur le nageur, il s'enfonce dans l'eau, et si on le relâche il revient à sa position initiale après quelques oscillations vite amorties. Lorsqu'on l'enfonce, le volume immergé est plus grand, donc la poussée est plus grande et le poids étant toujours le même la résultante des forces est vers le haut. Si on le relâche il remonte, la poussée diminue jusqu'à retrouver sa valeur initiale qui est égale au poids, et l'équilibre est rétabli. L'équilibre latéral est aussi un équilibre stable. Le corps étant supposé rigide, si on l'incline vers la gauche, le couple formé par la poussée et par le poids tend à le faire tourner vers la droite, si on le lâche il revient à sa position d'équilibre.

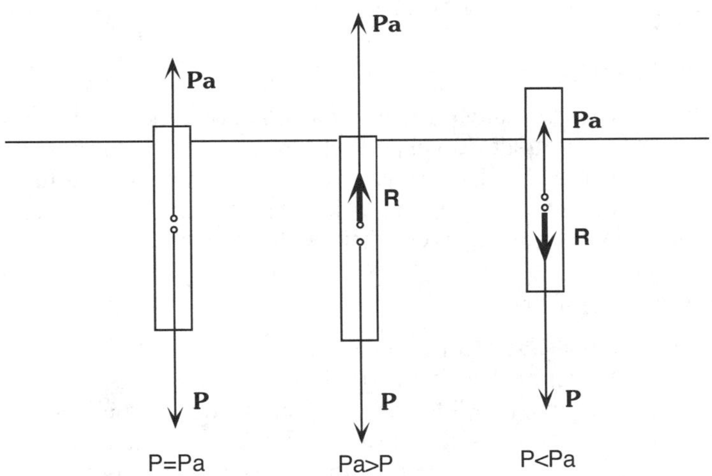

Fig. 7.2 — Équilibre du nageur.

Hydrodynamique de la nage

Lorsque le nageur se déplace, il faut rajouter au poids et à la poussée d'Archimède, des forces hydrodynamiques que nous allons préciser dans ce paragraphe. La difficulté dans le cas du nageur réside dans le fait qu'il change de forme et que les segments corporels n'ont pas tous la même vitesse relative par rapport à l'eau. En particulier il faut distinguer les bras et les jambes qui ont un mouvement relatif par rapport au reste du corps. Nous allons étudier de façon séparée les forces hydrodynamiques s'exerçant sur le tronc qui seront des forces s'opposant au mouvement et les forces s'exerçant sur les bras et les jambes qui seront des forces tantôt freinantes tantôt propulsives selon la vitesse relative de ces segments par rapport à l'eau. Il est bien entendu que ces forces sont de même nature, elles résultent pour l'essentiel de différences de vitesse d'écoulement du fluide autour des profils des segments corporels. Nous allons tout d'abord étudier ces forces dans le cas d'un objet indéformable puis nous en donnerons des applications au cas du nageur en étudiant séparément les forces sur les bras et les jambes et sur le reste du corps.

La résistance des fluides au mouvement des corps immergés

La force de résistance du fluide est une force qui ne dépend que du mouvement relatif du corps et du fluide. On peut mesurer ces forces dans des bassins à courant d'eau spécifiquement mis en place pour l'étude de la nage. Le principe de ces mesures est basé sur l'équivalence de la situation expérimentale : dans un bassin à courant d'eau l'objet est fixe et le fluide en mouvement alors que dans la réalité (en piscine par exemple) c'est le fluide qui est fixe et l'objet en mouvement. Ce qui compte c'est la vitesse relative du fluide par rapport à l'objet. Selon l'importance de cette vitesse on distingue deux modes d'écoulement du fluide autour de l'objet immergé, l'écoulement laminaire et l'écoulement turbulent qui donnent deux types de résistance fluide.

Écoulement laminaire

Lorsque la vitesse relative est très faible l'écoulement est *laminaire*. La couche qui est au contact du solide reste immobile par rapport à lui, et les autres glissent sur elle d'un mouvement que tendent à ralentir les forces de viscosité. La résistance est due uniquement à ces forces : elle est proportionnelle à la vitesse et au coefficient de viscosité.

Écoulement turbulent

Quand la vitesse devient plus grande, l'écoulement est *turbulent*. Il se caractérise par l'existence d'un sillage dans lequel le fluide est en moyenne immobile par rapport au solide mais est animé de tourbillons intenses. La force est due essentiellement à la dissymétrie des vitesses d'écoulement entre l'avant et l'arrière de l'objet. Elle est donnée par la formule de Bernoulli qui relie pression dans un fluide et écoulement de celui-ci. La différence de pression entre l'avant et l'arrière de l'objet est égale à $\frac{1}{2}\rho V^2$

Ce qui donne pour la force de résistance à l'avancement :

$$R = \frac{1}{2}CS\rho V^2$$

– C est le coefficient de résistance ou coefficient de pénétration. Il dépend essentiellement de la forme du corps.

– S est la surface du maître couple du solide immergé. Le maître couple correspond à la surface du solide projetée sur un plan perpendiculaire à l'avancement.

– ρ est la masse volumique du fluide (1,3 $kg{\cdot}m^{-3}$ pour l'air, 1 000 $kg{\cdot}m^{-3}$ pour l'eau)

Cas de profils dissymétriques par rapport à l'avancement

Supposons que l'objet soit une planche inclinée par rapport à l'avancement. Dans ce cas si on néglige les forces de viscosité la force résultante

R a bien la valeur précédente mais pas la même direction, elle n'est plus de direction opposée à la vitesse mais perpendiculaire au plan de la planche. La répartition des variations de pression est telle que le point d'application de la résistance **R** n'est pas au centre du plan, mais se trouve plus près du bord qui est rencontré le premier par le fluide. Cette force, projetée sur l'axe de la vitesse donne la composante de *traînée* (opposée à la vitesse) et sur un axe perpendiculaire la force de *portance* (ainsi nommée car c'est elle qui contribue à « porter » les avions en s'opposant au poids).

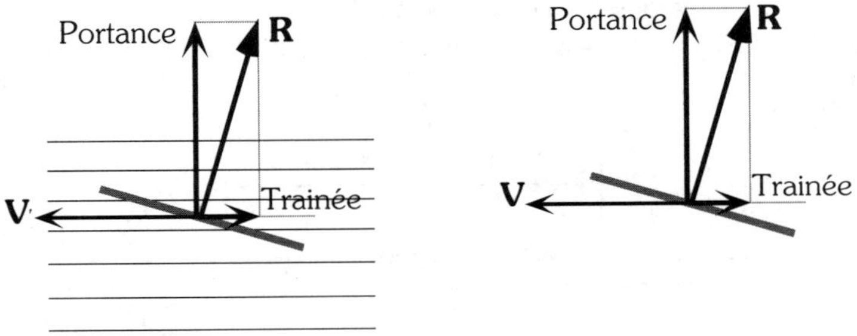

Fig. 7.3 — Force sur les profils dissymétriques.

Application au cas du nageur

La coulée immergée

Supposons le nageur immergé tracté horizontalement vers l'avant dans une position inclinée. La résistance à l'avancement est perpendiculaire au plan du corps. Elle se décompose en deux : une force de portance et une force de traînée. La portance s'ajoute à la poussée d'Archimède et donc dans ce mouvement le nageur remonte vers la surface.

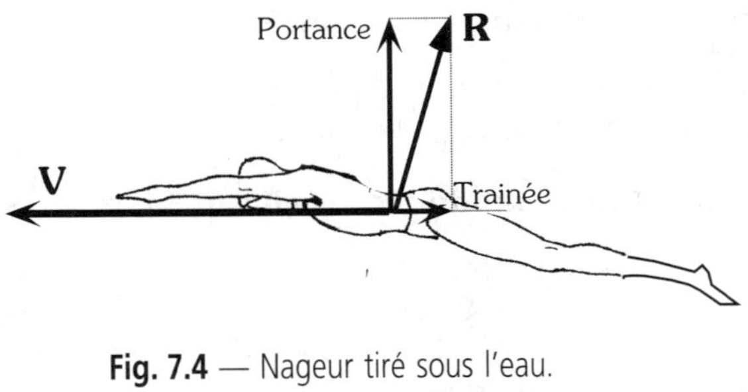

Fig. 7.4 — Nageur tiré sous l'eau.

Dans les phases de coulée après une poussée sur le mur le nageur cherche à diminuer au maximum cette résistance et à ne pas avoir de composante de portance qui le ferait sortir de l'immersion. Pour cela il doit :

– adopter une forme hydrodynamique (allongé plat, sans aspérités),
– diminuer son maître-couple (allongé bras en avant),
– adopter une forme symétrique par rapport à l'avancement.

La nage à l'interface air-eau

La plupart du temps le nageur se déplace à l'interface air-eau en adoptant des formes sans cesse différentes du fait des mouvements des bras et des jambes destinés à assurer sa propulsion. Cette situation ressemble à celle d'un bateau à géométrie variable. En ce qui concerne les bateaux à géométrie fixe, une des préoccupations des concepteurs est de diminuer la vague d'étrave, qui est la cause principale de la résistance à l'avancement.

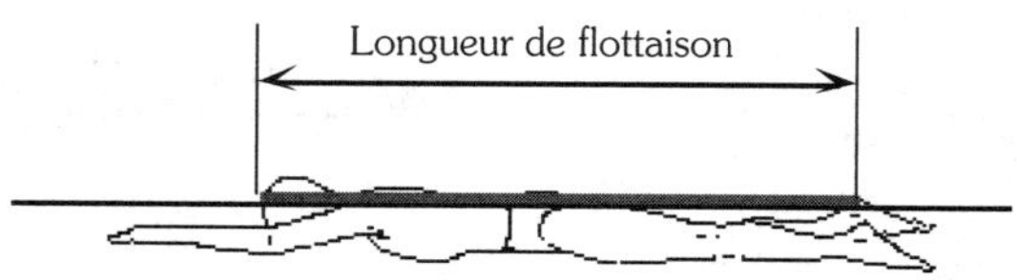

Fig. 7.5 — Définition de la longueur de flottaison.

Si l'on assimile le corps du nageur à une carène de bateau, la résistance à l'avancement est la somme de la résistance visqueuse et de la résistance de vague. La résistance de vague devient largement supérieure à la résistance visqueuse lorsqu'un certain coefficient F_r appelé coefficient de Froude devient égal ou supérieur à 0,3.

$$F_r = \frac{V}{\sqrt{gL}}$$

avec V = Vitesse du nageur
g = Accélération de la pesanteur
L = Longueur de flottaison

La longueur de flottaison est variable au cours du mouvement, mais pour obtenir un ordre de grandeur de la vitesse de vague à laquelle la résistance de vague devient prépondérante, prenons l = 1,80 m ; dans ce cas : V = 1,26 ms^{-1}, soit un temps de 1 mn19s au 100 m.

Pour des nageurs confirmés, le problème essentiel à résoudre est donc la diminution de leur résistance de vague

La propulsion selon le modèle de l'aile d'avion

Sur les bras et la main on peut montrer que la force de résistance est en fait une force qui peut participer à la propulsion du nageur. Si on reprend le modèle de l'aile d'avion, celui-ci définit une force aérodynamique qui du fait de la dissymétrie de l'aile n'est pas dans l'axe de la vitesse mais possède une composante orthogonale appelée *portance* et une composante dans l'axe de la vitesse et opposée à celle ci est appelée *traînée*.

Sur l'aile les filets d'air s'écoulent de façon dissymétrique du fait de la forme de l'aile, sur le dessus, le trajet est plus long, l'air s'écoule plus vite,

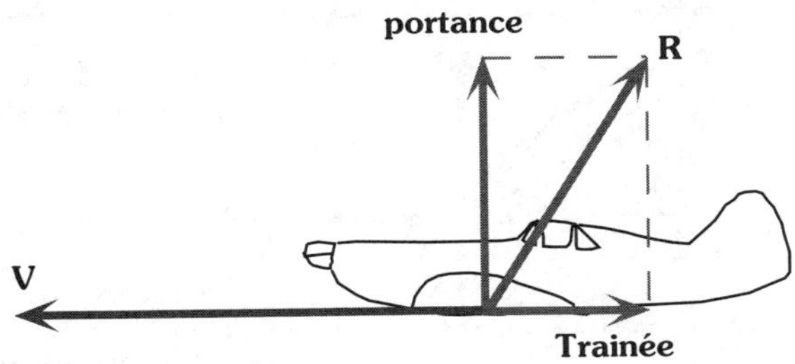

Fig. 7.6 — Portance et traînée sur une aile d'avion.

sur le dessous, le trajet est moins long, l'air s'écoule moins vite. Cette différence de vitesse d'écoulement entraîne une différence de pression de l'air. D'après le principe de Bernoulli plus l'air va vite plus la pression est faible, on a donc ici une dépression au-dessus et une surpression au-dessous, ce qui explique la force de portance dirigée vers le haut. Pour se souvenir du principe de Bernoulli il suffit d'avoir expérimenté une fois une sortie de stade ou de spectacle qui se fait par une porte étroite. Lorsqu'on est loin de la porte on avance lentement et on est fortement compressé. Dès qu'on franchit la porte, on avance plus vite et on est moins compressé. Si la foule peut être assimilée à un fluide s'écoulant à travers un petit orifice, on retrouve bien là qualitativement le sens du théorème de Bernoulli.

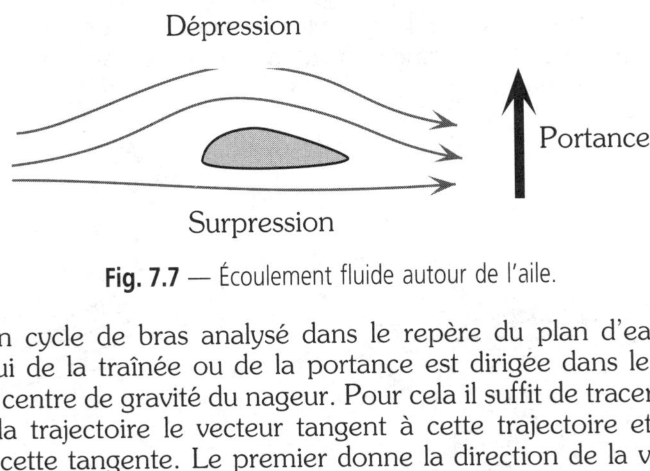

Fig. 7.7 — Écoulement fluide autour de l'aile.

Sur un cycle de bras analysé dans le repère du plan d'eau, on peut repérer qui de la traînée ou de la portance est dirigée dans le sens de la vitesse du centre de gravité du nageur. Pour cela il suffit de tracer en chaque point de la trajectoire le vecteur tangent à cette trajectoire et le vecteur normal à cette tangente. Le premier donne la direction de la vitesse de la main relativement à l'eau, la traînée est dans le sens opposé, la deuxième donne la direction de la portance.

Dans ce cas la portance est propulsive et la traînée est porteuse (dirigée vers le haut). Il faut faire attention à cette modélisation qui a été très abondamment diffusée dans les livres sur la natation, elle est juste qualitativement, mais elle ne dit rien sur les intensités relatives de ces forces. Par ailleurs cette façon de rendre compte de la force propulsive n'est pas la plus simple car elle fait un détour par la portance et la traînée. On verra dans la suite comment il faut interpréter ce modèle.

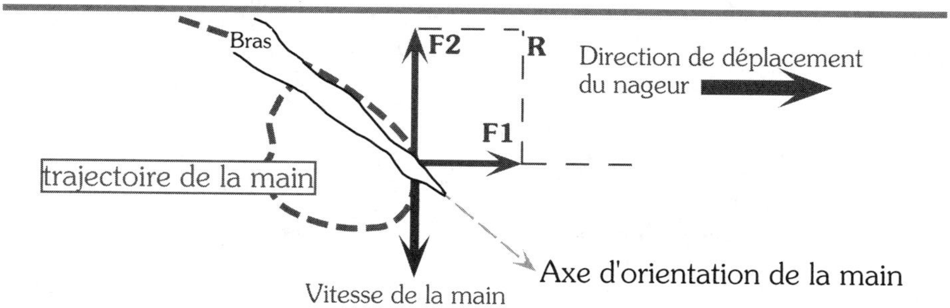

Fig. 7.8 — Cas d'une portance propulsive et d'une traînée porteuse.

La force résultante dépend de la forme de l'aile mais aussi et de façon très importante de l'orientation de l'aile dans le flux d'air. Considérons quatre cas de figure particuliers. Lorsque l'angle d'attaque est très faible la portance et la traînée sont très faibles l'écoulement est peu perturbé. Lorsque l'aile fait un angle comme dans le cas *b* (Fig. 7.9), l'air rencontre le plan de l'aile et est dévié vers le bas. Cette action de l'air sur l'aile se traduit par une force que l'on modélisera par une force perpendiculaire au plan de l'aile. Le réglage de cet angle permet une optimisation de la force de portance. Lorsque celui ci est trop grand (Fig. 7.9*c*), la force est toute entière opposée à la vitesse, il n'y a plus de portance. Le cas d correspond au cas où la force de portance est dirigée vers le bas, ce qui provoque évidemment la chute de l'avion.

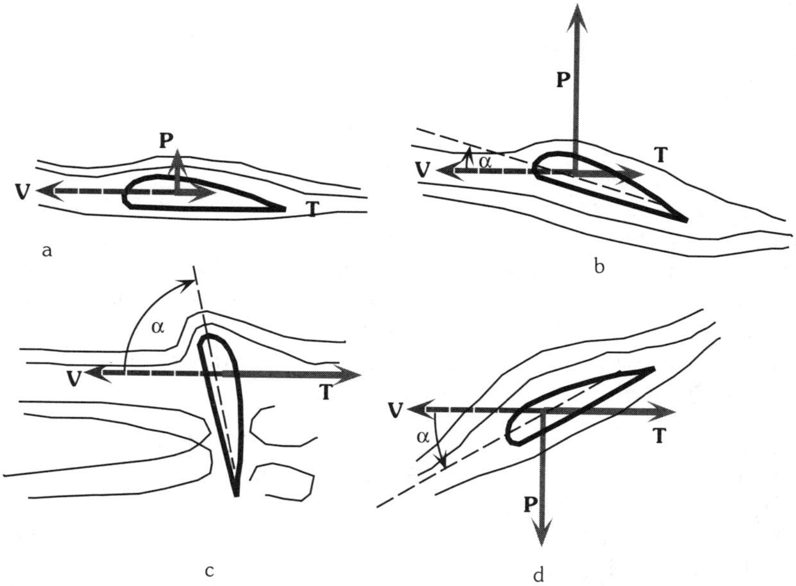

Fig. 7.9 — Valeur de la réaction en fonction de l'orientation de l'aile.

Pour revenir au nageur et déterminer les forces s'exerçant sur la main et le bras, remarquons que ce qui est important pour obtenir le sens de la force résultante c'est l'orientation du plan de la main. Si cette force est transmise intégralement au corps entier (cela suppose une mise en tension des articulations) alors on peut trouver directement la composante propulsive sans passer par la décomposition en traînée et portance qui est une décomposition utile pour les avions mais perturbatrice pour la compréhension de la nage.

Modèle simplifié de l'aile adapté à l'analyse de la propulsion en natation

Avec ce modèle, on détermine la perpendiculaire au plan de la main, puis on projette la force sur la direction d'avancement. Cette composante est alors soit dans le sens du mouvement et elle est propulsive, soit dans le sens opposé et elle freine le mouvement. Mais dans ce cas nous disposons d'un paramètre supplémentaire à régler, à savoir l'orientation de la main dans le flux d'eau, c'est-à-dire l'orientation de la main par rapport à la vitesse de la main (angle α). Ce qu'il faut alors optimiser en réglant cette orientation c'est la composante propulsive c'est-à-dire la composante dirigée dans le sens de la vitesse du nageur.

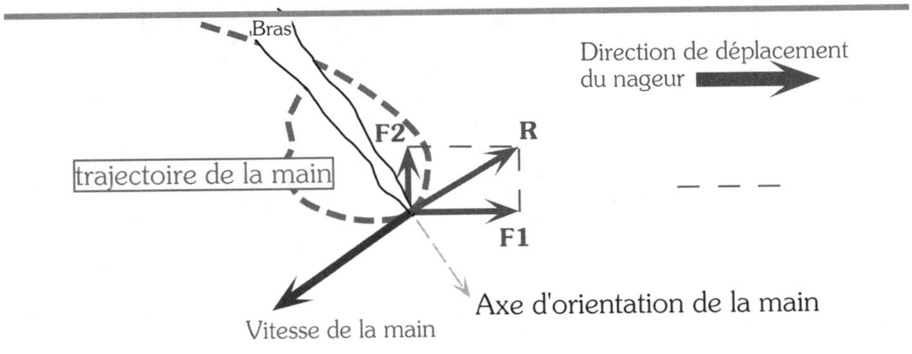

Fig. 7.10 — Décomposition directe de la réaction hydrodynamique sur la main en une composante dans le sens horizontal et vertical.

Dans le cas où la force verticale est vers le haut elle soulève le nageur et dans le cas contraire elle l'enfonce.

Dans le cas où la force horizontale est dirigée dans le sens de déplacement du nageur elle augmente sa vitesse et dans le cas contraire elle diminue cette vitesse.

On conçoit alors qu'il existe un réglage optimal de l'angle de la main avec sa vitesse et cela pour chaque point de la trajectoire. Par exemple, au point le plus avancé (vitesse de la main verticale) on peut voir sur la figure 7.11 qu'un angle trop grand diminue la composante horizontale.

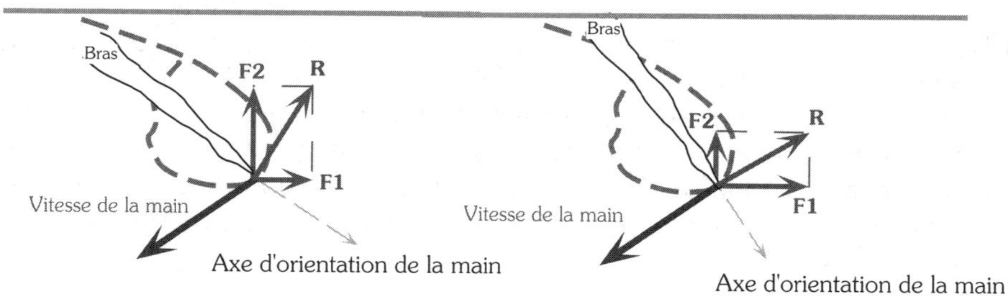

Fig. 7.11 — Réglage optimal de la main.

C'est dans la partie basse de la trajectoire que la force propulsive est la plus importante, la main est perpendiculaire au flux d'eau et toute la force de réaction hydrodynamique est motrice.

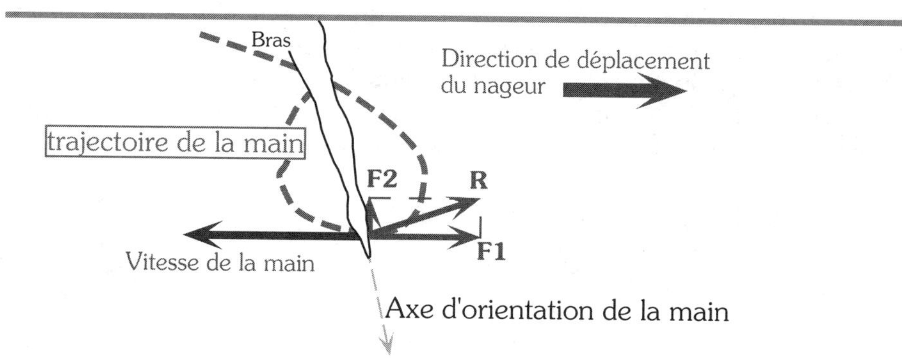

Fig. 7.12 — Partie propulsive de la trajectoire.

7.4 GÉNÉRALISATIONS POSSIBLES

Nous avons vu que la question essentielle de la propulsion dans l'eau est liée à la vitesse relative de la main par rapport à l'eau. Si l'on suppose l'eau immobile dans le bassin, cette poussée ne peut avoir lieu que si la main a une vitesse opposée au sens de déplacement du nageur. C'est la même règle dans le cas des rameurs pour toutes les épreuves d'aviron. Lorsque la rame touche l'eau elle doit déjà avoir une vitesse nulle par rapport à l'eau sinon elle va freiner le bateau et très rapidement sa vitesse doit être opposée à celle du bateau. Dans le référentiel du bateau cela signifie que lorsque l'extrémité de la rame touche l'eau elle doit être animée d'une vitesse égale et opposée à la vitesse du bateau dans le référentiel de la Terre. Si la vitesse reste à cette valeur le passage de la rame dans l'eau ne produit rien ni freinage ni propulsion. Pour être propulsif ce passage doit se faire avec une vitesse opposée et supérieure à la vitesse du bateau. Par ailleurs l'équipage doit gérer comme le nageur la résistance de l'eau à l'avancement. Un des problèmes est de faire en sorte que l'embarcation ne roule et ne tangue pas trop car tous ces mouvements parasites nuisent à l'écoulement optimal de l'eau autour de la carène de l'embarcation.

ÉNONCÉS DES EXERCICES DU CHAPITRE 7

■ **7.1 Densité moyenne du corps humain :** Calculer la densité moyenne du corps humain en inspiration, en supposant que son volume est 4 l de plus qu'en expiration. On fera le calcul pour deux masses, une masse de 90 kg et une masse de 60 kg.

Imaginer une expérience permettant de mesurer le volume d'un corps humain.

■ **7.2 Trajectoire d'une pale :** En adoptant le modèle de la propulsion en natation correspondant à une roue à une pale montée sur un corps solide rigide, tracer la trajectoire de l'extrémité de la pale dans les cas de figures suivants :

– cas du 50 m nage libre : La vitesse de translation du nageur est égale à 2,2 $m.s^{-1}$, la fréquence de rotation est de 60 $cycles.min^{-1}$ (on calculera ω en $deg.s^{-1}$) ;

– cas du 1 500 m nage libre : La vitesse de translation V du nageur est de 1,60 $m.s^{-1}$ et la fréquence de 45 $cycles.min^{-1}$. On prendra une longueur de pale de 0,8 m.

Comparer ces trajectoires entre elles et avec les trajectoires réelles.

Calculer l'amplitude du cycle dans ces deux cas.

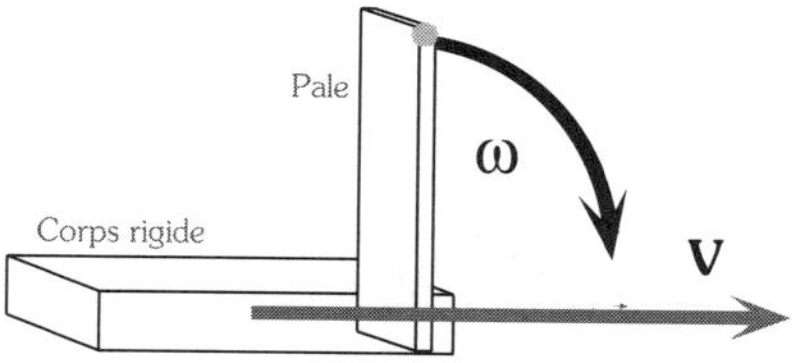

Fig. 7.13 — Modèle de la roue à une pale.

■ **7.3 Force de réaction et composantes motrices :** Tracer la force de réaction et les composantes motrices de cette force dans les cas de figures suivants :

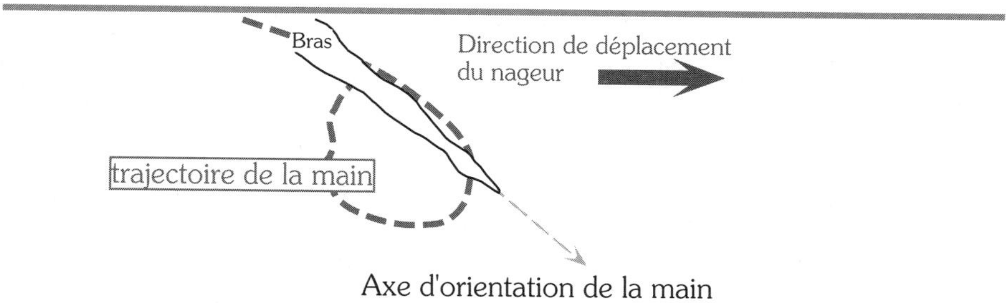

Fig. 7.14 — Position et orientation de la main sur la trajectoire 1.

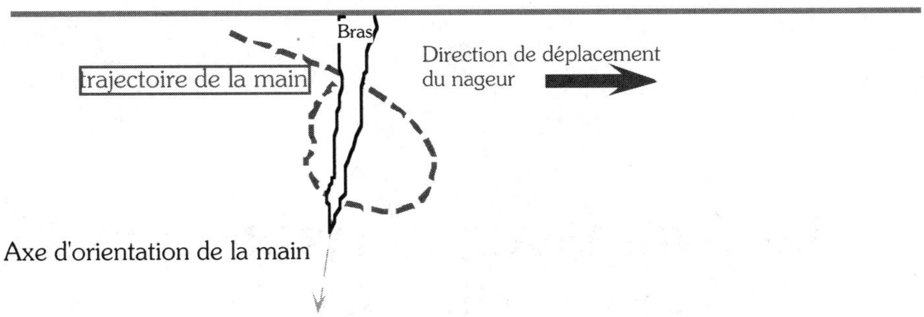

Fig. 7.15 — Position et orientation de la main sur la trajectoire 2.

8

La Gymnastique rythmique et sportive (GRS)

8.1 QUESTIONS DE DÉPART, CONTEXTE DES RECHERCHES

Les conceptions habituelles des contenus d'enseignement du lancer-rattraper en GRS établissent qu'un « bon » lancer s'exécute arrêté, en gérant convenablement l'angle d'envol. L'étude mécanique de la technique de lancer-rattraper en situation compétitive naturelle montre, *a contrario*, que les championnes se situent à tout instant, en mouvement sous l'engin aérien. Qu'est ce qu'un lancer rattraper efficace ? Comment faut-il lancer la balle pour être sûr de la rattraper ? Comment font les championnes pour régler ce problème, tout en exécutant plusieurs figures complexes sous l'engin ?

8.2 PHÉNOMÈNES PHYSIQUES EN JEU

Les phénomènes physiques sont liés à la gravitation et aux trajectoires d'engin dans le champ de pesanteur. Les connaissances mises en jeu seront celles liées au mouvement rectiligne uniforme, rectiligne uniformément varié et au changement de référentiel.

8.3 MODÈLE DES LANCERS-RATTRAPERS EN GRS

Description cinématique des évolutions relatives de la gymnaste et de l'engin

Trajectoires suivies par le centre d'inertie corporel et le centre géométrique de l'engin

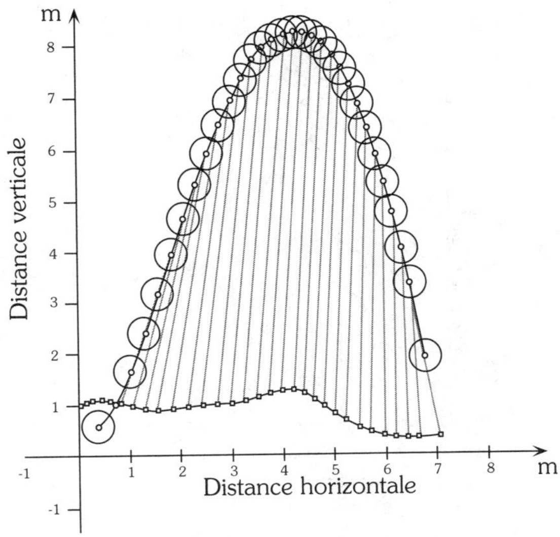

Fig. 8.1 — Trajectoire du CG de la gymnaste et de l'engin.

La concordance entre la projection sur l'axe des x de la position de l'engin et de celle de la gymnaste est presque exacte à tout instant. Les petites variations de la position du CG corporel par rapport au CG de l'engin traduisent des variations de vitesse chez la gymnaste.

Distance relative en x de l'engin par rapport à la gymnaste

La trajectoire relative de l'engin par rapport au CG de la gymnaste, donne l'écart à la verticale de la trajectoire de l'engin dans le référentiel égocentré (référentiel lié à la gymnaste).

Nous observons que la trajectoire de l'engin tend à se confondre avec la verticale du CG corps. Lorsque la trajectoire du CG engin s'écarte de la verticale du CG gymnaste, la mesure de l'écart à la verticale indique que l'engin ne s'éloigne jamais à plus d'une longueur de bras de la gymnaste. Il reste donc toujours à portée de sa main.

Évolution sur l'axe horizontal de la position du CG gymnaste par rapport à l'engin

Deux valeurs sont distinguées : lorsque la valeur obtenue est négative, l'engin est devant la gymnaste. Inversement, lorsque cette valeur est positive, l'engin est derrière le CG gymnaste. Chez les gymnastes étudiées, nous constatons qu'à aucun moment, l'engin n'est en dehors de la zone de préhension de la gymnaste, en x. Le centre du cerceau est à moins de 1,10 m du CG des gymnastes.

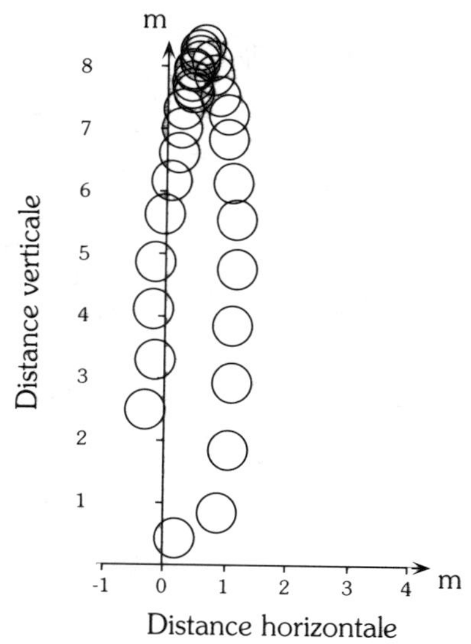

Fig. 8.2 — Trajectoire de l'engin dans le référentiel égocentré.

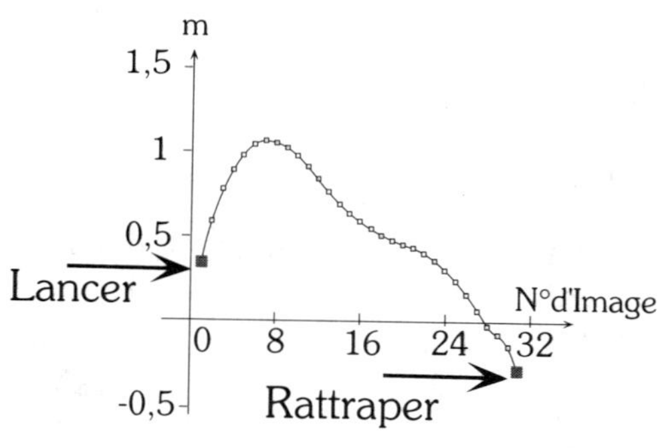

Fig. 8.3 — Position de l'engin par rapport à la gymnaste sur l'axe horizontal.

Variation des vecteurs vitesse de l'engin au moment du lancer par rapport au référentiel egocentré de la gymnaste

Les vitesses verticale et horizontale du CG engin au moment du lancer dans le référentiel egocentré montrent un faible angle au moment du lancer : 0 à 8,5°.

La vitesse horizontale de l'engin par rapport à celle du CG gymnaste est à peu près nulle au moment du lancer. Dans le référentiel égocentré, le lancer est quasiment vertical.

Modélisation cinématique du lancer rattraper

Dans le référentiel égocentré

L'engin est lancé avec une vitesse strictement verticale dans le référentiel égocentré.

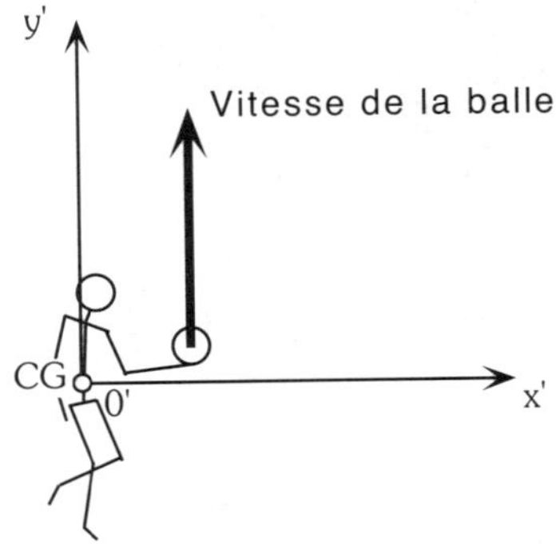

Fig. 8.4 — Modelé du lancer dans le référentiel égocentré.

Dans le référentiel lié à la gymnaste, on prendra le repère O'x'y' tel que O'x' soit horizontal, O'y' vertical et O'au centre de gravité de la gymnaste à chaque instant. Ce repère est en translation rectiligne uniforme par rapport au précédent.

Pour la gymnaste : $x_G = 0$, $y_G = 0$

Pour l'engin :

$$x_E = x_0$$

$$y_E = -\frac{1}{2}gt^2 + V_{0y}t + y_0$$

Dans ce référentiel, les hypothèses correspondent au fait que $x_E - x_G = 0$; on peut écrire que l'abscisse de l'engin est constante dans ce repère, c'est-à-dire que la vitesse relative de l'engin et de la gymnaste sur l'axe Ox est bien nulle et que la vitesse de la gymnaste sur Ox, dans le référentiel lié au praticable est constante puisque celle de l'engin l'est.

Dans le référentiel du praticable

Si dans le référentiel egocentré, la vitesse horizontale de l'engin est nulle, dans le référentiel lié au praticable, elle est égale à la vitesse horizontale de la gymnaste au moment du lancer (Vx_o)

Dans le référentiel du praticable, la gymnaste maintient son déplacement à vitesse constante pendant l'envol de l'engin. Cette seconde condition assure la coïncidence du corps et de l'engin à sa réception.

Avec ces hypothèses, les équations horaires du mouvement du CG de la gymnaste et du CG de l'engin sont les suivantes :

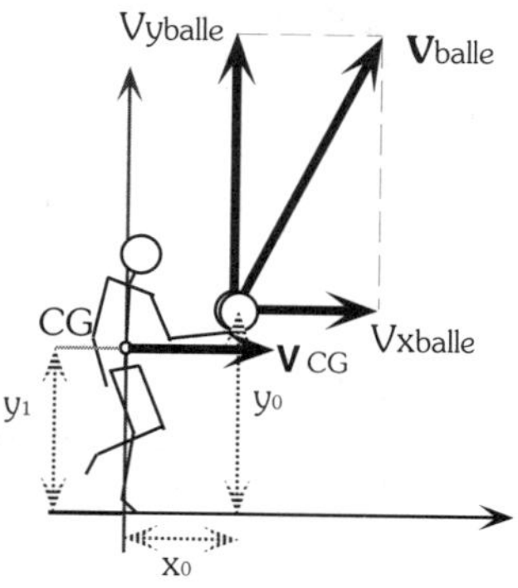

Fig. 8.5 — Vitesses au moment du lâcher dans le référentiel du praticable.

Dans le référentiel lié au praticable, on prendra le repère Oxy tel que Ox soit horizontal, Oy vertical et on placera l'origine O de ce repère à l'endroit du CG de la gymnaste qui correspond au moment du lâcher (t = 0).

Pour la gymnaste (G) : $$x_G = V_{0_x}t \qquad y_G = 0$$

Pour l'engin (E) : $$x_E = V_{0_x}t + x_0 \qquad y_E = -\frac{1}{2}gt^2 + V_{0_y}t + y_0$$

V_{0x} = Vitesse horizontale du CG de la gymnaste au moment du lâcher (t = 0).

V_{0y} = Vitesse verticale de l'engin au moment du lâcher (t = 0).

La première hypothèse correspond au fait que $x_E - x_G = x_0$. Dans la seconde hypothèse, V_{0x} du CG de la gymnaste est maintenue constant pendant toute la phase de lâcher soit en intégrant $x_G = V_{0X}t$

Quelles sont les conséquences de ces hypothèses sur les trajectoires relatives de l'engin et de la gymnaste ?

Dans le référentiel lié du praticable.

A chaque instant, la gymnaste et l'engin ont même différence d'abscisse x_0. L'engin a une trajectoire parabolique, c'est-à-dire un mouvement uniforme rectiligne sur Ox avec la même vitesse que le centre de gravité de la gymnaste et un *mouvement* uniformément accéléré sur l'axe vertical.

Dans ces conditions, le temps de vol de l'engin est $t = \frac{2V_{0y}}{g}$ il ne dépend donc que du module de la vitesse verticale donné à l'engin au moment du lâcher. La distance parcourue par la gymnaste jusqu'au

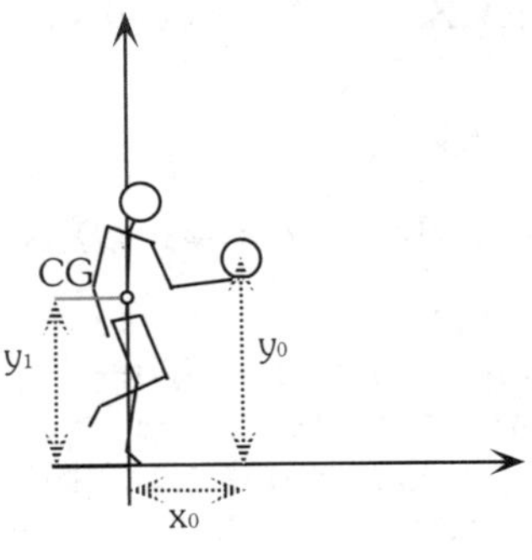

Fig. 8.6 — Trajectoire de l'engin dans le référentiel du praticable.

moment du rattraper est $d = \dfrac{2V_{0y}V_{0x}}{g}$ elle dépend des deux vitesses, verticale de l'engin et horizontale de la gymnaste.

Dans le référentiel lié à la gymnaste : La gymnaste est au repos ; l'engin décrit un mouvement rectiligne uniformément accéléré vertical.

Le temps de vol est toujours $t = \dfrac{2V_{0y}}{g}$ et la hauteur atteinte est

$$h = \frac{V_{0y}^2}{2g}$$

8.4 GÉNÉRALISATIONS POSSIBLES

Les modèles que nous avons présentés sont utilisables dans toutes les situations où le lanceur doit aussi être celui qui rattrape la balle. La solution adoptée par les gymnastes peut aussi convenir au coup de pied à suivre en rugby. Le lanceur doit effectuer pendant sa course un coup de pied dont le résultat doit être un lancer strictement vertical dans son référentiel. En continuant à courir à la même vitesse, il arrivera exactement au bon moment à l'endroit où la balle va retomber. En effet vu de son référentiel, la balle sera toujours à la verticale du joueur, puisqu'au départ elle n'avait aucune vitesse horizontale par rapport au joueur. Ces considérations doivent être corrigées si des obstacles (adversaires par exemple) ralentissent la course du joueur ou si le vent est fort. Dans ce dernier cas des forces aérodynamiques importantes s'exercent sur le ballon (on ne peut plus les négliger), si le vent est contraire, le ballon peut être plus freiné que le joueur qui devra réguler sa vitesse en la réduisant.

EXERCICES DU CHAPITRE 8

■ 8.1 Analyse du lancer de ballon en GRS

On se propose de montrer dans cet exercice que pour être au bon moment et au bon endroit pour rattraper un ballon préalablement lancé en l'air, une solution simple pour la gymnaste consiste à lancer le ballon avec une vitesse verticale et à continuer son déplacement avec la même vitesse. La coïncidence en temps et en lieu sera ainsi assurée et cela quelle que soit la grandeur de la vitesse verticale donnée au ballon (cette analyse est valable pour les autres engins).

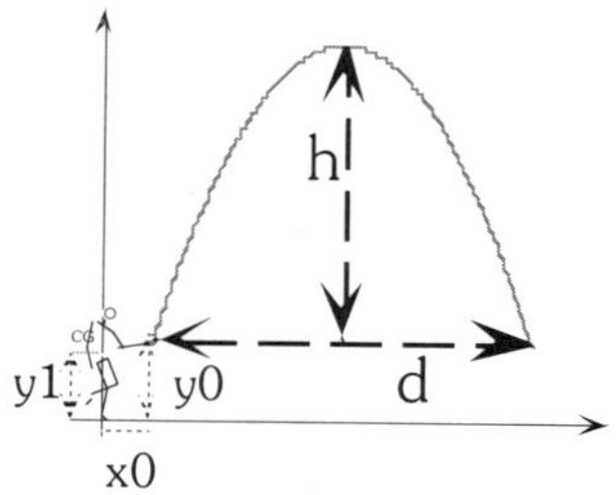

Fig. 8.7 — Définition des variables du lancer.

Q1 — *Mouvement du centre de gravité de la gymnaste dans le référentiel du praticable après le lancer.*
Sachant qu'au moment du lancer elle a une vitesse horizontale Vo et qu'elle la garde constante après le lancer, donner l'équation horaire du mouvement sur Ox et Oy. On prendra pour $t = 0$ le moment du lancer. A cet instant le centre de gravité a pour coordonnés $x = 0$ et $y = y1$.
Q2 — *Le ballon est lancé à $t = 0$ avec une vitesse dont la composante verticale est V_1 et la composante horizontale est V_0 (la même que la vitesse horizontale de la gymnaste).*
Calculer les équations horaires du mouvement du ballon. Tracer les courbes correspondantes. On prendra à $t = 0$ les valeurs suivantes pour la position du centre du ballon $x = x_o$ et $y = y_1$
Q3 — *Trouver l'équation de la trajectoire du ballon.*
Q4 — *A quel instant la balle repasse à la hauteur y_o ?*
Q5 — *Quelle est la distance alors parcourue par le ballon en Ox ?*
Q6 — *Montrer que la distance parcourue dans le même temps par le centre de gravité de la gymnaste est exactement la même.*
Q7 — *Expliquer ce phénomène de coïncidence en vous plaçant dans le référentiel lié a la gymnaste.*

■ 8.2 Étude d'un lancer rattraper de cerceau avec roulade

Q1 — *Quelle est l'échelle du document ?*

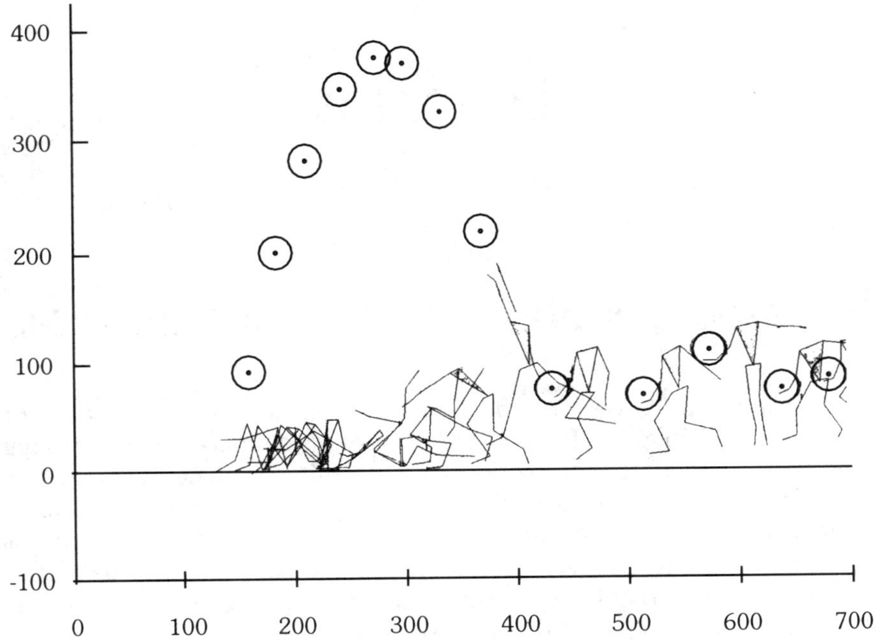

Q2 — *Dessiner les projections du cerceau sur Ox : que remarque-t-on ? Quelle est la vitesse de déplacement du cerceau dans la phase d'élan, dans la partie aérienne ? L'intervalle de temps entre deux positions est de 200 ms*

Q3 — *On prendra comme point de départ de la phase aérienne, la position où la gymnaste est en extension saut écart, la balle est déjà lâchée. A partir de ce point, de combien s'élève la balle pour atteindre son sommet ?*

Q4 — *En déduire la vitesse verticale du cerceau en ce point.*

Q5 — *Quel est l'angle avec l'horizontale de la vitesse du cerceau en ce point ?*

Q6 — *Mesurer cet angle directement sur le document.*

Conclusion ?

9

Le tennis

9.1 QUESTIONS DE DÉPART, CONTEXTE DES RECHERCHES

L'évolution de la performance en tennis est passée par la maîtrise de la réalisation de coups à effets. Importé du tennis de table par B. Borg dans les années 70, tous les champions sont aujourd'hui entraînés à la réalisation et à la réception des coups à effets. Mais on peut se poser la question de savoir si ces techniques de coups à effets ont des bases communes du point de vue de la réalisation gestuelle, si en quelque sorte il existe des formes gestuelles incontournables spécifiques de chaque type de coup même si chacun peut avoir un style différent pour les réaliser. Ces questions intéressaient des responsables de l'enseignement du tennis pour faire évoluer la méthode officielle. Les données de ce chapitre ont été recueillies à Roland-Garros en filmant les coups typiques des plus grands champions. Les autres interrogations concernaient la question des avantages provoqués par les balles à effets : Quelle différence du point de vue de l'adversaire entre un coup plat et un coup lifté ? Comment produire des comparaisons systématiques et objectives ?

Les modèles de trajectoire présentés dans la suite ont été utilisés pour la première fois lorsque les raquettes dites « spaghettis » sont apparues dans les tournois. Ces raquettes constituées de cordages non entrelacés permettaient de donner beaucoup de rotation à la balle et provoquaient des trajectoires totalement imprévisibles. La Fédération internationale de tennis a alors souhaité connaître plus précisément les implications sur le jeu de telles raquettes afin de prendre des décisions sur leur autorisation en tournoi. Les modèles de trajectoire ont permis de simuler les transformations apportées par ces raquettes sur le jeu. L'espace à défendre était considérablement augmenté. Pour donner une chance aux joueurs de rattraper toutes les balles il aurait fallu élargir toutes les aires de jeu autour des limites actuelles des terrains. Wimbledon et Roland-Garros notamment seraient devenus hors norme. Cette solution a été rejetée et la raquette « spaghetti » interdite.

9.2 PHÉNOMÈNES PHYSIQUES EN JEU

Il faut tout d'abord tenir compte du champ de gravitation et de ses effets sur la vitesse de la balle. Mais le tennis révèle dans les trajectoires de balles des effets aérodynamiques très intéressants qui sont dus aux forces de résistance de l'air. En particulier les effets de balle provoqués par la rotation de celle-ci sont dus à un phénomène physique connu sous le nom d'*effet Magnus*. Pour comprendre les rebonds et les frappes de balles il faut également faire intervenir les phénomènes de choc entre deux solides et les forces de frottement solide et de réaction au cours de ces chocs. Dans ces chocs on caractérisera également les pertes d'énergie par un coefficient de restitution énergétique qui rend compte d'autres phénomènes physiques en jeu dans les chocs (échauffement de la balle, déformations non élastiques des balles et des sols).

9.3 MODÈLES

Les coups de base en tennis

Du point de vue de l'analyse des gestes techniques fondamentaux, on peut distinguer plusieurs catégories de coups lorsqu'on analyse les champions. Bien que ces gestes soient souvent personnalisés, ils présentent des caractéristiques communes fortement semblables qui sont liées aux contraintes mécaniques de la frappe de balle. Selon la nature du coup à réaliser ces contraintes sont différentes, on ne peut pas faire un revers chopé comme un coup droit lifté. La contrainte de base réside comme on le verra au paragraphe suivant dans la position du tamis et la vitesse de celui-ci au moment du choc avec la balle, mais c'est cette contrainte de base qui conditionne l'ensemble du geste technique, de sa préparation à sa finition.

Le coup droit *(plat, lifté)*

La trajectoire de la tête de raquette est rectiligne et horizontale au voisinage de la frappe dans le cas du coup plat alors que pour le lift la trajectoire est rectiligne et ascendante et qu'elle est descendante pour le coup coupé.

Le revers *(plat, coupé, lifté)*

On peut constater que ces caractéristiques sont communes au coup droit et au revers. En fait il s'agit de contraintes liées à la frappe de balle comme on le verra plus loin.

Le service *(plat, slicé)*

Le service de Y. Noah est un service classique très pur. Il comporte un axe principal de progression de la raquette qui est l'axe de départ de

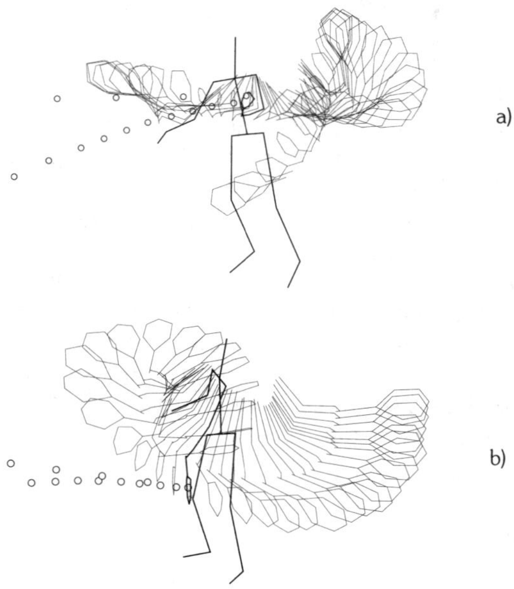

Fig. 9.1 — Leconte, Lendl :
a) coup droit plat ; b) lifté.

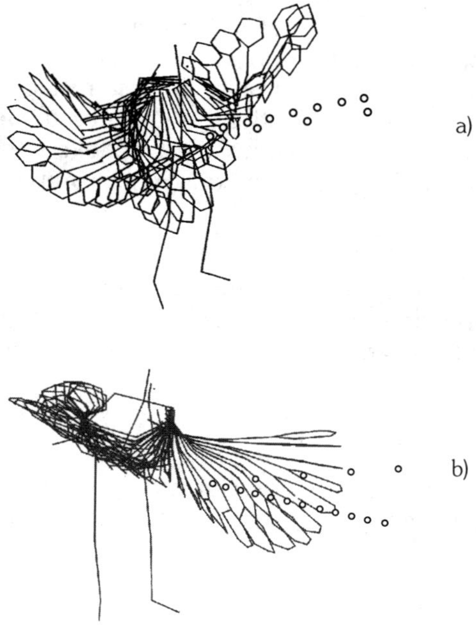

Fig. 9.2 — a) Navratilova, revers lifté ; b) Navratilova, revers coupé

la balle. La phase préparatoire se fait par une boucle dans le dos (très visible en vue de dessus). Ce mouvement produit deux cercles liés par une boucle (visible en vue de profil). Mac Enroe opère sa préparation dans un plan orthogonal au plan de frappe. Il y a bien deux cercles aussi, mais ils sont dans des plans orthogonaux et ils ne sont pas reliés par une boucle mais par une rotation des épaules. Ces différences de préparation occultent souvent les ressemblances dans la phase de frappe. Cette phase est contrainte par la frappe et impose des caractéristiques communes d'orientation du tamis et de direction de la vitesse.

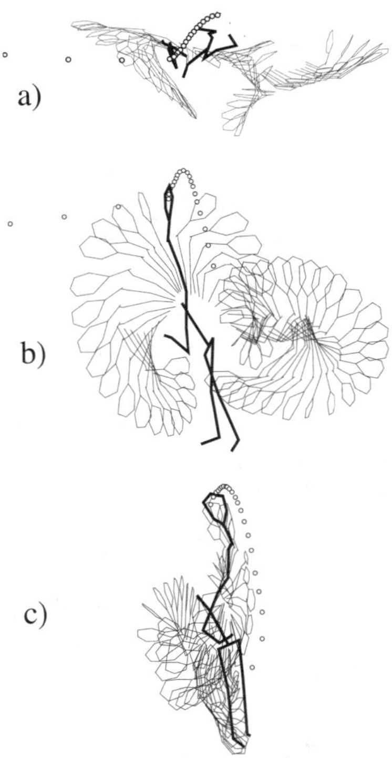

Fig. 9.3 — Le service de Mac Enroe

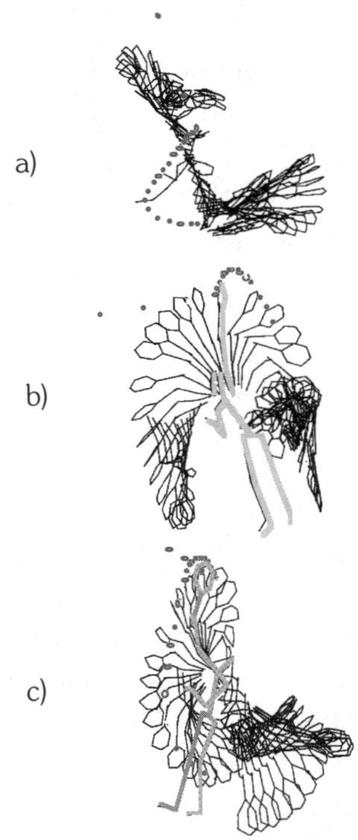

Fig. 9.4 — Le service de Noah.

a) vue de dessus ; b) vue de profil ; c) vue de derrière.

Influence de la masse de la raquette par rapport à la masse de la balle

Pour propulser une balle il faut un objet lanceur le plus lourd possible. Si par exemple la raquette avait la même masse que la balle, on aurait le même effet que le carreau à la pétanque : après le choc la raquette serait immobilisée et la balle partirait avec une vitesse égale à celle de la raquette avant le choc. Si maintenant la raquette était très lourde par rapport à la balle, celle-ci partirait avec une vitesse double de la vitesse de la raquette.

Ce résultat provient de la conservation de la quantité de mouvement et de l'évaluation des pertes d'énergie au cours du choc. Ces pertes sont évaluées par un coefficient de restitution énergétique appelé *e* et défini par le rapport des vitesses relatives avant et après le choc.

Coefficient de restitution : soit un mobile de masse M animé d'une vitesse V arrivant sur un mobile de masse *m* immobile. Après le choc le mobile M a une vitesse V′ et le mobile *m* une vitesse v′

Modèle de masses $$MV = MV' + mv'$$

$$V' - v' = -eV$$

ce qui donne $$V' = V\frac{(M - em)}{(M + m)}$$

$$v' = V(1 + e)\frac{M}{(M + m)}$$

qui se simplifient lorsque $e = 1$ (pas de pertes énergétiques)

$$V' = V\frac{(M - m)}{(M + m)}$$

$$v' = 2V\frac{M}{(M + m)}$$

Dans ce cas on trouve que la vitesse v′ est nulle si la masse *m* est très grande devant M et vaut 2V si *m* est très petite devant M.

Dans le cas du tennis, la raquette pèse aux environs de 300 g et la balle 60 g, et e = 0,8 ce qui donne une vitesse de la balle après le choc égale à 1,3 fois la vitesse de la raquette pour un coup sans rotation.

Tableau 9.1

Sports	**tennis**	**tennis de table**	**foot**	**golf**
e coef rest	0,80	0,85	0,74	0,65
M en kg	0,30	0,10	3,80	0,20
m en kg	0,06	0,003	0,43	0,05
M/m	5,00	33,33	8,78	4,44
V en m . s^{-1}	40,00	30,00	20,00	50,00
Résultats				
V′ en m . s^{-1}	28,0	28,4	16,4	34,8
v′ en m . s^{-1}	50,4	52,5	28,6	57,5

Exemple au service pour obtenir une vitesse de 190 km.h^{-1}, il faut lancer la raquette à 135 km.h^{-1}. Pour une balle de fond de court qui part à 102 km.h^{-1}, il faut une vitesse de raquette de 78 km.h^{-1} dans ce cas après le choc la vitesse de la raquette est passée à 45 km.h^{-1}. Dans les deux cas le temps de contact de la balle et de la raquette est de 4 ms autant dire qu'il s'agit d'un temps beaucoup trop court pour qu'une sensation puisse être transmise au cerveau et un ordre reçu en retour. Il y a encore des enseignants de tennis qui pensent à tort que l'on peut modifier la nature du contact en recouvrant la balle au moment de la frappe, ou que les mouvements de la raquette *après l'impact* peuvent encore influer sur la trajectoire de la balle...

Les frappes de balle à effets

Pour faire des effets il faut dissocier l'orientation de la perpendiculaire au tamis par rapport à la direction de sa vitesse

Le placement de la balle, sa rapidité, sa trajectoire et donc la conquête du point dépendent de l'impulsion que celle-ci reçoit pendant les quelques millisecondes de contact avec la raquette. Après le choc, la balle part avec une vitesse V_B et une rotation N, ces deux grandeurs sont suffisantes pour déterminer complètement la trajectoire de la balle (Fig. 9.5). Elles dépendent essentiellement de la vitesse de la raquette V_R et de l'inclinaison du tamis par rapport à la perpendiculaire à la vitesse du tamis que l'on caractérise par l'angle A. Cet angle A est en fait l'angle que fait le tamis avec la position du tamis standard qui correspond à la frappe sans effets (Fig. 9.6*a*).

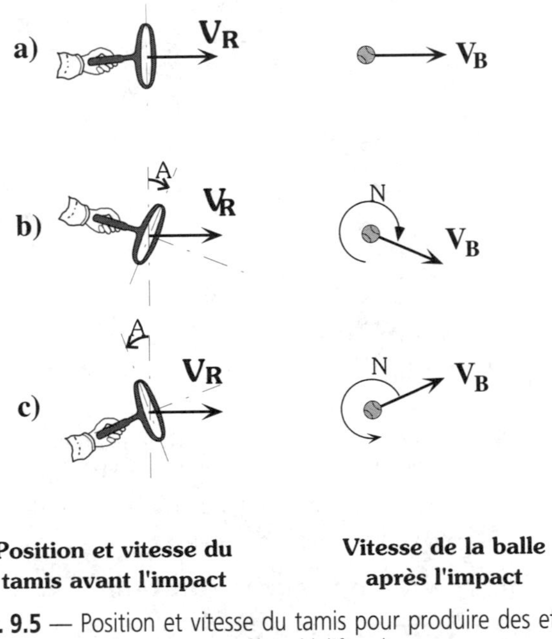

Fig. 9.5 — Position et vitesse du tamis pour produire des effets.
a) coup sans effet ; b) lift ; c) coupe.

La raquette animée d'une vitesse V_R avant le choc, vient frapper la balle, celle ci repart après le choc avec une vitesse V_B et une rotation N.

– Si l'angle A est nul, c'est-à-dire si l'axe transversal du tamis de la raquette est orthogonal à la vitesse du tamis, la balle est plate, sa rotation est nulle.

– Si l'angle A est négatif, la balle est liftée, sa rotation est négative.

– Si l'angle A est positif, la balle est coupée, sa rotation est positive. Le sens positif est celui défini par le repère direct construit sur la direction de la vitesse. Dans ce cas, la vitesse étant orientée de la gauche vers la droite, le sens positif est celui inverse des aiguilles d'une montre ou sens trigonométrique.

Les cas représentés sur la figure 9.6 sont des cas simples qui permettent de mieux comprendre comment on peut produire des effets de balle et dans quel sens ils vont se produire en fonction de l'orientation du tamis. Toutefois ils ne sont pas réalistes du point de vue du tennis, en particulier de telles balles plates et liftées ne passeraient pas le filet. Dans la réalité, pour faire passer la balle au dessus du filet, il faut lui donner une vitesse ayant une direction légèrement vers le haut et ajuster l'orientation du tamis en conséquence. Le coup lifté est réalisé avec un tamis légèrement orienté vers le sol mais une vitesse très orientée vers le haut. Le coup chopé ou coupé est lui obtenu avec un tamis très orienté vers le ciel et une vitesse très orientée vers le bas. (Fig. 9.6*b*).

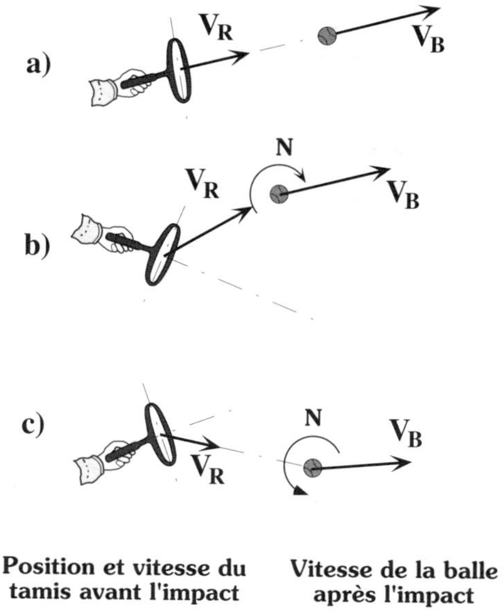

Fig. 9.6 — Position et vitesse du tamis pour produire les coups de base au tennis (coup plat, lift, coupé).

Influence de l'angle du tamis sur la rotation

Si on intègre les rotations, le modèle est un peu plus compliqué. Il fait intervenir plusieurs paramètres physiques de la raquette et de la balle liés aux rotations (moments d'inertie) mais pour un matériel donné, la rotation dépend essentiellement de la vitesse de la raquette V_R et de l'inclinaison du tamis (angle A). On appelle A'_B l'angle de départ de la balle, $V_{B'}$ sa vitesse après l'impact et N' sa fréquence de rotation.

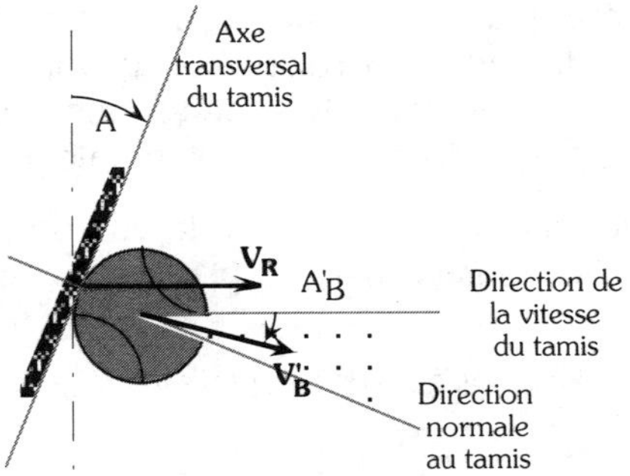

Fig. 9.7

L'angle donné au tamis A pour produire la rotation N' change aussi la direction de départ de la balle $V_{B'}$. On peut dire d'une façon générale que la balle part dans une direction intermédiaire entre la perpendiculaire au tamis et la vitesse du tamis. Plus précisément le modèle donne les valeurs des angles de départ A'_B des rotations N' et de la vitesse de la balle $V_{B'}$ en fonction de l'angle du tamis.

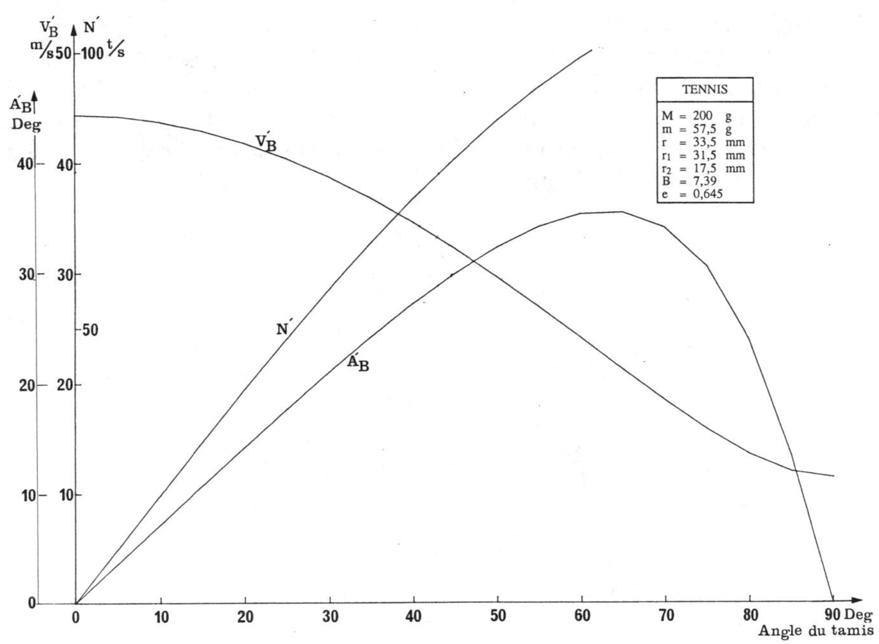

Fig. 9.8 — Résultats donnés par le modèle de la frappe de balle à effet.

Ces courbes ont été obtenues pour une valeur de vitesse de raquette avant l'impact de 38 $m.s^{-1}$.

Sur ces graphiques on peut faire les remarques suivantes. La rotation croît à peu près linéairement en fonction de l'angle. Si on augmente trop l'angle, on n'augmente plus beaucoup la rotation alors que la vitesse linéaire chute très rapidement. On retiendra un bon angle, celui de 30°, qui donne une valeur de rotation à 50 % de sa valeur maximale, alors que la vitesse est encore à 85 % de sa valeur maximale.

Exemple au service. A partir de prises de vue de profil on mesure les vitesses raquette et balle pour un service plat et un service lifté.

Tableau 9.2 — Résultats pour deux services l'un plat et l'autre lifté.

Service plat	**Avant**	**Après**
	V_R = 38,0 $m{\cdot}s^{-1}$	V_R = 23,8 $m{\cdot}s^{-1}$
	V_B = 0 $m{\cdot}s^{-1}$	V_B = 48,3 $m{\cdot}s^{-1}$
Service lifté	**Avant**	**Après**
	V_R = 34 $m{\cdot}s^{-1}$	V_R = 21 $m{\cdot}s^{-1}$
	V_B = 0 $m{\cdot}s^{-1}$	V_B = 33 $m{\cdot}s^{-1}$

Pour obtenir les valeurs de vitesse après le choc à partir des valeurs avant le choc, il faut prendre A = 43,3° (angle du tamis). Dans ces conditions la balle part avec une rotation de 78 $tr.s^{-1}$ et un angle de 29° par rapport à la direction de la vitesse initiale du tamis, c'est-à-dire que pour que la balle parte horizontalement, il faut que la vitesse de la raquette fasse un angle de 29° avec l'horizontale.

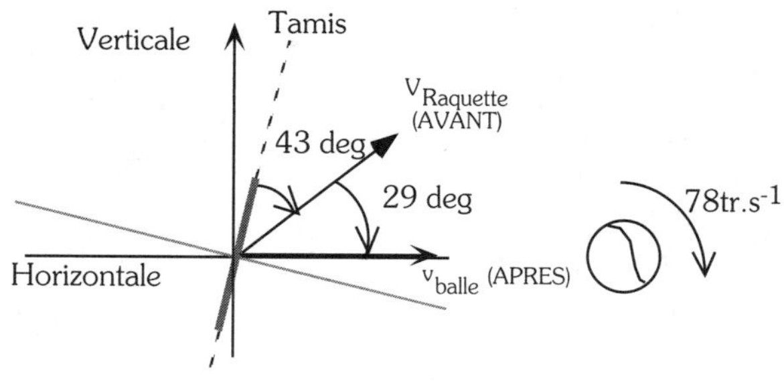

Fig. 9.9 — Exemple de frappe de balle liftée.

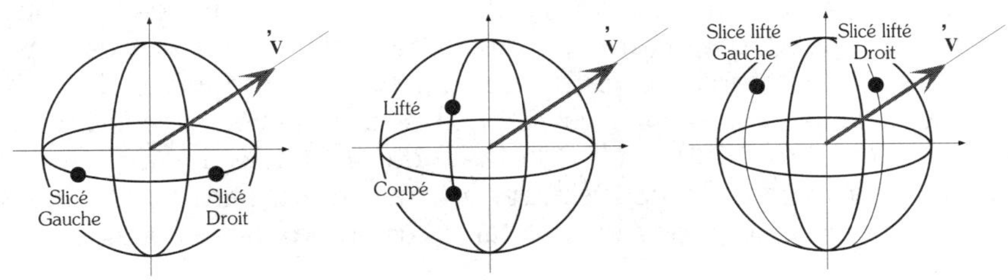

Fig. 9.10 — Points d'impact sur la balle pour réaliser les différents coups.

Les trajectoires à effets

L'influence du champ de pesanteur

Les trajectoires de balles sur Terre sont dépendantes du champ de pesanteur. Si on jouait sur la Lune au tennis avec les mêmes coups que sur Terre, il faudrait utiliser un terrain de foot alors que sur Jupiter on pourrait jouer dans une salle de classe.

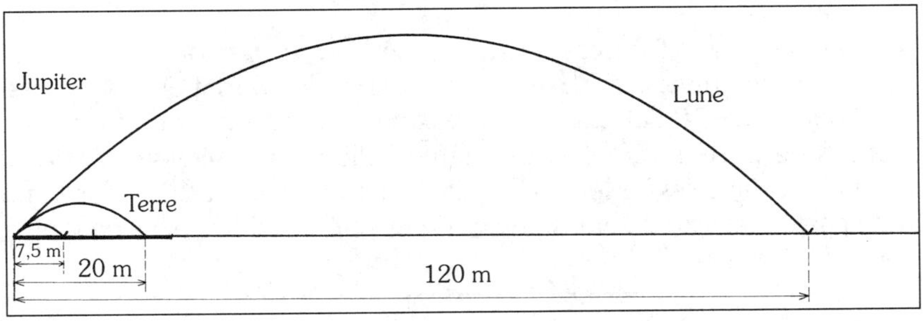

Fig. 9.11 — Simulation de trajectoires sur différentes planètes. Pour toutes les trajectoires la vitesse de départ est 50 km/h et l'angle 45°.

Ces simulations sont faites en l'absence de toute atmosphère. La présence d'atmosphère donne lieu à des forces supplémentaires qui viennent s'ajouter au poids.

L'influence de l'air

La balle sans rotation

La balle en avançant se heurte aux molécules d'air qui la freinent. L'air est chassé autour de la balle, mais une accumulation d'air se crée à l'avant et un vide relatif à l'arrière de la balle. Cette surpression devant et cette dépression derrière se traduisent par une force dirigée dans l'axe du déplacement mais de sens opposé. Son intensité dépend de nombreux paramètres tels que l'état de surface de la balle, sa vitesse, la surface de sa section, la masse volumique de l'air... Comme cette force varie avec le carré de la vitesse, elle connaît au cours de la trajectoire des variations importantes. Au départ d'un coup plat de fond de court très rapide, v = 160 $km.h^{-1}$, la force de résistance de l'air est en intensité 3 fois plus grande que le poids ; à l'arrivée sur l'adversaire la vitesse a été réduite environ de moitié v = 80 $km.h^{-1}$, la force de résistance de l'air n'est plus que 0,7 fois le poids. On peut simuler les trajectoires dans le vide et dans l'air. La différence de portée est d'autant plus grande que la vitesse initiale est grande.

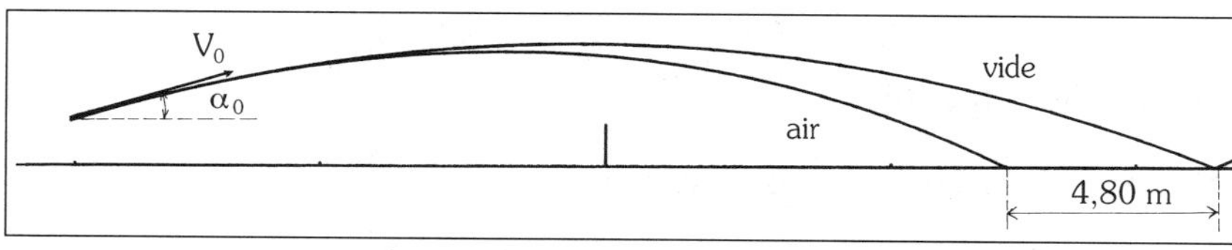

Fig. 9.12 — Différence de portée dans l'air et dans le vide. Pour une vitesse initiale V_0 = 72 km/h et un angle α_0 = 17°, la différence de portée entre l'air et le vide est de 4,8 m.

Le cas du vide est un cas extrême que l'on ne rencontre pas naturellement, mais en revanche il existe sur Terre des variations de pression atmoshérique dues à l'altitude ou à la température qui occasionnent des différences de portée notables. La même balle (même vitesse initiale) sera plus freinée à Paris qu'à Mexico. La différence d'environ 20 % sur la force se traduit selon les vitesse et les angles de tir par des différences de longueur du coup de 1 à 2 m.

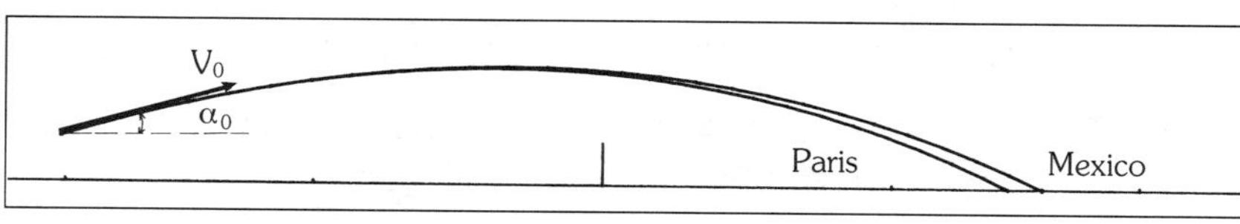

Fig. 9.13 — Différence de portée entre Paris et Mexico. Pour une vitesse initiale V_0 = 72 km/h et un angle α_0 = 17°, la différence de portée est de 80 cm.

De même les différences de température modifient les longueurs de trajectoire. La balle est plus freinée en hiver qu'en été mais les variations relatives sont faibles, de l'ordre de 1 % soit 5 à 10 cm sur la portée.

La balle avec rotation

Ces balles sont décrites par les sensations qu'elles procurent, balles lourdes, balles qui déportent, balles qui fusent, ou par leurs modes de production, balles coupées, chopées, liftées, travaillées, etc. Tous ces termes qui décrivent les effets ou la façon de les produire sont dus à un phénomène physique connu sous le nom d'*effet Magnus.* Lorsque la balle ne tourne pas, nous avons déjà vu qu'il y a accumulation d'air devant et défaut d'air derrière qui provoquent une force dans l'axe de la vitesse. Mais si la balle tourne cette accumulation est déplacée et la force n'est plus dans l'axe de la vitesse. Dans le cas du lift la rotation de la balle aide les molécules d'air à s'échapper par dessous, l'accumulation d'air se forme plus haut, et c'est l'inverse pour la balle coupée. On peut alors redécomposer cette force aérodynamique globale en une composante sur l'axe de la vitesse **Fr** et une composante orthogonale **Fm.** C'est cette composante orthogonale qui produit les trajectoires particulières à effets.

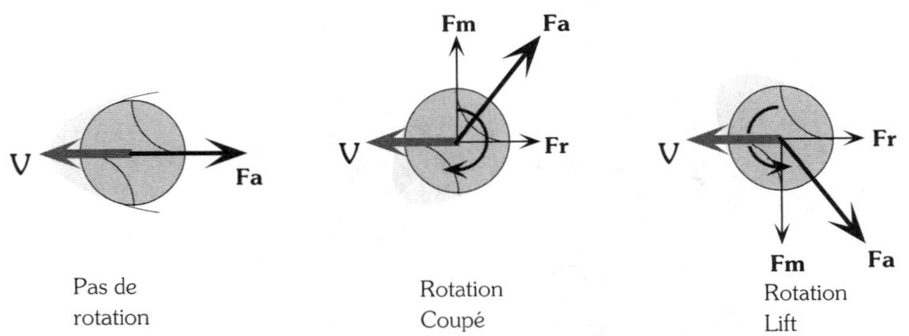

Fig. 9.14 — Effet de la rotation sur l'écoulement d'air autour de la balle.

Pratiquement pour trouver la direction de la force transverse **Fm** il suffit de partir du vecteur vitesse V et de tourner de 90° dans le sens de la rotation. L'intensité de la force Magnus est proportionnelle à la vitesse V et à la rotation N et elle dépend de l'état de surface de la balle (coefficient Magnus). Pour le tennis en prenant des conditions réelles soit 150 $km.h^{-1}$ et une rotation de 60 $tr.s^{-1}$ on obtient une valeur de la force Magnus égale à la moitié du poids. Dans ce cas la composante dans l'axe de la vitesse **Fr** vaut 2,5 fois le poids.

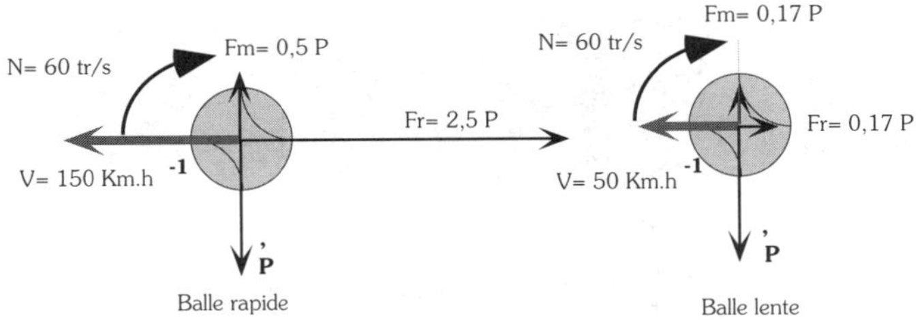

Fig. 9.15 — Valeurs de la force Magnus en comparaison du poids.

Nous allons définir des coups de base purs, c'est-à-dire des coups théoriques possédant des rotations de balle dont l'axe est vertical ou horizontal. Un coup réel est alors une composition de ces coups de base purs.

Lorsqu'une balle de tennis est en rotation, elle tourne sur un axe et un seul, mais cet axe peut avoir une direction quelconque. On décompose le vecteur rotation selon la verticale et l'horizontale et on a ainsi la décomposition en coups purs. Ainsi nous définirons le lift et la coupe comme des rotations d'axe horizontal et le slice gauche et le slice droit comme les rotations d'axe vertical.

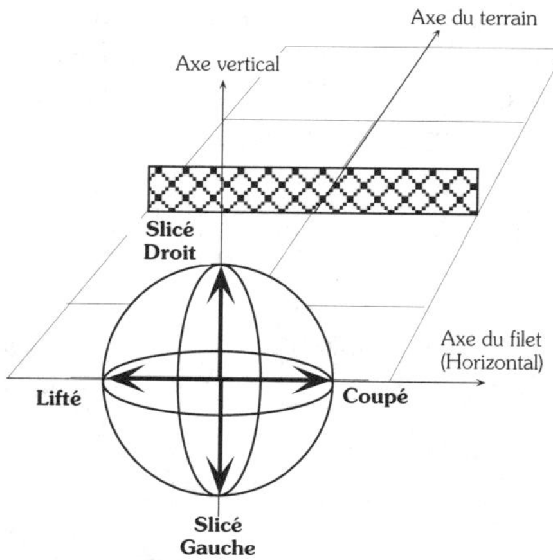

Fig. 9.16 — Définition des coups purs.

Par exemple un slice pur droit correspond à une rotation d'axe vertical définie par un vecteur vertical orienté vers le haut, un slice gauche par un vecteur vertical orienté vers le bas.

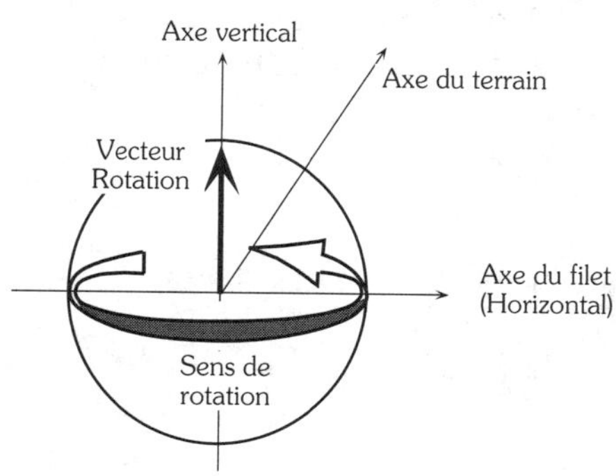

Fig. 9.17 — Définition d'un slice droit.

Les forces transverses qui en résultent permettent de prévoir les déviations de la trajectoire qui seraient celles d'une balle sans rotation.

Vu du joueur, le slice droit va dévier la trajectoire vers la droite, le slice gauche vers la gauche, le lift va faire tomber la balle et la coupe va la maintenir plus longtemps en l'air.

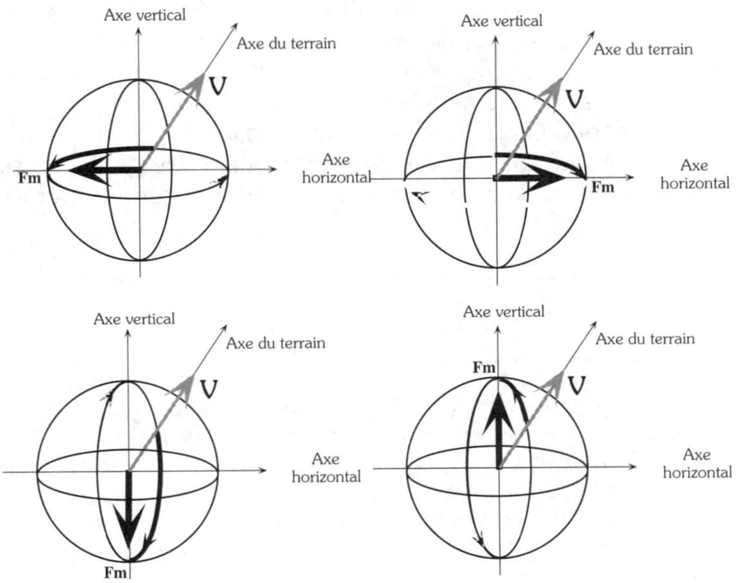

Fig. 9.18 — Direction de la force Magnus en fonction de la rotation.

L'influence des sols

Dans le cas général, la balle arrive sur le sol avec une vitesse oblique V et une rotation N. On peut décomposer sa vitesse en une composante horizontale V_h et une verticale V_v. On notera V', N', $V_{h'}$, $V_{v'}$ les grandeurs après rebond.

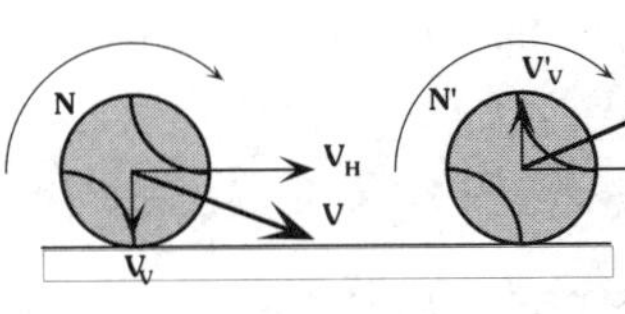

Fig. 9.19 — Vitesses et rotation avant et après rebond.

Sur l'axe vertical, les pertes d'énergie dues au rebond se traduisent par une diminution de V_v et sont paramétrées par *le coefficient de restitution e*

$$e = -V'v/Vv$$

La vitesse horizontale est aussi en général diminuée à cause des frottements. Deux cas peuvent se présenter : soit la balle glisse et les pertes sont maximum soit elle roule et les pertes sont minimum. La condition glisse ou roule dépend de l'état de surface (coefficient de frottement balle-sol) mais aussi des conditions d'arrivée sur le sol en particulier de la vitesse relative du point de la balle qui touche et du sol. Si on imagine une balle liftée, elle peut arriver au sol de telle sorte que son point de contact avec le sol ait une vitesse nulle (la vitesse de la balle est diminuée de la vitesse due à la rotation), la balle s'engraine sur le sol et alors les pertes sont très faibles (c'est le rebond lifté), en revanche une balle coupée va avoir un point d'impact qui aura une grande vitesse relativement au sol (la vitesse de la balle augmentée de la vitesse due à la rotation), alors les pertes seront maximum (c'est l'amorti coupé).

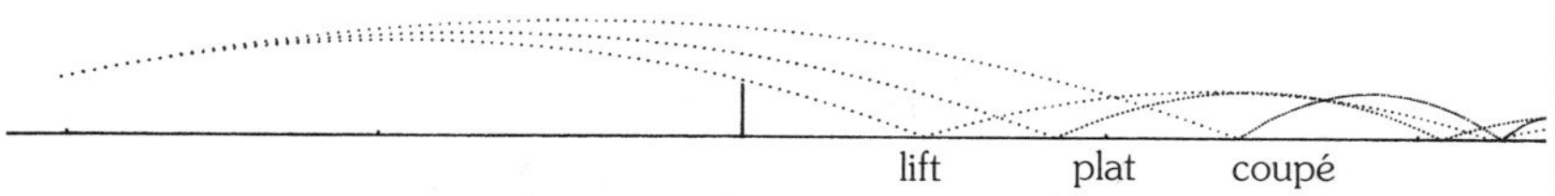

Après le rebond la balle liftée repart avec l'angle le plus faible et la vitesse la plus grande. Après le rebond la balle coupée repart avec l'angle le plus grand et la vitesse la plus faible.

La vitesse initiale est de 72 km/h et l'angle de 12°.

La rotation après le rebond est modifiée dans le sens du lift. La balle liftée passe de 60 tr/s à 71 tr/s, la balle plate de 0 tr/s à 46 tr/s et la balle coupée de –60 tr/s à +6 tr/s.

Fig. 9.20 — Trajectoires et rebonds comparés de balles sans rotation et avec rotation sur terre battue.

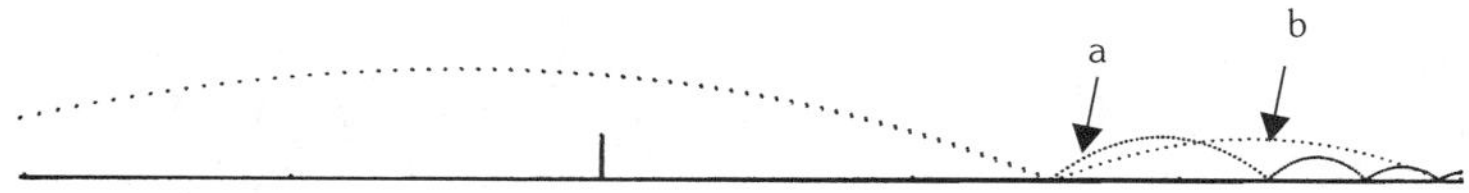

Fig. 9.21 — Rebond d'une balle coupée a) sur terre battue, b) sur herbe.

Caractérisation de quelques coups typiques au tennis

Les angles sont définis par rapport à l'horizontale et comptés négativement dans le sens des aiguilles d'une montre. Les conditions d'arrivée au rebond nous permettent de dire que tous les coups chopés fusent quelle que soit la surface, les coups plats longs et les services aussi, les lobs et les coups liftés roulent.

Les temps de trajectoire des balles plates.

Dans l'échange, ce temps dépend de la vitesse initiale donnée à la balle. Cette vitesse varie dans des limites possibles compte tenu de la taille du terrain. La vitesse minimum est de 45 km.h^{-1} (balle en cloche, départ à 45° du fond de court qui retombe juste derrière le filet), la vitesse maximum est d'environ 150 km.h^{-1} (balle qui rase le filet et qui retombe en fond de court).

Tableau 9.3 — Caractérisation de quelques coups typiques du tennis.

	Variables de départ de la balle				Variables avant le rebond		
Nature des coups	Rotation tr.s^{-1}	Vitesse m.s^{-1}	Angle degré	Hauteur m	V_h m.s^{-1}	V_v m.s^{-1}	Angle degré
Premier service plat	0	58,8	–7	2,8	41,6	–8,7	–11,6
Deuxième service lifté	60	45	–4	2,8	33	–9	–15
Coup plat de fond de court	0	30	7	1	21	–5,5	–15
Coup de fond de court lifté	70	25	12	1	17	–7,2	–23
Coup de fond de court chopé	–70	30	2	1,5	21,2	–4,4	–11,7
Lob plat	0	21,1	20	1	13,4	–7,9	–30
Lob lifté	60	21,1	26	1	12,4	9,5	–37
Amorti plat	0	15	20	1	11,2	–6,5	–30
Amorti coupé	–70	15	16	1	11,5	–5,74	–26,5

Tableau 9.4 — Temps de trajectoire des balles plates.

Angle de départ en degrés	Vitesse en km.h^{-1}	Temps au filet en ms	Distance du filet au rebond	Temps au rebond en ms	Temps au fond de court en ms
45	45	1 600	1	1 800	3 200
27	71	800	12	1 750	3 200
25	71	700	6,4	1 150	1 550
5	100	475	6,4	750	1 150
8	100	475	11	950	850
5,5	120	400	12	850	850
2,6	150	320	12	650	700

Pour les coups tombant en fond de court (11 ou 12 m), le temps qui compte en fait est celui correspondant au moment où l'adversaire reprend la balle soit 300 à 500 ms plus tard. Le gain de temps se transforme en gain d'espace de 3 à 5 m du fait du recul de l'adversaire.

Le temps de trajectoire des services plats.

On a pris une hauteur de frappe de 2,7 m.

Tableau 9.5 — Temps de trajectoire des services plats.

Vitesse initiale en km.h^{-1}	Angle de départ en degrés	Temps au rebond en ms	Temps au fond de court en ms Roland-Garros	Temps au fond de court en ms Wimbledon
160	–5,6	460	720	680
200	–6,7	380	580	550

Contrairement au coup de fond de court, il n'y a pas de limite supérieure à la vitesse initiale d'un service (à condition qu'il soit frappé à une hauteur supérieure à 1,7 m).

Si on veut disposer de 720 ms pour rattraper un service à 200 km.h^{-1} à Roland Garros, il faut reculer de 3,5 m derrière la ligne de fond. Si on reste sur la ligne de fond on a alors seulement 580 ms. On pourrait alors penser qu'il faille reculer le plus possible pour avoir plus de temps encore. Ce serait ne pas tenir compte du fait qu'il y a une alternative au service plat au centre, c'est le service slicé à gauche ou à droite. Il faut donc aussi défendre une zone d'espace. Cette dualité espace-temps est une des bases du comportement tactique du joueur de tennis.

Les effets de balle modifient l'espace à défendre et le temps pour y parvenir

Le service slicé

Au premier service on observe généralement des slices pratiquement purs. Les gauchers frappent la balle sur sa partie gauche, la trajectoire est incurvée à droite du serveur et réciproquement pour les droitiers. Vu du receveur, le service slicé du gaucher le déporte sur sa gauche (sur le revers pour un droitier). L'espace à défendre (entre le service le long de la ligne médiane et le service slicé extérieur) se trouve très largement augmenté par la courbure de la trajectoire vers l'extérieur du service slicé. Le slice impose un déplacement supplémentaire de 1 m sur le côté environ, ce qui correspond à 100 à 200 ms supplémentaires en temps de déplacement. On voit en revanche que sur un slice lent (120 km.h^{-1}) le receveur a davantage de temps (1 200 ms au lieu de 800 ms). Dans ces conditions, il est très bien placé pour passer son adversaire côté ouvert. Sur surface rapide (herbe ou synthétique tel que suprême-court), il faut diminuer de 30 à 40 ms le temps pour les services plats et de 90 ms pour le service slicé à 160 km.h^{-1}, ce qui explique encore davantage l'arme redoutable que constitue ce service sur surface rapide.

Espace possible entre un service slicé croisé et un service plat.
(service à droite d'un droitier)

Vitesses moyennes 160 km/h au départ pour le service plat
120 km/h pour le service slicé

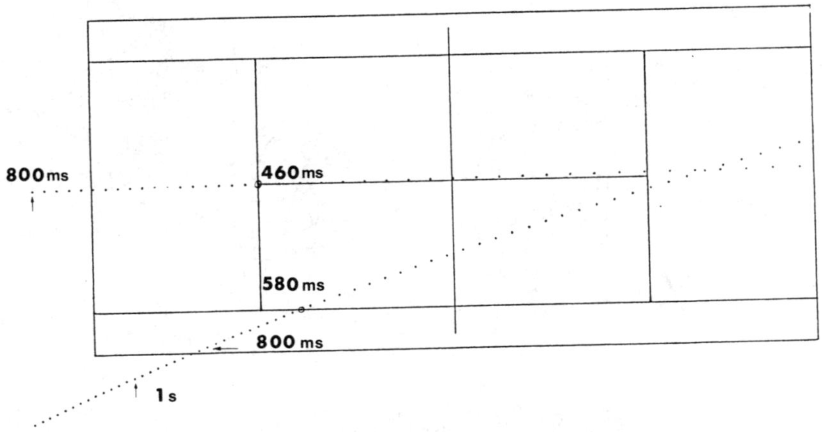

Espace possible entre un service slicé croisé et un service plat droit
(services à gauche d'un gaucher)

Cas de deux services extrêmes en angles et en vitesses
160 km/h au départ pour le service slicé

Simulation sur terre battue
200 km/h au départ pour le service plat

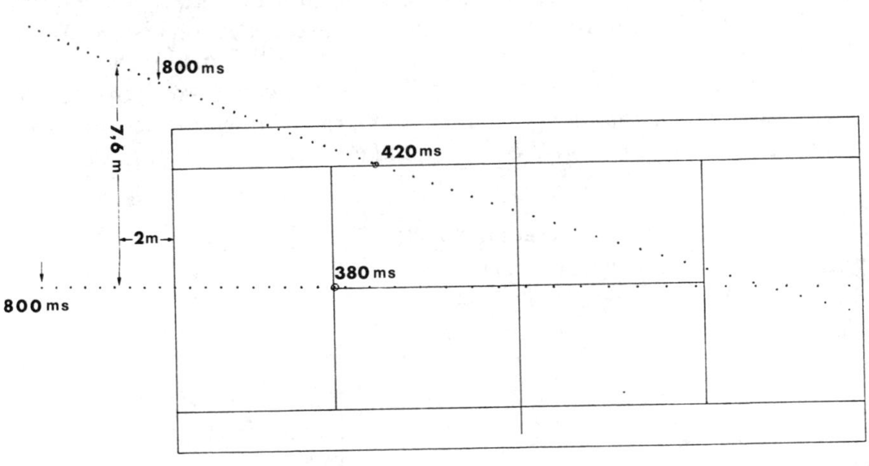

– le temps entre deux points est de 20 m/s
– le rebond est repéré par un point
– sur herbe le temps total de la trajectoire pris du départ au passage de la ligne de fond est à diminuer de 90 ms pour le service slicé et de 30 ms pour le service plat.

Fig. 9.22 — Service slicé.

Le service lifté

Le service lifté pur n'existe plus, en réalité les deuxièmes services sont des services qui mélangent à part égale du lift et du slice. L'axe de rotation de la balle est incliné à 45° soit à gauche pour les droitiers soit à droite pour les gauchers.

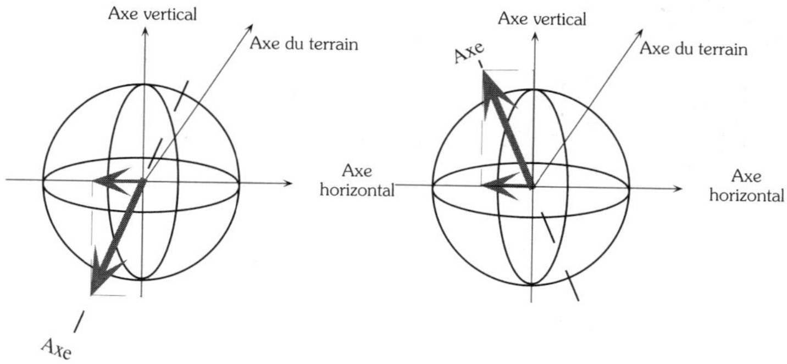

Fig. 9.23 — Service lifté, axes de rotation.

Lob lifté

En ce qui concerne les coups de fond de court liftés ou coupés, comparons deux coups qui tombent au même endroit et qui ont des rotations différentes. Pour un lob lifté il faut une vitesse initiale avec un angle plus grand puisque le lift va la faire retomber plus vite. En simulation la comparaison des trajectoires fait apparaître un gain important en hauteur du lob lifté ce qui est intéressant pour mieux passer son adversaire monté au filet. Si celui-ci est censé reprendre une balle à 2,8 m de hauteur, le lob lifté fait gagner 3 m en profondeur. Cela signifie que ce coup permet de passer des adversaires qui ne sont montés qu'en milieu de court alors que le lob plat ne peut tromper que les joueurs montés tout près du filet.

Comparaison entre un lob plat et un lob lifté
ayant un rebond sur la ligne de fond
ayant même vitesse de départ de 75 km/h

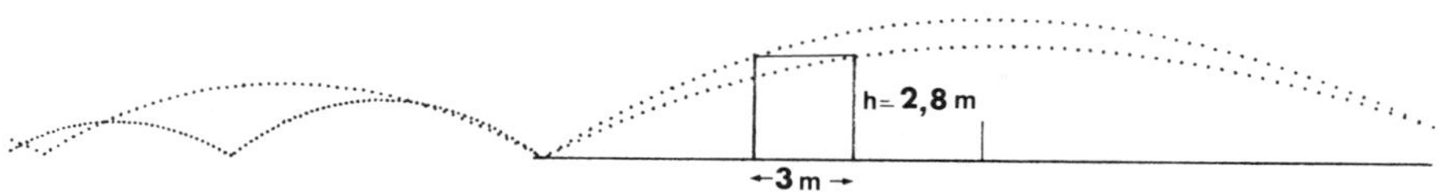

Le lob lifté est toujours plus haut. Ex : 70 cm au niveau du filet ce qui fait gagner 3 m en profondeur pour passer un adversaire qui rattrape la balle à 2,8 m.

Fig. 9.24 — Lob lifté.

Coup de fond de court lifté

Comparons deux coups de fond de court, l'un plat, l'autre lifté de même portée (rebond au même endroit).

Même vitesse de départ 90 km/h
L'angle de départ est de 9 degrés pour le coup plat
de 13 degrés pour le coup lifté

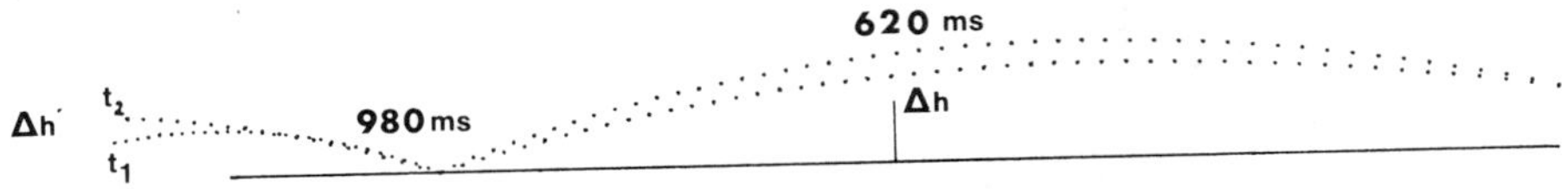

t_2 = 1,3 s $\Delta h'$ = 35 cm
t_1 = 1,5 s Δh = 40 cm

– la balle liftée est toujours plus haute que la plate.
– la balle liftée est plus rapide après le rebond. 200 ms de moins (320 ms au lieu de 500 ms).

Fig. 9.25 — Coup de fond de court lifté.

La trajectoire du coup lifté est toujours au-dessus de la trajectoire du coup plat, et passe 40 cm plus haut au niveau du filet. La balle liftée est plus rapide après le rebond 57 km.h^{-1} au lieu de 36 km.h^{-1} pour la balle plate. Cela se traduit par un temps de trajectoire total diminué de 180 ms pour un receveur placé 1,5 m derrière la ligne de fond de court. La balle à un rebond plus haut de 35° à 1,5 m de la ligne de fond de court.

Passing shot croisé lifté

Comparons un passing shot croisé lifté avec un passing plat croisé

Le passing lifté permet des angles plus importants. La balle liftée semble envelopper le filet, tomber juste derrière lui. Le temps de la trajectoire (pour un adversaire situé à 2,5 m du filet) est de 600 ms pour une vitesse initiale de 100 km.h^{-1}. Dans cette position pour le receveur la balle liftée est 30 cm plus basse et 1 m plus à l'extérieur que la balle plate.

Amorti coupé

L'amorti coupé à un rebond très court, qui oblige l'adversaire à défendre une zone augmentée de 3,7 m par rapport à un amorti plat.

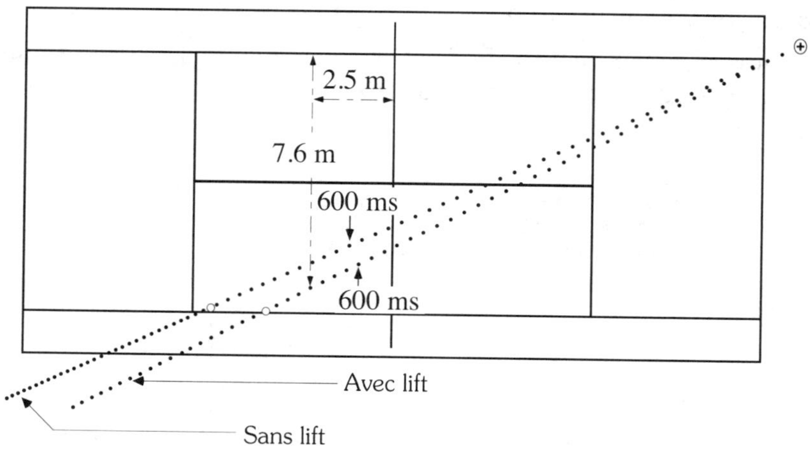

Fig. 9.26 — Passing shot croisé lifté.

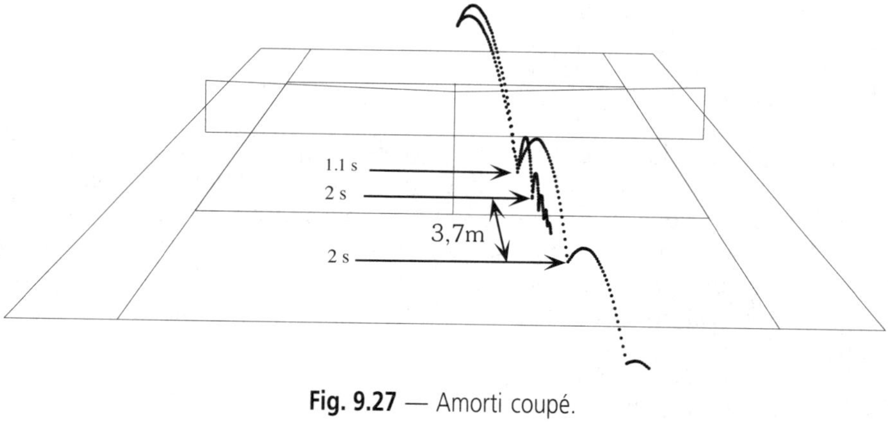

Fig. 9.27 — Amorti coupé.

9.4 GÉNÉRALISATIONS POSSIBLES

Les considérations issues des modèles de frappe, rebond et trajectoires des balles de tennis sont tout à fait généralisables à d'autres sports de raquette comme le tennis de table. Mais ce qui est plus intéressant c'est l'utilisation de modèles identiques dans des sports qui utilisent d'autres engins de frappe comme le base-ball, le golf, mais aussi le foot ou le rugby. Les résultats qualitatifs sur la nature des effets restent valables, les modèles de la frappe ou de la trajectoire sont conservés, ce sont les données initiales et les paramètres des modèles qui changent. Par exemple pour les trajectoires de balles avec effets, il faut trouver les coefficients aérodynamiques pour chacune d'entre elles et les conditions initiales de départ de la balle. Si l'on compare différents sports entre eux du point de vue du freinage de l'air on trouve que les balles de tennis et de tennis de table sont deux fois plus freinées que les balles de golf et cinq fois plus que les balles de rugby ou de foot. En ce qui concerne les effets, au-delà des noms spécifiques attribués aux différents coups dans les différents sports, le repère universel c'est l'axe de rotation de la balle.

Tableau 9.6 — Les balles à effets dans divers sports.

Sport	Rotation d'axe vertical	Rotation d'axe horizontal	Rotation dans l'axe de la vitesse
golf	Slice et Hook	Pas de nom spécial, mais cette rotation est toujours du backspin et dépend du numéro du club	
tennis	slice droit et gauche	coupe, lift, chop, chip	
tennis de table	effet latéral droit et gauche	backspin et topspin	déviation au rebond gauche et droit
football	balles brossées	balles piquées	

Dans la réalité les coups réalisés ont des axes de rotation qui ne sont pas strictement sur les axes définis ci-dessus, mais la balle tournant selon un axe on peut décomposer la rotation en trois composantes d'effets « purs » c'est-à-dire d'effets ayant les axes de rotation ci-dessus.

ÉNONCÉS DES EXERCICES DU CHAPITRE 9

■ **9.1 Analyse du mouvement d'une balle entre les deux premiers rebonds.** Le document à analyser représente le mouvement d'une balle de tennis entre le premier et le second rebond, comparé à une trajectoire simulée sur ordinateur de ce même rebond dans le vide. La cadence de prise de vue est de 24 images/sec.

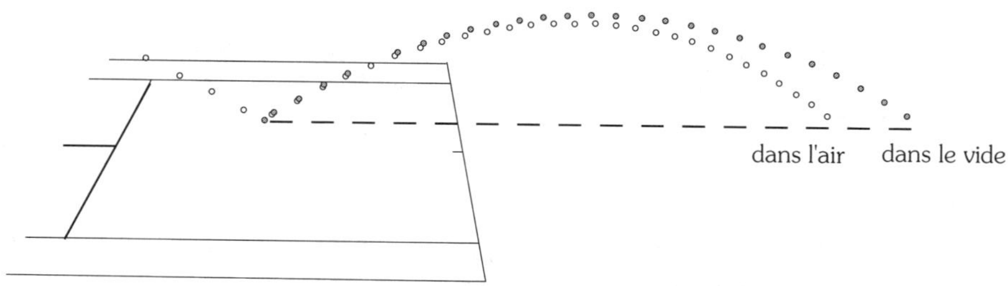

Fig. 9.28 — Trajectoire à Paris et dans le vide.

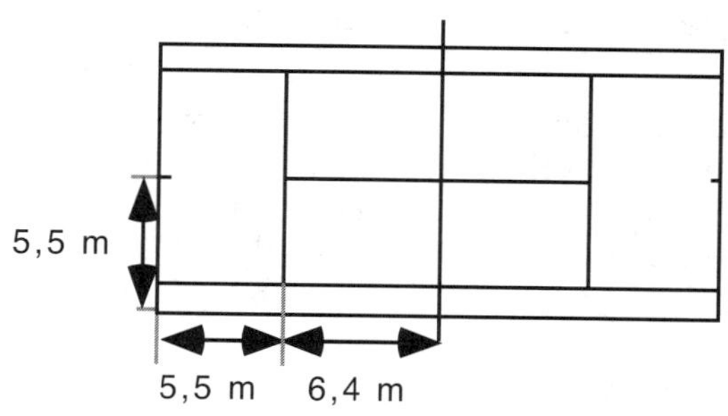

Fig. 9.29 — Dimensions d'un terrain de tennis.

Q1 — *Pourquoi la trajectoire est-elle plus longue dans le vide que dans l'air ?*
Q2 — *Trouver l'échelle du document.*
Q3 — *Calculer la différence de portée dans l'air par rapport au vide, évaluer l'incertitude.*
Q4 — *En faisant l'hypothèse d'une relation linéaire entre la portée et la pression atmosphérique, calculer la différence de portée pour ce rebond entre Paris et Mexico (la pression atmosphérique à Mexico étant supposée égale à 90 % de la pression atmosphérique à Paris).*
Q5 — *Mesurer la vitesse horizontale de la balle dans le vide.*
Faire 10 mesures en expliquant votre choix.

Q6 — *Quelle est la vitesse moyenne obtenue et l'écart-type ? Peut-on conclure que la vitesse est constante ?*
Q7 — *Est-ce que d'un point de vue théorique, la vitesse doit être constante ? Pourquoi ?*
Q8 — *Dans le vide : dessiner le vecteur vitesse aux points A, B et C.*
(Faire figurer sur les schémas l'axe horizontal et l'axe vertical).

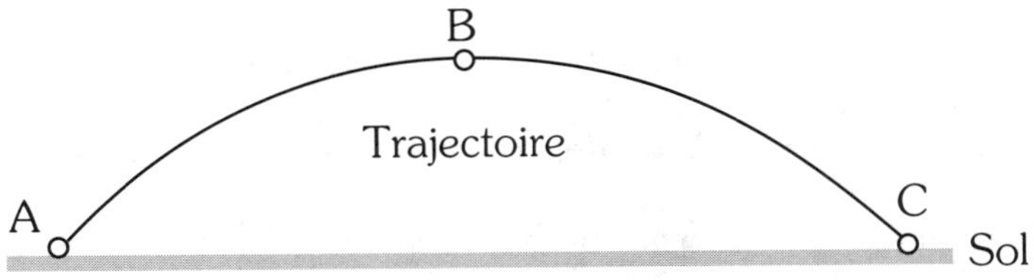

Fig. 9.30 — Trajectoire de la balle dans le vide.

Q9 — *Dessiner d'une autre couleur le vecteur accélération en ces mêmes points.*
Q10 — *Dans l'air : dessiner au point A les forces qui s'exercent sur la balle. Faire un croquis en précisant les axes horizontaux et verticaux.*

■ 9.2 Analyse cinématique du premier service de Y. Noah.

Le document représente les positions du bras droit, de l'avant-bras droit et de la raquette d'un premier service de Y. Noah vu de profil. La fréquence des images est de 100 Hz. Les cinq premiers intervalles après l'impact sont de 10 ms et les cinq suivants de 20 ms. Symétriquement les cinq intervalles avant l'impact sont de 10 ms et les cinq précédents de 20 ms

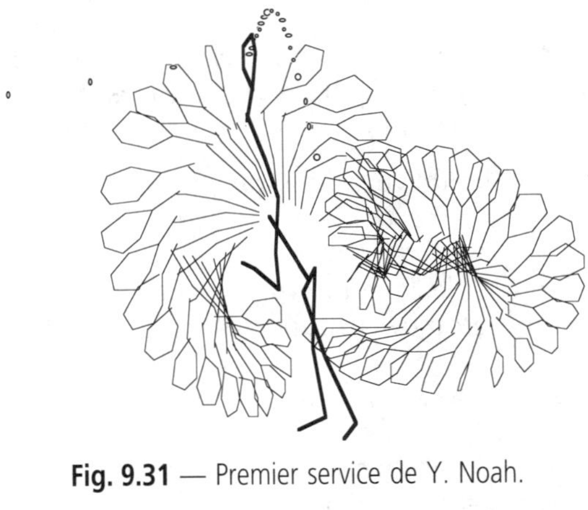

Fig. 9.31 — Premier service de Y. Noah.

Q1 — *Quelle est l'échelle du document (la raquette mesure 70 cm).*
Q2 — *Quelle est l'amplitude verticale et horizontale de la trajectoire de la tête de raquette ?*

Q3 — *Quelle est la vitesse de la balle, de la raquette avant et après l'impact ?*
Q4 — *Mesurer l'angle de la raquette par rapport à la verticale sur les 9 intervalles avant et après l'impact (mesure algébrique de l'angle).*
On reportera sur un calque les raquettes en calant le bout du manche sur un même point.
Q5 — *Tracer la courbe des valeurs de la vitesse angulaire de la raquette.*
Q6 — *Mesurer l'angle de l'avant-bras par rapport à la verticale sur les 9 intervalles avant et après l'impact.*
Q7 — *Tracer la courbe des valeurs de la vitesse angulaire de l'avant-bras.*
Q8 — *Expliquer les courbes obtenues.*

■ 9.3 Analyse cinématique du premier service de M. Rossé

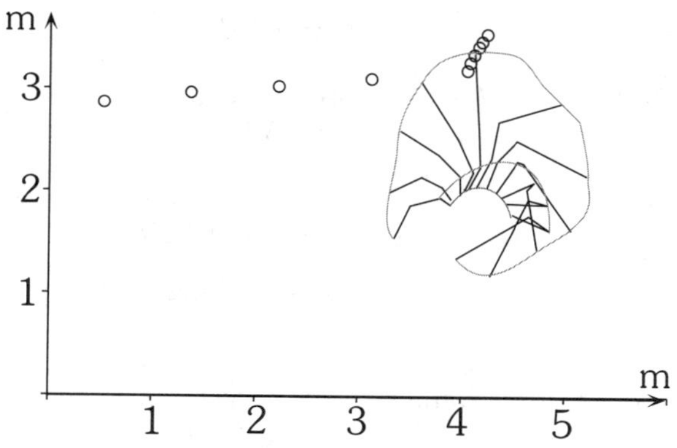

Fig. 9.32 — Premier service de M. Rossé.

Le document représente les positions du bras droit, de l'avant-bras droit et de la raquette d'un premier service de M. Rossé vu de profil. La fréquence des images est de 50 Hz.

Q1 — *Quelle est l'échelle du document ?*
Q2 — *Quelle est la vitesse de la balle, de la raquette avant et après l'impact ?*
Q3 — *Mesurer l'angle de la raquette par rapport à la verticale.*
On reportera sur un calque les raquettes en calant le bout du manche sur un même point.
Q4 — *Tracer la courbe des valeurs de la vitesse angulaire de la raquette.*
Q5 — *Mesurer l'angle de l'avant-bras par rapport à la verticale.*
Q6 — *Tracer la courbe des valeurs de la vitesse angulaire de l'avant-bras.*
Q7 — *Expliquer les courbes obtenues et comparer à celles obtenues pour Y. Noah.*

■ 9.4 Étude cinématique d'un revers lifté de M. Navratilova

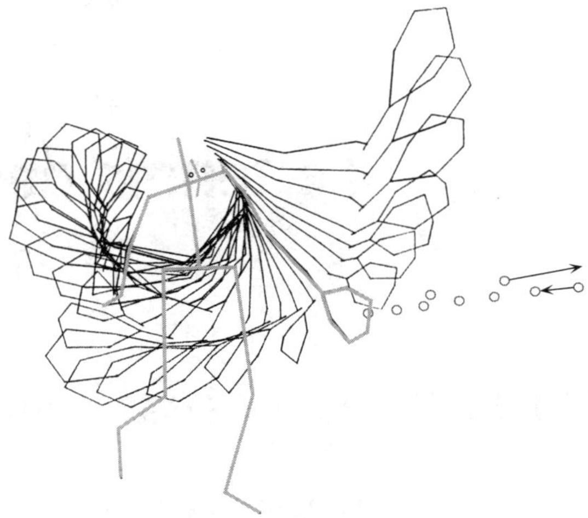

Fig. 9.33 — Revers lifté de M. Navratilova.

Q1 — *Quelle est l'échelle du document (la raquette mesure 70 cm) ?*
Q2 — *Quelle est la vitesse de la balle, avant et après l'impact ?*
Q3 — *Quelle est la vitesse de la raquette, avant et après l'impact ?*
Q4 — *Quelle est la direction de la vitesse de la raquette au moment de l'impact ?*
Q5 — *Le tamis étant vertical à l'impact, expliquer le lift. Évaluer la rotation en vous aidant de la courbe de la figure 9.13.*

■ 9.5 Calcul de la vitesse de la balle connaissant la vitesse de l'objet lanceur

Q1 — *En prenant les valeurs données dans le tableau suivant calculer la vitesse de la balle et de l'objet lanceur après le choc.*
Q2 — *Calculer le rapport de la vitesse de la balle après le choc à la vitesse de l'objet lanceur avant le choc.*

Tableau 9.7 — Données avant le choc entre l'objet lanceur et la balle.

Sports	**tennis**	**tennis de table**	**foot**	**golf**
e coef rest	0,80	0,85	0,74	0,65
M en kg	0,30	0,10	3,80	0,20
m en kg	0,06	0,00	0,43	0,05
M/m	5,00	33,33	8,78	4,44
V en $m.s^{-1}$	40,00	30,00	20,00	50,00

10

Le tennis de table

10.1 QUESTIONS DE DÉPART, CONTEXTE DES RECHERCHES

Depuis toujours les pongistes utilisent et manipulent les effets de balle, mais les avancées techniques concernant les raquettes et la technique du collage de la plaque en caoutchouc sur la raquette avec de la colle fraîche ont donné à cette question une acuité toute particulière. Souhaitant d'une part réglementer l'utilisation de la colle fraîche et d'autre part ralentir le jeu pour le rendre plus spectaculaire, la Fédération internationale de tennis de table a souhaité réunir des informations complémentaires susceptibles de l'aider dans les décisions à prendre. Pour cela des modèles de frappe de balle, de rebond et de trajectoire de balle ont été développés dans le but de prédire les conséquences de décisions envisagées pour ralentir le jeu (augmentation la hauteur du filet, interdiction de la colle fraîche, augmentation du diamètre de la balle). Bien sûr ces modèles sont insuffisants pour connaître en profondeur l'influence de ces changements sur le jeu et sur son évolution, car ils ne donnent que l'effet d'une frappe et d'une trajectoire. Pour avoir une idée plus précise de la façon dont le jeu peut évoluer, il faut intégrer des informations sur la façon dont le joueur peut s'ajuster à ces nouveaux temps d'échange.

10.2 PHÉNOMÈNES PHYSIQUES EN JEU

Ce sont les mêmes que pour le tennis à savoir les trajectoires dans le champ de pesanteur sous l'influence des forces aérodynamiques, les chocs et les frottements solides au cours de ces chocs.

10.3 MODÈLES

Nous limiterons ici la question des modèles au problème de base qui est la réalisation d'un point. Réaliser un point en tennis de table consiste à renvoyer la balle à l'aide d'une raquette sur la demi-table adverse, une fois de plus que son adversaire (quand on est au service). La balle possède un rôle central, le choc avec la raquette lui communique des variables cinématiques (vitesse et rotation) qui vont déterminer sa trajectoire. La table lui donne au rebond d'autres valeurs de vitesse et de rotation pour une nouvelle trajectoire vers l'adversaire et là elle reçoit un nouveau choc de raquette qui lui donne encore d'autres caractéristiques de vitesse et de rotation qui vont déterminer son retour. La mécanique permet de décrire et éventuellement de prévoir les états spatio-temporels des différents éléments du système et en particulier les positions à chaque instant de la balle et des joueurs. Nous présentons des résultats dans la suite qui utilisent deux types de modélisations. Tout d'abord un modèle empirique de construction d'un point, puis un modèle dynamique des trajectoires dans l'air.

Un modèle de la construction d'un point

La performance des champions en tennis de table suppose une intégration de nombreuses contraintes spatio-temporelles. Entre deux frappes consécutives d'un même joueur on distingue quatre phases qui sont systématiquement décrites de la même manière par les positions de la balle relatives à l'environnement extérieur. La balle pilote et organise systématiquement le geste et le mouvement des joueurs de la façon suivante. Chaque phase du mouvement comportant toujours les mêmes ajustements est définie par une portion de trajectoire de la balle. En particulier il y a une relation constante entre la portion de trajectoire de la balle et la portion de trajectoire de la tête de raquette.

Trajet de la balle dans la phase 1 : de l'endroit de l'impact avec la raquette du joueur jusqu'au passage du filet

Après le choc raquette-balle le joueur (point 1) termine son mouvement du bras porteur de la raquette (point 5) . La vitesse de la raquette diminue jusqu'à s'annuler, au moment où la balle passe le filet. Ce moment correspond au point de rebroussement de la raquette, celle-ci a terminé son parcours vers l'avant, elle est immobile avant de revenir se placer. Dans cette phase les pieds du joueur s'ils étaient fixés au moment de la frappe, ne bougent pas.

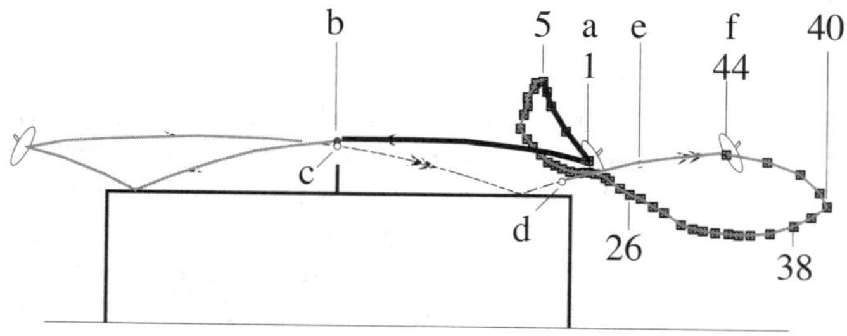

Fig. 10.1 — Trajet de la balle dans la phase 1.

Trajet de la balle dans la phase 2 : du passage au filet jusqu'au passage au filet dans l'autre sens

Cette deuxième phase (du point 5 au point 26) concerne essentiellement les déplacements avant arrière du joueur. Se superpose à ce mouvement d'adaptation du placement du joueur pour le coup suivant, le mouvement propre de la raquette par rapport au corps. La raquette revient se placer en position d'attente juste devant le corps. Les ajustements spécifiques du corps dans son entier commencent au moment où l'adversaire frappe la balle et finissent au moment où la balle passe le filet dans le sens retour.

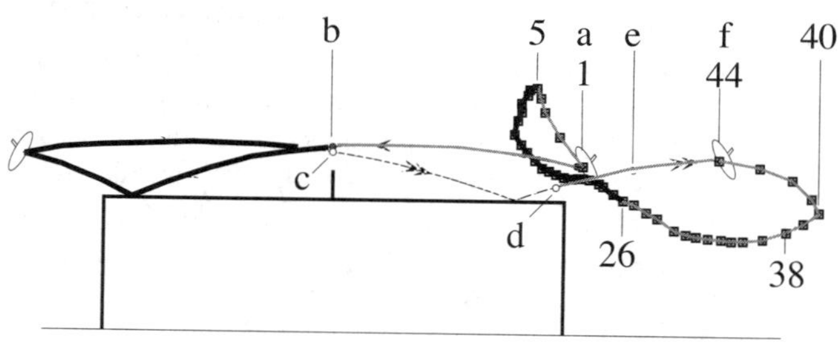

Fig. 10.2 — Trajet de la balle dans la phase 2.

Trajet de la balle dans la phase 3 : du passage au filet dans l'autre sens jusqu'au rebond dans la demi-table du joueur

C'est le mouvement d'armé du coup (du point 26 au point 38), il débute avec le passage de la balle au filet et finit au rebond. On peut observer au début de cette phase, par le mouvement de la tête de raquette, quelle a été la décision du joueur pour le choix du revers ou du coup droit. Cette décision a été prise avant, mais il est difficile de savoir exactement quand dans la mesure où ce processus n'est pas forcément le fait d'un choix unique et irréversible mais plutôt d'une série de décisions plus ou moins informées et dont le joueur valide sans cesse la pertinence par des indicateurs notamment spatiaux au cours de la trajectoire retour de la balle.

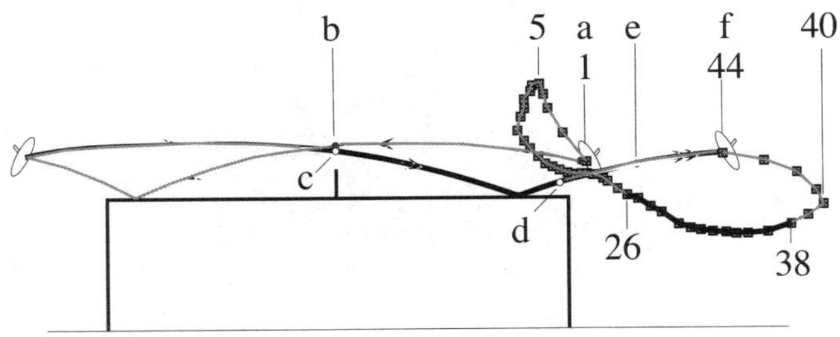

Fig. 10.3 — Trajet de la balle dans la phase 3.

Trajet de la balle dans la phase 4 : du rebond jusqu'à la frappe suivante du joueur

Elle est composée de deux sous-phases que nous décrirons dans une logique de compte à rebours à partir de la frappe du joueur. Le bras porteur de la raquette exécute une action motrice de durée constante quels que soient les coups de 80 ms (du point 40 au point 44). Cette phase propulsive est précédée par des ajustements de la raquette en translation latérale et en inclinaison. Si le joueur manque de temps c'est cette phase d'ajustement qui est raccourcie (du point 38 au point 40).

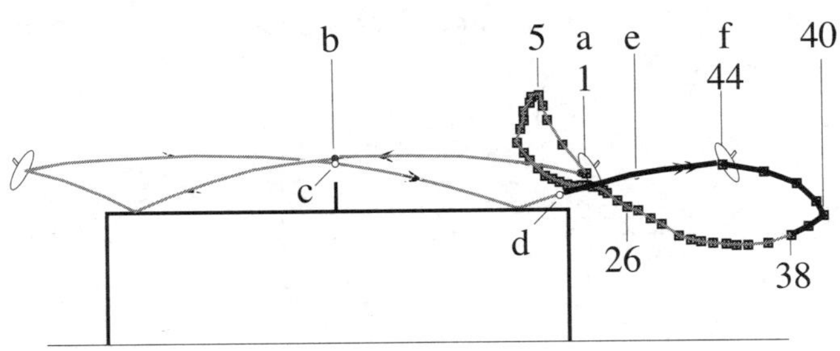

Fig. 10.4 — Trajet de la balle dans la phase 4.

Modèles dynamiques de trajectoires de coups à effets

Définition des effets purs

De la même manière que pour le foot, le tennis ou le golf nous définirons des effets purs par la direction du vecteur rotation se référant au repère du terrain, ici la table. L'axe x est l'axe longitudinal de la table, l'axe y est l'axe du filet et l'axe z l'axe vertical. La vitesse de la balle pour cette définition est portée par l'axe longitudinal de la table Ox.

Les vecteurs rotations des effets purs sont portés par les axes Oxyz ce qui fait six effets purs possibles compte tenu de deux orientations possibles par axe. Sur l'axe Ox on a les effets de déviation au rebond à droite ou à gauche, ces rotations très difficiles à obtenir car elles sont dans l'axe de la

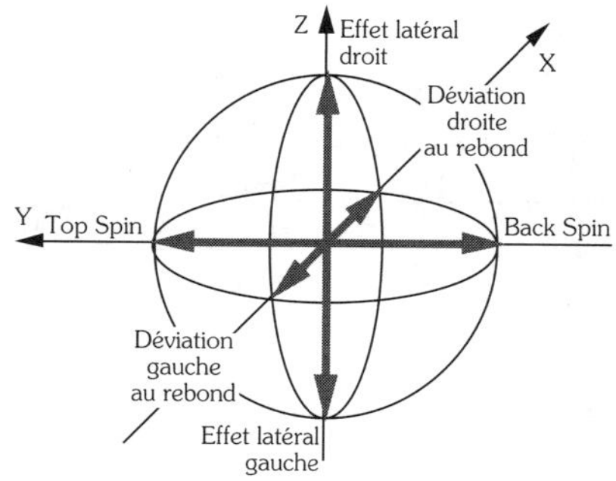

Fig. 10.5 — Définition des effets purs.

vitesse n'influent pas sur la trajectoire mais seulement sur le rebond, elles sont réalisées presque exclusivement au service (service dits sauté). Sur l'axe O*y* horizontal parallèle au filet, ce sont les effets de *top spin* ou de *back spin*, qui permettent d'accélérer ou de ralentir le jeu. Enfin sur l'axe vertical O*z*, ce sont les effets latéraux, la trajectoire est déviée vers la droite ou vers la gauche.

Pour chaque vecteur rotation, nous présentons sur les schémas suivants, la rotation de la balle par une flèche courbe et le sens de la frappe par une flèche large.

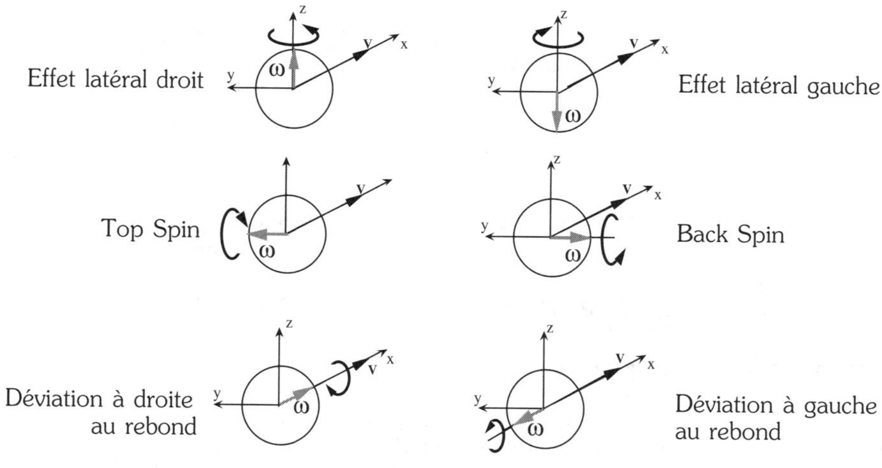

Fig. 10.6 — Vecteurs rotations des effets purs.

Trajectoires à effets

A chacune de ces rotations, correspond une trajectoire, dont nous donnons la forme générale dans la figure suivante. Ces formes sont plus ou moins accentuées selon la vitesse de la balle et sa rotation.

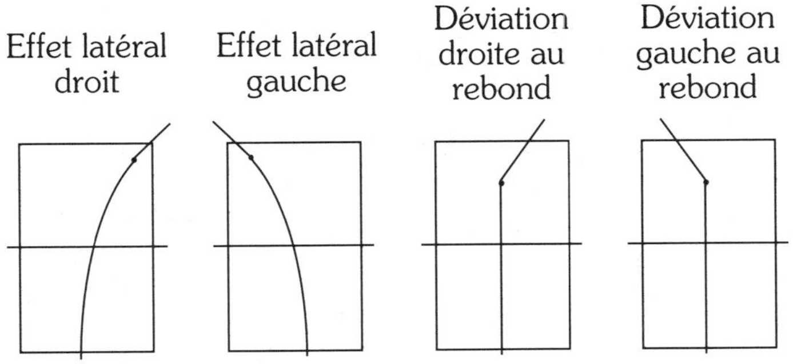

Fig. 10.7 — Trajectoires types de balles à effets.

Influence des variables cinématiques de départ sur la trajectoire

Après la frappe, la balle part avec des variables cinématiques déterminés par le choc avec la raquette. Il s'agit de la vitesse (module et direction) et de la rotation (module et direction). Ces variables déterminent totalement la trajectoire. Par simulation on peut envisager toutes les balles possibles, et en particulier on va chercher systématiquement toutes les balles qui partant d'un point donné arrivent sur la demi-table adverse. Deux cas extrêmes seront les cas limites représentés sur les graphiques suivants. Le cas limite où la balle effleure le filet et celui où la balle est exactement sur le bord du fond de la demi-table adverse.

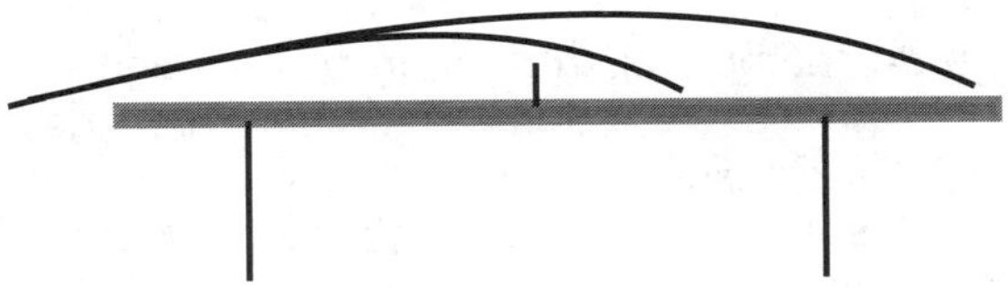

Fig. 10.8 — Deux cas limites de trajectoires de balles bonnes.

Le module et l'angle de la vitesse

La vitesse de la balle ne peut pas être quelconque, elle est comprise entre deux valeurs extrêmes, qui dépendent de la direction de la vitesse définie par l'angle du vecteur vitesse avec l'horizontale (angle α). Pour de petits angles il faut une vitesse importante et on n'a pas beaucoup de marges de manœuvre entre une balle ras du filet et fond de table (pour 20°, la vitesse est comprise entre 33 km.h^{-1} et 36 km.h^{-1}). C'est pour des angles autour de 45° que la vitesse est la plus petite et que les possibilités sont plus grandes de 22 km.h^{-1} à 28 km.h^{-1}) (Fig. 10.9). On voit que dans les conditions de la simulation, il existe des limites et les champions sont ceux qui parviennent à se rapprocher le plus de ces limites.

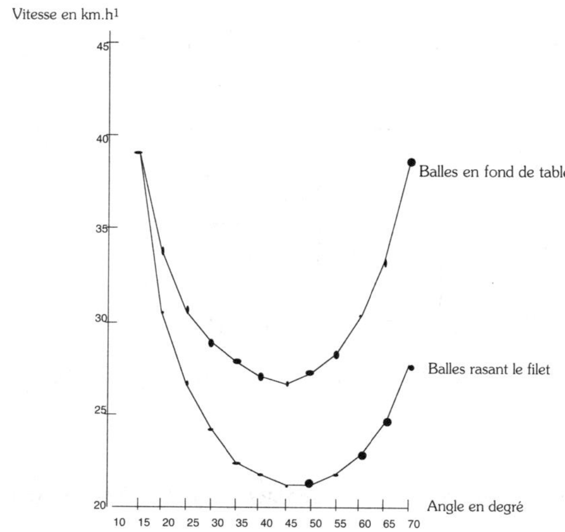

Fig. 10.9 — Vitesses possibles de départ de la balle sans effet.

La rotation augmente la vitesse du jeu

Les effets de top spin, outre les trajectoires spéciales et les rebonds particuliers, ont bouleversé ce jeu depuis quelques décennies en augmentant les vitesses possibles des balles. On a vu que la vitesse est limitée faute de quoi la balle va trop loin et ne retombe pas sur la table. La force Magnus qui s'exerce sur un top spin est une force dirigée vers le bas qui fait tomber la balle plus vite. Donc pour une même vitesse elle ira moins loin ou pour un même endroit de rebond sur la table on aura une vitesse plus importante. Pour des top spin de champions, la rotation peut atteindre 100 à 150 $tr.s^{-1}$, (3 600 à 5 400 $tr.mn^{-1}$). Ces rotations engendrent alors des gains de vitesse allant de 50 à 100 % en plus. Par exemple sur la figure suivante, on peut lire la marge de vitesse autorisée pour 20° sans rotation de 33 $km.h^{-1}$ à 35 $km.h^{-1}$ et pour une balle avec top spin de 46 $km.h^{-1}$ à 53 $km.h^{-1}$. (Fig. 10-10)

L'énergie de la balle

L'énergie totale de la balle est à peu près constante sur sa trajectoire et varie brusquement au moment des chocs avec les raquettes ou sur la table.

Au cours de la trajectoire, cette énergie est constituée de trois termes :

- *Une énergie potentielle* $E_p = mgh$ (comptée par rapport à un repère origine d'altitude fixe, par exemple la table)
- *Une énergie cinétique* $E_c = \frac{1}{2}mV^2$
- *Une énergie cinétique de rotation* $E_{crot} = \frac{1}{2}J\omega^2$

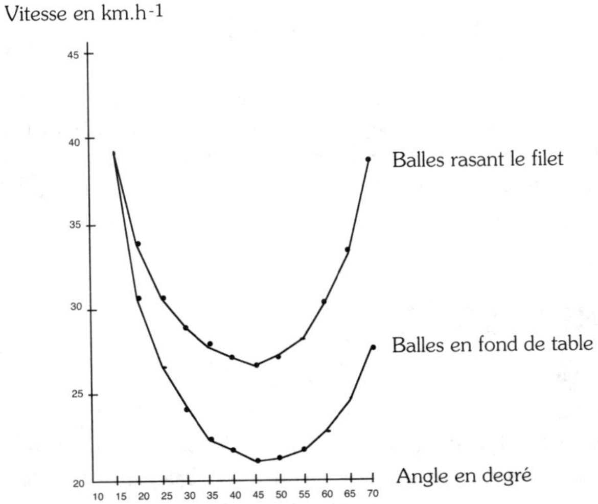

Fig. 10.10 — Vitesses possibles de départ de la balle avec effet.

Si, au service, un joueur lance une balle en l'air avec une vitesse initiale de, par exemple 6 $m.s^{-1}$ vers le haut, elle s'élèvera jusqu'à une certaine hauteur, puis elle redescendra et au moment où elle repassera par son point de départ sa vitesse sera de nouveau de 6 $m.s^{-1}$. Le joueur convertira alors toute cette énergie pour réaliser son service, il n'aura pas d'énergie supplémentaire à fournir si ce n'est dans la production des effets (back-spin, top-spin, side-spin...)

D'autres transformations d'énergie sont possibles, en particulier au rebond. De même de l'énergie cinétique de rotation peut être transformée en énergie cinétique de translation.

Tableau 10.1 — Valeurs respectives de ces énergies pour les coups du tennis de table.

Coup	Vitesse $m.s^{-1}$	Rotation $tr.s^{-1}$	Ec Rot joules	Ec Trans joules
Smash	18	20	$0{,}47.10^{-2}$	$40{,}5.10^{-2}$
	50	40	$1{,}9.10^{-2}$	312.10^{-2}
Top spin	10	160	$30{,}4.10^{-2}$	$12{,}5.10^{-2}$
	30	160	30.10^{-2}	112.10^{-2}
Chop	6	–20	$0{,}47.10^{-2}$	$4{,}5.10^{-2}$
	10	–130	20.10^{-2}	$12{,}5.10^{-2}$

Le calcul des énergies se fait de la manière suivante (avec m = 2,5 g et r = 19 mm) :

$$E_c = \frac{1}{2} m V^2$$

$$E_{crot} = \frac{1}{2} J \omega^2 \qquad J = \frac{2}{3} m r^2 \quad \text{et} \quad \omega = 2\pi N$$

On voit que l'énergie de rotation peut être plus importante que l'énergie de translation. Cela explique que les trajectoires puissent être fortement modifiées en puisant dans ce réservoir énergétique que la balle emmagasine au départ.

10.4 GÉNÉRALISATIONS POSSIBLES

Les modèles de frappe, de trajectoire et de rebond sont identiques à ceux que nous avons utilisés pour décrire les trajectoires de balles de tennis, de foot. Seules changent les valeurs numériques qui sont spécifiques aux balles (valeurs qui sont la masse, le diamètre et les coefficients aérodynamiques et de rebond). Toutefois ces modèles sont exportables d'un sport à un autre parce que les vitesses des balles sont du même ordre de grandeur. En ce qui concerne le modèle de construction progressive du point, il pourrait être utilisé pour décrire l'organisation spatio-temporelle du joueur dans tous les sports duels qui font intervenir un objet (balle, volant, etc). Les phases seraient probablement redistribuées différemment en fonction de la vitesse des balles et de la grandeur du terrain, mais on pourrait reprendre le principe de la balle horloge qui ponctue et rythme les différentes phases du mouvement entre deux frappes.

ÉNONCÉS DES EXERCICES DU CHAPITRE 10

■ 10.1 Portée maximale et longueur des terrains

Q1 — *Quelle est la formule donnant la distance horizontale franchie par un projectile jusqu'à son point de chute sur le sol lorsqu'il est lancé d'une hauteur h avec une vitesse* **V** *de module V et d'angle α dans le champ de gravitation terrestre, en négligeant la résistance de l'air ?*
Q2 — *Calculer cette distance dans les cas suivants :*

Tableau 10.2 — Conditions initiales dans différents sports.

Sport	v $m.s^{-1}$	α degré	h m
Tennis	58	−7	2,8
	30	7	1
Golf	60	8	0
	46	13	0
Football	28,5	13	0
	30	45	0
Tennis de table	9	10	0,2

■ 10.2 Calcul de la force aérodynamique sur une balle

Le module de la force est $Fx = 0{,}5C_x\rho SV^2$. On prendra $C_x = 0{,}45$ (valeur générale pour une sphère) et ρ (masse volumique de l'air à 1,3 $kg.m^{-3}$).

Q1 — *Quelle est la direction de cette force ? Calculer le module de la force Fx pour une balle de tennis de table (m = 2,5 g et d = 3,8 cm) et comparer cette valeur au module du poids :*
- *Pour un coup d'attaque V = 40 $m.s^{-1}$*
- *Pour un coup amorti V = 5 $m.s^{-1}$*

Q2 — *Quelles conclusions en tirer sur la vitesse de la balle à l'arrivée sur l'adversaire ?*
Q3 — *Calculer le module de la force Fx pour une balle de tennis (m = 58 g et d = 6,7 cm) et calculer l'accélération au départ pour un service V = 58 $m.s^{-1}$*
Q4 — *Calculer le module de la force Fx pour une balle de foot (m = 433 g et d = 22,2 cm) et calculer l'accélération au départ pour un coup franc V = 30 $m.s^{-1}$*
Q5 — *Calculer le module de la force Fx pour une balle de golf (m = 46 g et d = 4,27 m) et calculer l'accélération au départ pour un drive long V = 60 $m.s^{-1}$*
Q6 — *Calculer le module de la force Fx pour une balle de tennis de table (m = 2,5 g, diamètre 3,78 cm) et calculer l'accélération au départ Acc pour 3 vitesses (40 $m.s^{-1}$, 20 $m.s^{-1}$, 5 $m.s^{-1}$).*

11

Le saut à ski nautique

11.1 QUESTIONS DE DÉPART, CONTEXTE DES RECHERCHES

Les résultats présentés dans ce chapitre sont issus d'une étude demandée par l'entraîneur national de la Fédération française de ski nautique qui était à la recherche d'informations cinématiques sur les différentes phases du saut. Jusqu'alors on ne disposait en effet d'aucune donnée sur les vitesses d'approche, d'envol, les angles de skis en l'air, etc. Il fallait donc mesurer pour chaque phase ces grandeurs cinématiques et élaborer des modèles pour prévoir la performance et simuler les meilleures conditions de l'approche et du vol. Ces modèles ont également permis de simuler des approches très mauvaises ou dangereuses, pleines d'enseignement sur les conditions à éviter...

11.2 PHÉNOMÈNES PHYSIQUES EN JEU

Le saut à ski nautique est très riche du point de vue des phénomènes physiques en jeu. La préparation du saut fait intervenir la gravitation, les forces hydrodynamiques sur les skis et les phénomènes de réaction. Le passage sur le tremplin est modélisable comme un choc pendant lequel interviennent des phénomènes de glissement. Les forces aérodynamiques et leur influence sur la trajectoire dans le champ de pesanteur déterminent enfin la performance accomplie dans la phase de vol.

11.3 MODÈLES

Le saut à ski nautique consiste à effectuer un envol après passage sur un tremplin et à aller le plus loin possible. Le saut n'est considéré comme valable que si le skieur garde le palonnier en main et reste donc relié au bateau après la réception sur l'eau. La vitesse du bateau doit rester fixe et identique pour tous les concurrents. La performance étant reliée à la vitesse de sortie du tremplin la technique du sauteur consiste à augmenter sa vitesse par des *coupes*, c'est-à-dire des trajectoires obliques par rapport à celle du bateau. Le terme « coupe » illustre à la fois le fait que la prise de carre « entaille » la surface de l'eau, et que la trajectoire du skieur recoupe celle du bateau. La coupe en saut se fait d'abord côté tremplin (première coupe) puis côté opposé au tremplin (deuxième coupe). Pour étudier les caractéristiques cinématiques des sauts de champions, on décomposera le saut en quatre phases, la double coupe, le passage sur le tremplin, le vol et la réception.

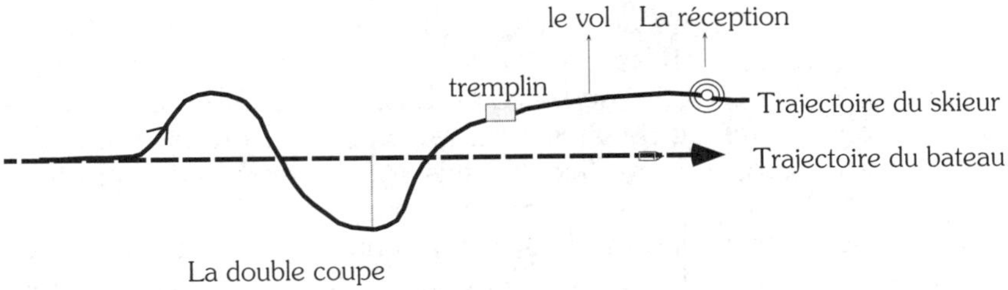

Fig. 11.1 — Décomposition du saut en quatre phases.

Les caractéristiques cinématiques du saut

La coupe

La reconstitution de la trajectoire et de la vitesse du skieur lors de la dernière coupe a été réalisée grâce à une analyse vidéo. La caméra est placée le plus haut possible au-dessus du plan d'eau sur une grue de 15 m. Après digitalisation, repérage du skieur et mémorisation des repères-espaces, une vue de dessus est calculée (pour éliminer l'effet de perspective qui persiste même à 15 m de haut). Les fichiers ainsi constitués des positions successives du skieur dans le référentiel du plan d'eau permettent de calculer les distances, les temps D_1, D_2, t_1, t_2 et la vitesse du skieur.

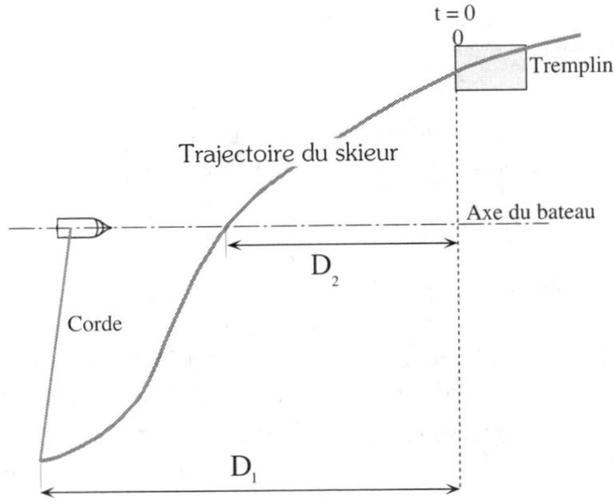

Fig. 11.2 — Définition des distances D_1 et D_2 et des temps t_1 et t_2.

Le temps t_1 et la distance D_1 correspondent au passage du sillage du bateau. Le temps t_2 et la distance D_2 correspondent au début du mouvement de deuxième coupe.

Pour les experts

$$t_1 = 1{,}1\text{s à } 1{,}4 \text{ s et } D_1 = 20 \text{ à } 25 \text{ m}$$

$$t_2 = 3{,}3 \text{ s à } 3{,}8 \text{ s et } D_2 = 35 \text{ à } 45 \text{ m}$$

Le but de la coupe est d'augmenter la vitesse du skieur qui est celle du bateau lorsque il n'y a pas de coupe. Le profil de vitesse sur la trajectoire de coupe montre cinq phases. Avant la coupe, le skieur est à hauteur du bateau et sa vitesse est celle du bateau (phase 1). Le début de la coupe se caractérise par une chute de vitesse en raison de la forte prise de carre et de la mise en opposition au flux, les skis sont orientés en opposition au flux d'eau (phase 2). La phase 3 est la phase d'accélération intense avec une recherche de l'orientation des skis qui optimise cette vitesse. La vitesse du skieur passe alors à une valeur d'environ deux fois la vitesse du bateau. Puis la vitesse diminue lorsque le skieur traverse le sillage du bateau (phase 4) et revient à sa valeur maximum dans la dernière phase qui est celle de l'approche du tremplin (phase 5).

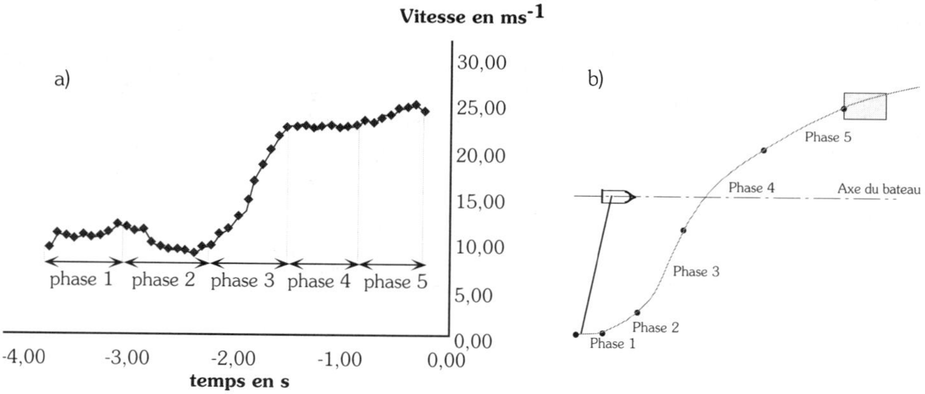

Fig. 11.3 — Décomposition de la deuxième coupe en cinq phases : a) profil de vitesse ; b) trajectoire.

Le passage sur le tremplin

Le plan du tremplin présente un angle par rapport à la surface de l'eau qui est soit de 14,6°, soit de15,8° (les deux positions autorisées pour les seniors hommes). Ceci correspond à deux hauteurs de l'extrémité du tremplin par rapport à la surface de l'eau, 1,65 m et 1,80 m, la longueur du tremplin étant de 6,33 m. Le tremplin va donc aider le skieur à transformer une vitesse horizontale en une vitesse avec une composante verticale, le but étant d'obtenir en sortie du tremplin un angle du vecteur vitesse du centre de gravité du skieur le plus grand possible par rapport à l'horizontale. Dans la pratique il est très difficile d'obtenir un angle plus grand que l'angle du tremplin. Lorsque le skieur ne réussit pas son appel sur le tremplin, il peut même partir avec un angle beaucoup plus faible. Chez les champions on note une variation de l'angle de vitesse du centre de gravité du skieur de 9 à 15° pour le tremplin à 1,65 m et des vitesses de 25 à 30 $m.s^{-1}$.

Le vol

Le modèle classique de la portée en l'absence de forces aérodynamiques donne une *portée* maximum pour un angle de 45° (chapitre 4). La portée croît avec l'angle entre 0 et 45°. Un tel modèle est insuffisant pour expliquer la performance. Par exemple pour Perez le saut n° 1 a une vitesse en module 26,8 $m.s^{-1}$ supérieure à la vitesse du saut n° 2 soit 25,2 $m.s^{-1}$ et un angle de 13° supérieur également au saut n° 2 qui est réalisé avec un angle de 11°. Le module et l'angle étant plus grand pour le saut n° 1 que pour le saut n° 2 on s'attendrait à une performance supérieure, or c'est le contraire, le saut n° 2 est meilleur (46,6 m) que le saut n° 1 (42 m). En réalité il faut tenir compte d'un troisième paramètre pour mieux approcher la performance. Nous observons en vol une posture spécifique qui a pour but d'augmenter la portée du vol en s'aidant des forces aérodynamiques. Les skis sont écartés et forment un angle avec l'horizontale. Cet angle varie avec la position sur la trajectoire de vol, par contre un autre angle reste à peu près constant sur toute la trajectoire, c'est l'angle formé par les skis et le vecteur vitesse (Fig. 11.4).

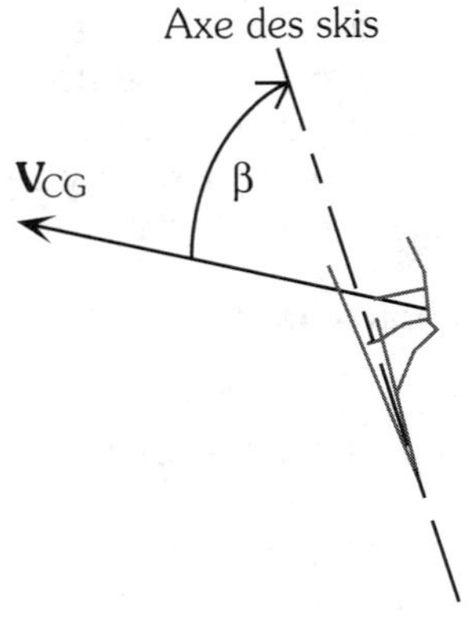

Fig. 11.4 — Angle des skis avec le vecteur vitesse.

Les valeurs observées sont très différentes selon les sauts (70° à 8°). Cette variabilité correspond à la difficulté de trouver la posture optimale en l'air quelles que soient les conditions de passage sur le tremplin et rend compte de la maîtrise de l'approche et de l'impulsion sur le tremplin. Ces différences expliquent aussi comme nous allons le voir les différences de performance à vitesse identique.

Les modèles dynamiques du saut

L'équilibre du skieur dans le sillage

Lorsque le skieur est dans le sillage, la vitesse de son centre de gravité est constante dans le référentiel du plan d'eau, donc la somme des forces est nulle. La composante horizontale de la réaction de l'eau, la traînée est (la résistance à l'avancement dans l'eau) compensée par la force qu'exerce la corde sur le skieur. La composante verticale de cette réaction compense le poids. La somme des forces est nulle.

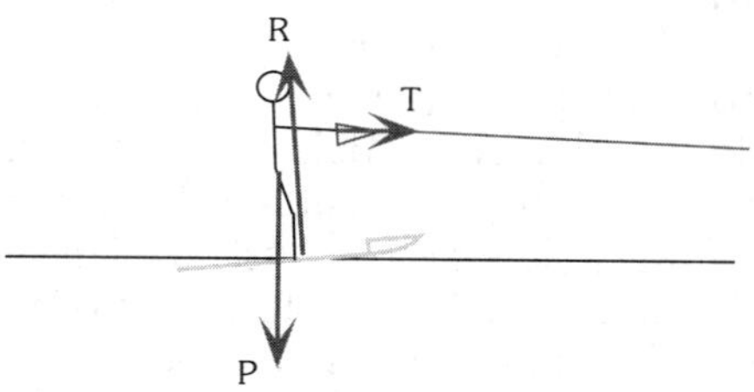

Fig. 11.5 — Équilibre du skieur dans le sillage.

L'analyse des forces donne le mouvement du centre de gravité. Mais il faut aussi que le skieur puisse rester dans cette posture, il faut donc un équilibre des moments des forces. La force de traction T a tendance à faire tourner le skieur autour du point O et à le faire tomber en tournant vers l'avant. Pour contrebalancer cette rotation on voit que le skieur doit se tenir en arrière pour que le poids fasse tourner le corps autour de O dans le sens contraire. L'inclinaison permet de jouer sur le bras de levier du poids pour régler l'égalité des moments.

L'accélération du skieur dans la coupe

Derrière le sillage, l'équilibre du skieur lui assure une vitesse constante. Mais s'il désire accélérer il lui faut alors orienter ses skis dans une direction différente de la direction de la vitesse du bateau en prenant des carres. L'équilibre du skieur est modifié, la réaction de l'eau sur les skis a alors une composante dans le plan horizontal perpendiculaire à la corde, c'est-à-dire sur la tangente au cercle décrit par le skieur dans le référentiel du bateau et produit ainsi une vitesse sur le cercle.

Changement de référentiel

La vitesse du skieur dans le référentiel du plan d'eau notée **Vs/e** peut être trouvée si l'on connaît la vitesse du skieur dans le référentiel du bateau notée **Vs/b**.

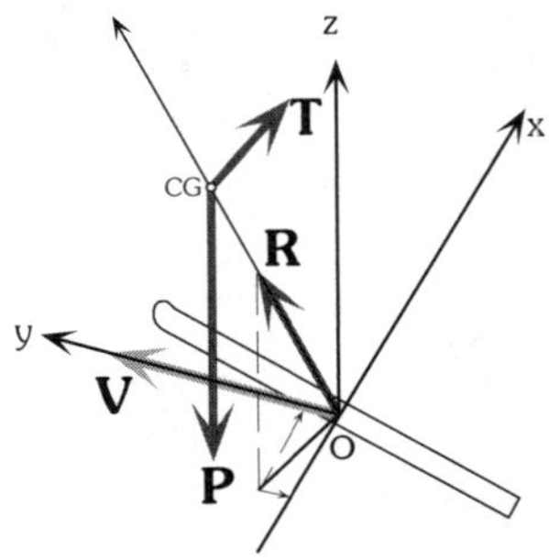

Fig. 11.6 — Forces s'exerçant sur le skieur pendant une coupe.

D'après la loi de composition de vitesse

$$\mathbf{V}_{s/e} = \mathbf{V}_{s/b} + \mathbf{V}_{b/e}$$

On peut ainsi obtenir toutes les vitesses des objets intéressants du plan d'eau. Le tremplin qui était fixe par rapport au plan d'eau se déplace par rapport au bateau avec une vitesse $\mathbf{V}_{t/b} = \mathbf{V}_{t/e}$-$\mathbf{V}_{b/e}$ soit -$\mathbf{V}_{b/e}$. Le bateau lui est fixe, au centre du cercle décrit par le skieur. Le skieur étant relié au bateau par une corde tendue, il ne peut décrire qu'un cercle. Il part de la position 1 et doit arriver en même temps que le tremplin en 4. Les deux trajectoires ne se croisent qu'à cet endroit, il faut donc que le skieur ajuste sa vitesse sur le cercle pour être au rendez-vous avec le tremplin. La cinématique du déplacement du skieur sur la trajectoire circulaire ne doit donc pas être quelconque, mais doit répondre à une exigence d'optimisation de la vitesse et d'ajustement en temps pour être au bon endroit (point de rencontre) au bon moment celui où le tremplin va aussi se trouver à cet endroit.

Vitesse au moment de la rencontre

On peut ainsi constater qu'au moment de la rencontre avec le tremplin, la vitesse du skieur qui vient d'effectuer une coupe n'est pas dans l'axe du tremplin, mais légèrement en biais. Si bien que la traversée du tremplin se fait toujours du bas gauche jusqu'au haut droit. Plus la vitesse du skieur sera grande plus cette angulation sera prononcée. En effet, la direction dépend de la composition de la vitesse du bateau par rapport au plan d'eau (constante) avec la vitesse du skieur dans le référentiel du bateau Vs/b.

L'optimisation de la force

La force exercée sur le skieur est liée à l'inclinaison des skis par rapport à la surface de l'eau. (paramètre F_0), et à l'orientation de ceux-ci dans le flux d'eau (angle α). Plus α est grand plus l'opposition des skis au mouvement est grande (elle est max pour α égale 90° et elle est nulle pour α égale à 0°), elle est proportionnelle au carré de la vitesse du skieur par rapport à l'eau. La composante tangentielle de cette force (seule active dans

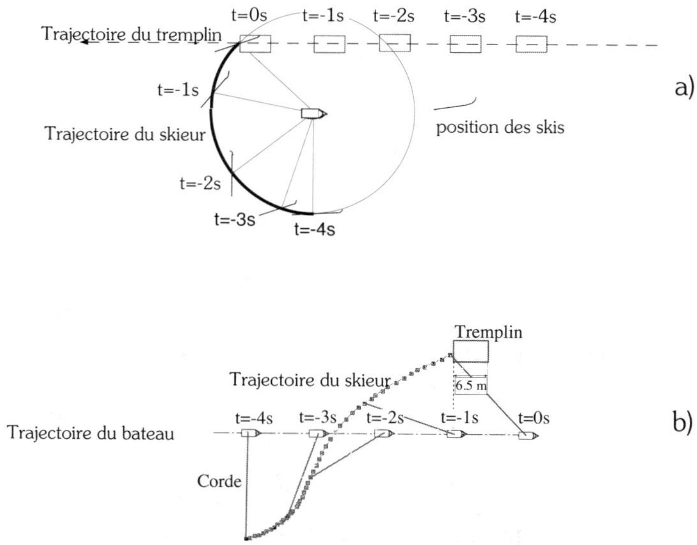

Fig. 11.7 — Trajectoires : a) dans le référentiel du plan d'eau, b) dans le référentiel du bateau.

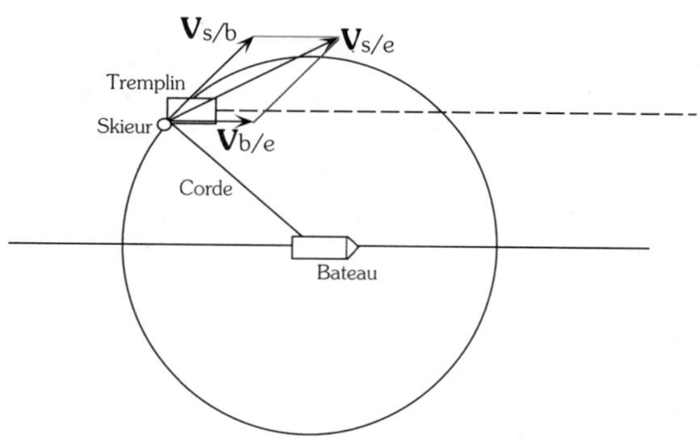

Fig. 11.8 — Calcul graphique de la vitesse du skieur par rapport au plan d'eau donc par rapport au tremplin.

la dynamique du skieur sur sa trajectoire) est égale à $F_T = F_0\ v^2 \sin(\alpha) \cos(\alpha - \beta)$, β étant l'angle de la corde avec la direction de déplacement du bateau. Si dans un premier temps on recherche une vitesse maximum sur le tremplin, il faut que cette force soit optimisée en permanence par le skieur (c'est ce qu'il fait en partie). Cette force admet un optimum théorique pour une valeur de l'angle α réajustée en permanence à la valeur de $\alpha_{\text{optimal}} = \beta/2 - \pi/4$.

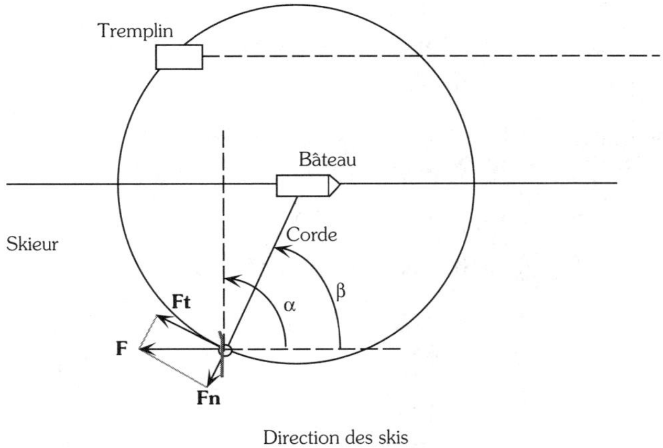

Fig. 11.9 — Forces exercées par l'eau sur les skis.

Les simulations de trajectoire de coupe.

On peut à l'aide de ce modèle simuler les trajectoires du centre de gravité du skieur Pour comparer trois situations d'approche contrastées nous ferons varier le paramètre F_0 (lié à l'inclinaison des skis sur leur tranche). Nous obtenons alors une trajectoire optimale qui donne une arrivée au bon moment, une qui est en retard et une en avance.

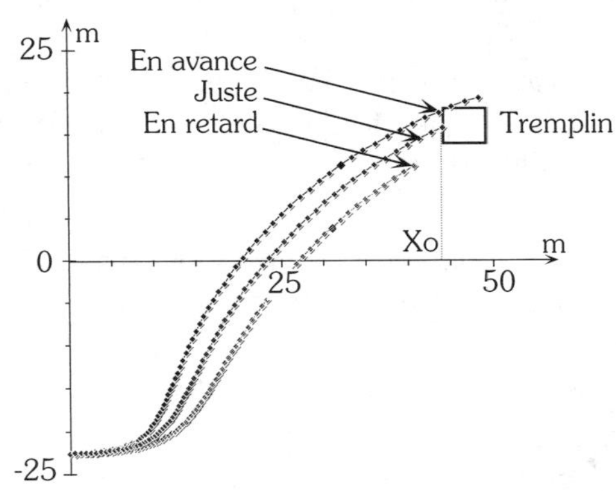

Fig. 11.10 — Trois trajectoires simulées : en avance, au bon moment, en retard.

Le vol du skieur

Un modèle simple du vol peut être obtenu grâce à la caractérisation de la force aérodynamique qui s'exerce sur l'ensemble skis + sauteur. Cette force est orthogonale au plan des skis et est notée R.

- $R = -1/2 C_x \, r \, S \, V^2$
- C_x est le facteur de forme il vaut environ 1,2 pour des surfaces planes comme les skis.

- *r* est la masse volumique de l'air soit 1,3 $kg.m^{-3}$
- S est la surface du maître couple soit $S_{skis} \sin(\beta)$
- V est la vitesse du sauteur

En projection sur les deux axes du repère orthonormé O*xy* on peut trouver les composantes R_x et R_y soit

$R_x = -1/2 C_x \rho S_{skis} \sin(\beta) \sin(\alpha + \beta) V^2$

$R_y = -1/2 C_x \rho S_{skis} \sin(\beta) \cos(\alpha + \beta) V^2$

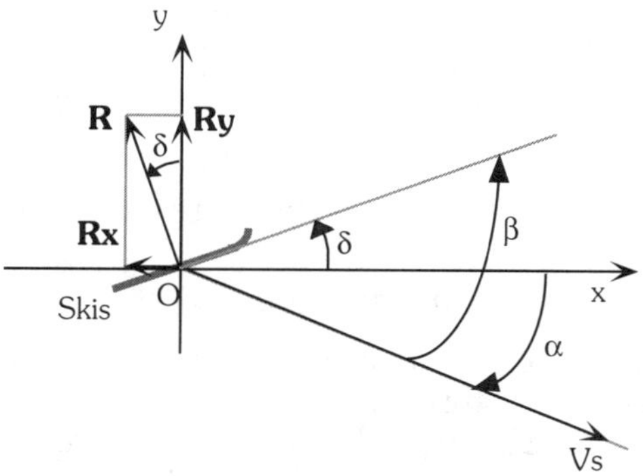

Fig. 11.11 — Modelé du saut : angle des skis constant avec la vitesse.

Connaissant les forces on peut en déduire la cinématique par la deuxième loi de Newton qui relie la force à l'accélération. La résolution numérique des équations différentielles nous donne toutes les grandeurs cinématiques.

Les résultats de ces simulations font apparaître l'influence des trois facteurs que nous avons mis en évidence dans l'étude empirique des sauts.

Influence de l'angle de la vitesse au départ.

La performance est augmentée avec l'angle à conditions égales par ailleurs. Pour $\beta = 28°$ et $V = 30$ $m.s^{-1}$, la performance est de 42 m pour $\alpha = 9{,}5°$ et de 58 m pour 17°, soit un gain à peu près linéaire de 2,13 m par degré.

Influence de la vitesse de départ

Plus la vitesse est importante, meilleure est la performance. Pour un angle de vitesse de 14°, et un angle des skis de 28° :

- la performance est de 45 m pour une vitesse de 28 $m.s^{-1}$
- la performance est de 59 m pour une vitesse de 32 $m.s^{-1}$.

Cela correspond à un accroissement à peu près linéaire de 3,5 m pour un gain de 1 $m.s^{-1}$.

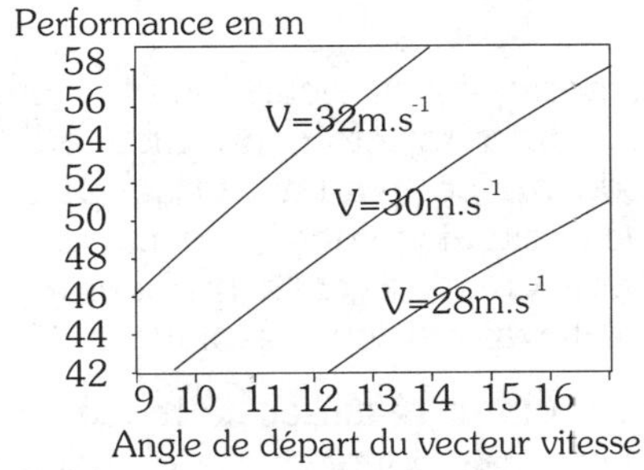

Fig. 11.12 — Influence de l'angle et du module de la vitesse de départ.

Influence de l'angle des skis avec la vitesse du centre de gravité du sauteur (Fig. 11.13)

Les simulations montrent qu'il existe un optimum pour une valeur de 28°. Cet angle peut avoir des effets très importants sur la performance car nous avons vu que les sauteurs maîtrisaient mal ce paramètre, il y a en effet de grandes différences entre les sauts de 10 à 70°. Dans ces conditions la performance peut passer de 44 m (angle de 0° ou de 60°) à 54 m (angle de 28°).

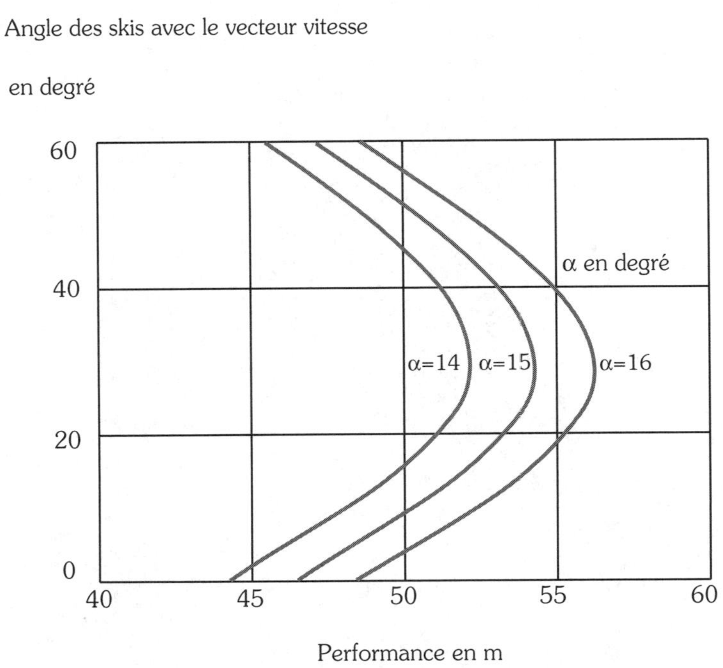

Fig. 11.13 — Influence de l'angle des skis avec la vitesse.

11.4 GÉNÉRALISATIONS POSSIBLES

La généralisation porte sur plusieurs points, tout d'abord sur le plan de la méthode d'analyse de la trajectoire du skieur à l'approche du tremplin. La méthode de prise de vue de très haut (grue) peut être utile pour toutes les analyses qui ne nécessitent qu'une information sur le plan horizontal (deux dimensions) comme en sports collectifs pour étudier les positions relatives des joueurs sur le terrain et leurs évolutions.

En deuxième lieu, on peut réutiliser ce modèle de saut pour le ski de neige. Il faut alors avoir des données expérimentales pour adapter les valeurs des paramètres aux conditions spécifiques du saut à ski de neige. Les dernières techniques utilisées dans ce sport (position en V avec le corps au milieu pour augmenter la surface portante) pourraient d'ailleurs être transposées au saut à ski nautique.

Enfin on peut classer l'approche dans une grande famille de problèmes d'interception. Dans le référentiel lié au plan d'eau on ne voit pas bien qu'il s'agit d'un problème d'interception (se positionner au bon moment au bon endroit) ; en revanche dans le référentiel du bateau c'est plus évident. Dans ce référentiel, le skieur décrit un arc de cercle et le tremplin une ligne droite qui se croisent à un seul endroit : le but du skieur est de décrire avec la cinématique optimale son arc de cercle de telle sorte qu'il se trouve au point de croisement en même temps que le tremplin.

ÉNONCÉS DES EXERCICES DU CHAPITRE 11

■ 11.1 Analyse cinématique de la coupe

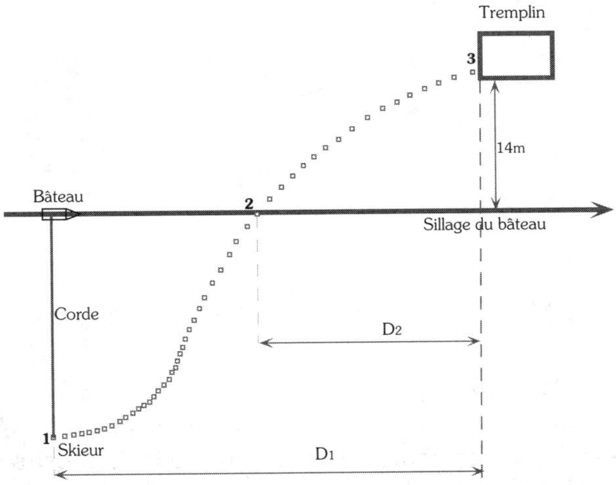

Fig. 11.14 — Deuxième coupe Lataste (vue de dessus).

Ce document représente la trace des skis sur l'eau. Sur cette vue recalculée à partir d'une image vidéo, il n'y a plus de perspective. C'est comme si on avait pu faire une prise de vue très haut avec un très puissant téléobjectif.

Q1 — *Chaque position des pieds, pour une image sur deux, est représentée par un carré. Sachant que la caméra a pris 25 images par seconde, quel est l'intervalle de temps entre deux positions repérées par un carré ?*

Q2 — *Trouver l'échelle du document. Quelles sont les valeurs réelles (sur le plan d'eau) des distances D_1 et D_2 ?*

Q3 — *Si on prend comme référence de temps la position 1 ($t_1 = 0$) correspondant au début de la coupe, quels sont les temps t_2 correspondant à la position 2 (passage dans le sillage du bateau) et t_3 correspondant à la position 3 (dernier carré avant le tremplin) ?*

Q4 — *Mesure de la vitesse moyenne du skieur.*

Mesurer d'abord tous les accroissements de distance entre deux positions, depuis la position 2 jusqu'à la position 3, donner toutes les valeurs mesurées, calculer la valeur moyenne de l'accroissement. Calculer à partir de ce résultat la vitesse moyenne du skieur entre le sillage et le tremplin.

Q5 — *Quelle est la longueur de la corde entre le bateau et le skieur ? Trouver la position du bateau pour les positions 2 et 3 du skieur, expliquer votre raisonnement et dessiner sur le document ces deux positions du bateau. En déduire la vitesse du bateau.*

11.2 Analyse du passage du tremplin

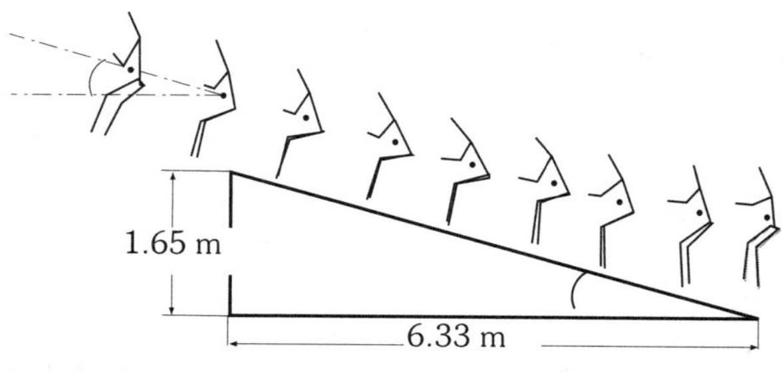

Fig. 11.15 — Passage du tremplin Lataste vue de profil.

Q1 — *Trouver l'échelle du document.*
Q2 — *Vitesse du centre de gravité du skieur à la sortie du tremplin. Le centre de gravité est représenté par un point, mesurer sa vitesse moyenne en sortie de tremplin en utilisant les trois dernières positions. (la camera a pris 25 images par seconde et nous avons représenté sur le document les positions correspondant à chaque image).*
Q3 — *Mesurer l'angle de la vitesse du centre de gravité avec l'horizontale. Mesurer l'angle du tremplin avec l'horizontale. Comparer ces deux angles, commenter l'écart.*
Q4 — *Expliquer pourquoi le sauteur cherche à avoir l'angle maximum, comment doit-il faire pour y parvenir. Expliquer et dessiner les silhouettes d'un sauteur qui aurait un angle de départ très faible de 5 à 6°.*

11.3 Analyse de l'équilibre du skieur

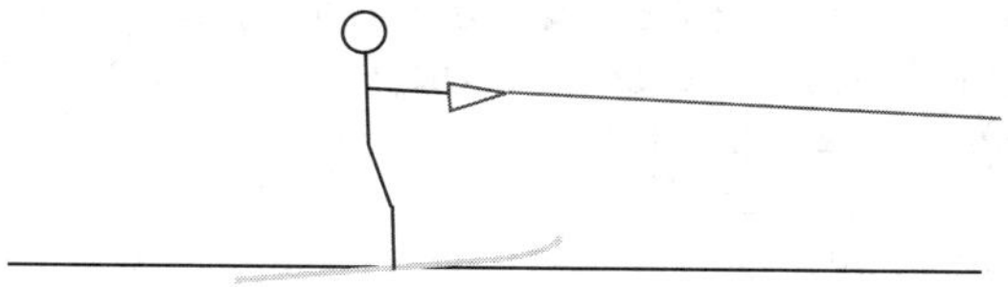

Fig. 11.16 — Skieur dans le sillage.

Q1 — *Supposons le skieur dans le sillage du bateau : dessiner les forces s'exerçant sur le skieur, et décrire ces forces. Donner leur point d'application, leur direction et leur origine.*
Q2 — *Quelle est la condition d'équilibre du skieur ?*
Q3 — *Dessiner une configuration d'équilibre.*

■ 11.4 Analyse de la trajectoire aérienne du sauteur

Q1 — *Quelles sont les variables qui vont déterminer la performance ? Expliquer dans quel sens elles agissent.*

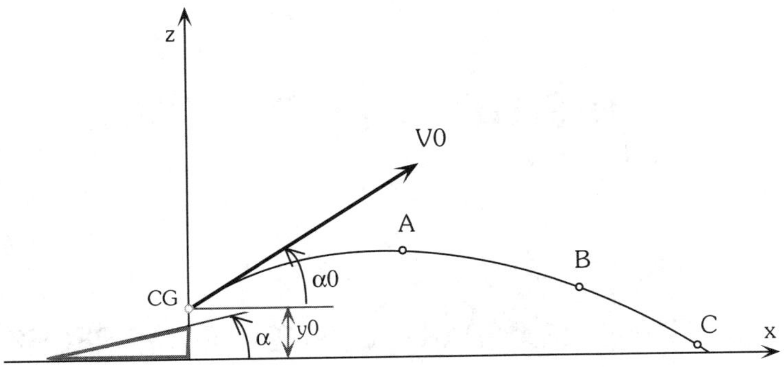

Fig. 11.17 — Trajectoire du centre de gravité du sauteur.

Q2 — *Si on néglige les forces dues à l'air, la seule force s'exerçant sur le skieur est le poids. Dessiner le poids sur les trois positions (A, B, C) du centre de gravité sur la figure 11.17.*
Q3 — *Quelle est la composante du poids sur l'axe Ox, et sur l'axe Oy ?*
Q4 — *En déduire d'après la deuxième loi de Newton les composantes de l'accélération sur les deux axes.*
Q5 — *En déduire les composantes de la vitesse.*
Q6 — *En déduire les lois horaires (composantes des déplacements sur les deux axes).*
Q7 — *En déduire la formule donnant la distance franchie par le centre de gravité.*
Q8 — *Calculer la performance du sauteur :* $V_0 = 27{,}3$ *m.s*$^{-1}$, $\alpha_0 = 13$ *degrés et* $y_0 = 2{,}56$ *m.*
Q9 — *Quel est le rôle des skis au cours du vol ? Expliquer en quoi ils peuvent servir à améliorer la performance.*

12

Le saut à la perche

12.1 QUESTIONS DE DÉPART, CONTEXTE DES RECHERCHES

Le problème de tous les sauts, qu'il s'agisse de saut à la perche, de saut en hauteur ou en longueur, est de parvenir à transformer une vitesse horizontale en une vitesse verticale afin de franchir la plus grande hauteur (ou longueur) possible. Pour tenter de trouver la meilleure efficacité en saut à la perche nous allons utiliser un modèle de type robot numérique qui reproduit les sauts réels et qui permet de trouver sur ordinateur les mouvement du sauteur et les caractéristiques de la perche qui optimisent la performance. Les résultats obtenus grâce à ce simulateur ont également permis de mieux comprendre certains mécanismes de ce sport et d'en tirer profit pour l'initiation et la progression des pratiquants de niveaux et d'âges variés.

Il est intéressant de constater que les résultats sont parfois contre-intuitifs dans la mesure où un tel modèle rend compte d'interactions entre plusieurs variables.

12.2 PHÉNOMÈNES PHYSIQUES EN JEU

Le saut à la perche est extrêmement riche du point de vue des phénomènes physiques qui sont en jeu. Citons tout d'abord les phénomènes énergétiques qui transforment l'énergie cinétique du sauteur en énergie potentielle, avec un transfert assuré par la perche. Il faut également prendre en compte le phénomène de transfert d'énergie interne entre différents segments qui est analogue au mouvement du fouet, ainsi que le planter de perche assimilable à un choc. Sans oublier le flambage et la flexion de la perche qui renvoient aux phénomènes d'élasticité des verges et de résistance des matériaux.

12.3 MODÈLES

Description énergétique générale du saut : les phases

Le saut à la perche peut se décomposer en plusieurs grandes phases : une phase d'élan, puis une phase courte d'impulsion, puis le vol et enfin la chute libre. D'un point de vue mécanique global, on peut considérer cette épreuve à travers les formes d'énergie et leurs transformations au cours de ces différentes phases. Le sauteur produit une énergie cinétique dans la phase d'élan, qui vaut $1/2mV^2$ où V est la vitesse du centre de gravité du sauteur et m sa masse. Arrivé au bout de sa course d'élan, l'énergie emmagasinée sera d'autant plus grande que la vitesse et la masse du sauteur seront élevées. Les phases d'impulsion et de vol tendent à transformer cette énergie cinétique en une énergie potentielle. Au sommet de sa trajectoire le sauteur a une énergie potentielle égale à mgh, m est sa masse, g est l'accélération de la pesanteur et h est sa hauteur. Une équation simple énergétique nous dit que si toute l'énergie cinétique a été transformée en énergie potentielle et sans autre apport d'énergie on doit avoir $1/2mV^2 = mgh$. Cette équation (première approximation) montre que la masse n'intervient pas dans la détermination de la performance. Elle donne par ailleurs une performance limite de 6 m : en effet en considérant que le centre d'inertie est parti de 1 m de haut avec une vitesse de 10 $m.s^{-1}$ on trouve h = 5 m. En réalité il y a des apports d'énergie, au moment de l'impulsion et également pendant le mouvement de vol, mais en contrepartie il y a des pertes dans la perche. La perche est donc un système mécanique capable d'emmagasiner de l'énergie sous forme potentielle (déformation), puis de la restituer ensuite au sauteur. Tout l'art du saut étant d'emmaganiser cette énergie au bon moment et surtout de la récupérer au bon moment, c'est-à-dire au moment où la trajectoire est fortement ascendante. Pour simplifier à l'extrême, on pourrait dire que le sauteur comprime un ressort disposé presque horizontalement en lui transférant une partie de son énergie cinétique, l'autre partie servant à faire tourner l'ensemble (sauteur + ressort). Puis lorsque cet ensemble est vertical, le ressort restitue l'énergie au sauteur et le catapulte vers le haut. En fait, les deux phénomènes se déroulent en même temps, la compression-détente du ressort et la rotation de l'ensemble.

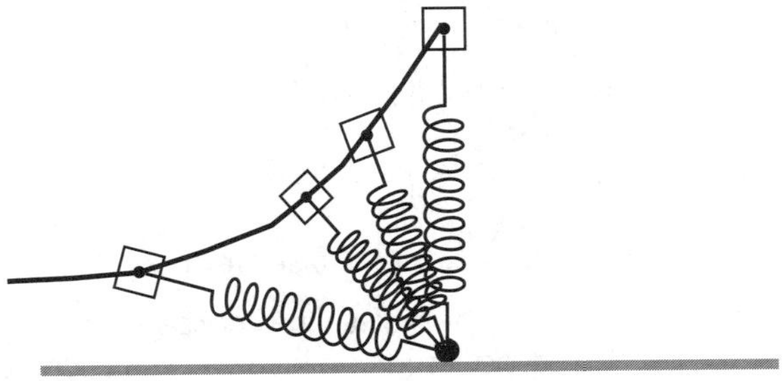

Fig. 12.1 — La perche comme un ressort pivotant.

Les différentes phases du vol

On décrira cette phase à travers les sauts de P. Quinon, F. Salbert et T. Vigneron filmé avec trois caméras cinéma à 200 images par seconde.

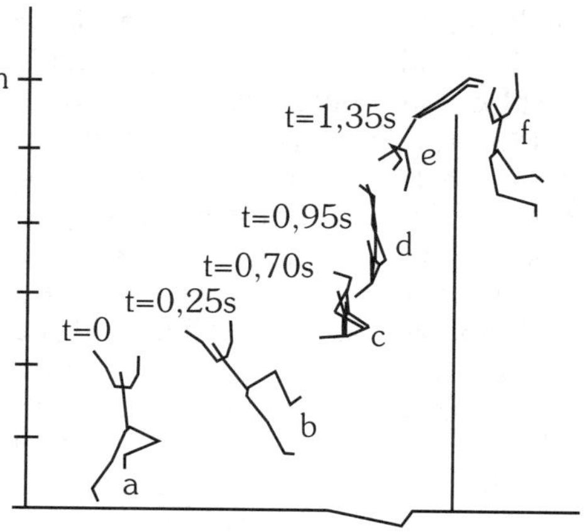

Fig. 12.2 — Les différentes phases du vol : impulsion, ramené groupé, renversement, franchissement, chute.

L'impulsion

Le moment initial est repéré par l'instant où la perche touche le butoir : c'est le *planter*. L'instant suivant qui va délimiter la phase d'impulsion correspond au moment où le dernier pied quitte le sol : c'est le décollage et le début du vol. Cette phase est très brève elle dure environ 90 ms. Elle se termine à l'instant précis où le pied quitte le sol : c'est le *décollage*. On prendra dans la suite cet instant comme origine des temps $t = 0$.

Le ramené et groupé de jambe

Cette phase dure environ 400 ms à partir du décollage, les cuisses font une rotation de 180°, elles passent de la verticale vers le bas à la verticale vers le haut, cette rotation est facilitée par une flexion des genoux.

Passage en position renversée

Cette phase dure environ 400 ms. Le sauteur fait passer ses hanches et se met en position renversée pour recevoir la poussée de la perche. C'est le moment où l'axe du tronc est le plus vertical.

Élévation relative à la perche et franchissement

Les bras tirent puis poussent pour hisser le corps en position renversée, au-dessus de la perche. Cette poussée sur les bras est accompagnée d'une rotation du corps, le sauteur était sur le dos il passe sur le ventre. Le corps s'allonge pour amorcer le franchissement.

Chute libre

Du point de vue mécanique la chute libre commence à partir du moment où la perche est lâchée. Le centre de gravité du corps est encore en phase ascendante. La trajectoire du centre de gravité est une parabole.

Mouvement relatif autour de la main haute

Il est intéressant de focaliser l'analyse sur le mouvement réalisé par le perchiste autour du point haut de la perche. Ce mouvement est analogue à une figure gymnique à la barre fixe. Pour mieux la décrire, il suffit de considérer le mouvement du sauteur autour de ce point qui sera fixé.

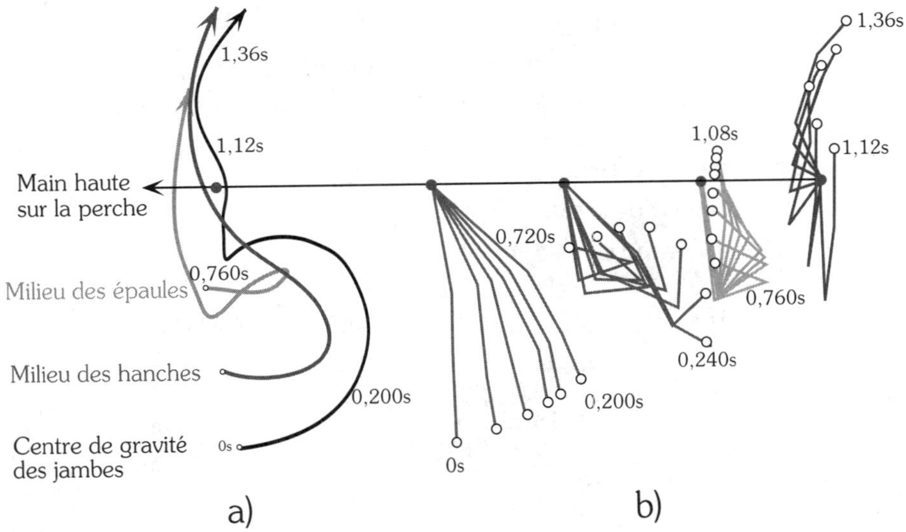

Fig. 12.3 — Mouvement du perchiste autour de la main haute :
a) trajectoires ; b) positions segmentaires.

On remarque sur ces trajectoires le mouvement de balancier qui s'opère d'abord, puis le mouvement de rétablissement qui se fait ensuite. Le mouvement de balancier correspond à un aller-retour des épaules qui oscillent au bout du bras qui pivote autour de la main haute.

Les caractéristiques cinématiques de la phase de vol

Le planter

Grâce à une caméra rapide et un plan rapproché de cette phase, on peut mesurer la vitesse avant le planter et après le décollage.

On mesure les grandeurs suivantes :

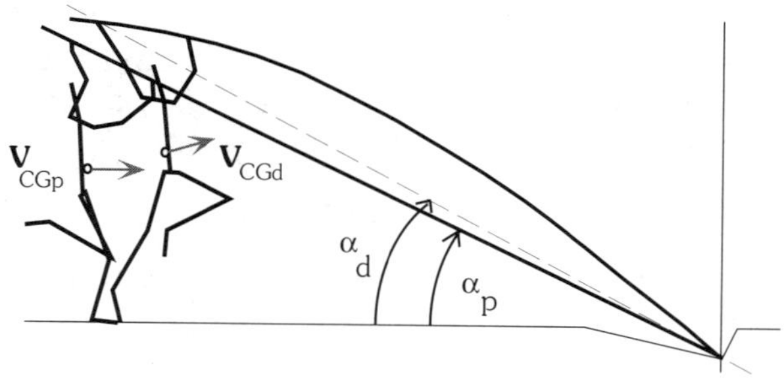

Fig. 12.4 — Phase d'impulsion, modification du vecteur vitesse.

- la vitesse du centre de gravité module et angle au planter et au décollage (V_{CGp} et V_{CGd} et α_{Vd}),
- l'angle de la corde de la perche au planté et au décollage (α_p et α_d),
- le raccourcissement de la corde de la perche entre le planté et le décollage, (racc) (dans le modèle du ressort tournant cela correspond à l'enfoncement du ressort),
- la perte relative de vitesse (P %),
- la durée de l'impulsion (Δt_i).

Tableau 12.1 — Grandeurs cinématiques relatives à la phase d'impulsion.

Sauteurs	V_{CGp} m.s^{-1}	$V_{CG\,d}$ m.s^{-1}	$\alpha_{V\,d}$ degré	α_p degré	α_d degré	racc cm	Δt_i ms	P %
P. Quinon	9	7,2	15	28	30,5	8	90	20
F. Salbert	9	8,1	13,5	28,5	30	9	60	10
T. Vigneron	9,1	7,4	16	28	30	10	80	18

Les pertes relatives de vitesse sont liées à l'enfoncement du ressort, donc à un début de stockage d'énergie dans la perche.

La précision du geste technique de planté

Pour chaque sauteur nous avons analysé plusieurs sauts à la même hauteur, Salbert et Vigneron à 5,5 m et Quinon (relevant de blessure à 4,8 m). La superposition des positions au planté et au décollage montre avec quelle précision ce geste technique est reproduit.

La moindre erreur sur la distance du posé de pied d'appel, positionne le perchiste soit sous la perche (pied trop avancé) soit sur la perche position pas assez avancée. Les conséquences sont très importantes sur la posture du sauteur au moment de l'impulsion, d'une part pour résister au choc et d'autre part pour communiquer la rotation nécessaire à l'ensemble.

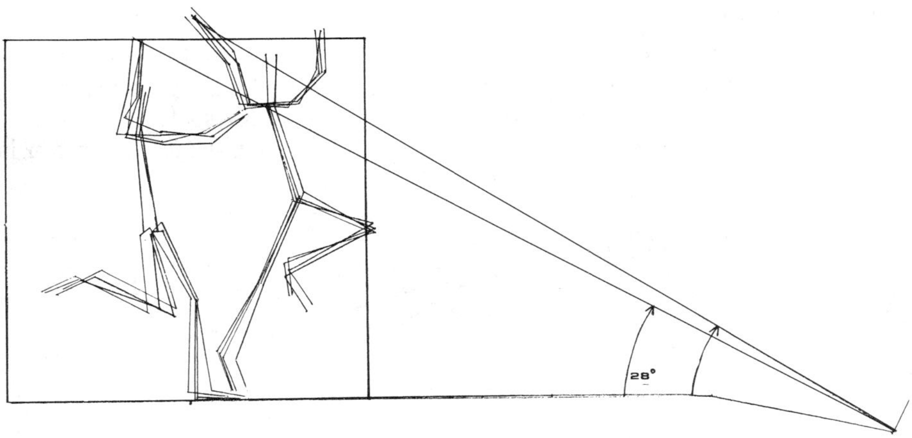

Fig. 12.5 — Superposition de plusieurs sauts : précision de l'appel après 50 m de course.

Les conditions de la réussite : résultats de simulations.

Le modèle utilisé pour réaliser les simulations

Pour interpréter correctement les résultats fournis par le modèle, il faut connaître les paramètres et les grandeurs qui ont été pris en considération.

Le modèle du sauteur

Nous représenterons le sauteur comme un triple pendule constitué de trois segments articulés, le premier relie le point de la main haute au milieu des épaules (segment 1), le deuxième le milieu des épaules au milieu des hanches (segment 2) et le troisième du milieu des hanches au centre de gravité des jambes (segment 3). Les paramètres pris en compte sont pour chaque segment, sa longueur, sa masse, son moment d'inertie, la position de son centre d'inertie et les actions aux articulations C_1 (articulation main perche), C_2 (articulation des épaules), C_3 (articulation des hanches).

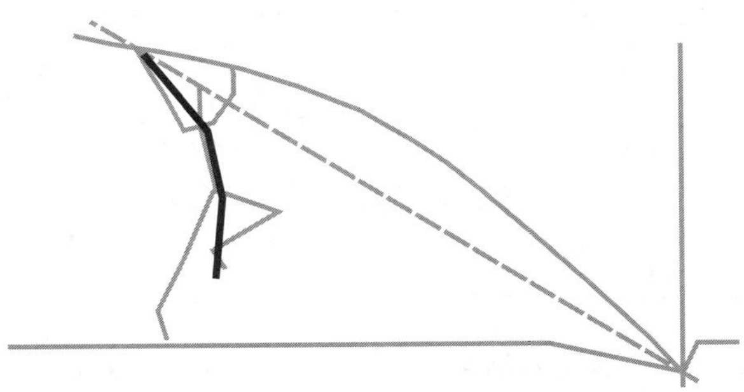

Fig. 12.6 — Modèle du sauteur : pendule trois segments.

Modèle de la perche

C'est une verge élastique de longueur L et de raideur B dont la forme dépend des forces et des couples qui s'exercent sur elle. En particulier deux paramètres vont nous servir à définir à chaque instant sa forme, ce sont la force qui s'exerce selon l'axe de la corde et le couple qui s'exerce à la main haute.

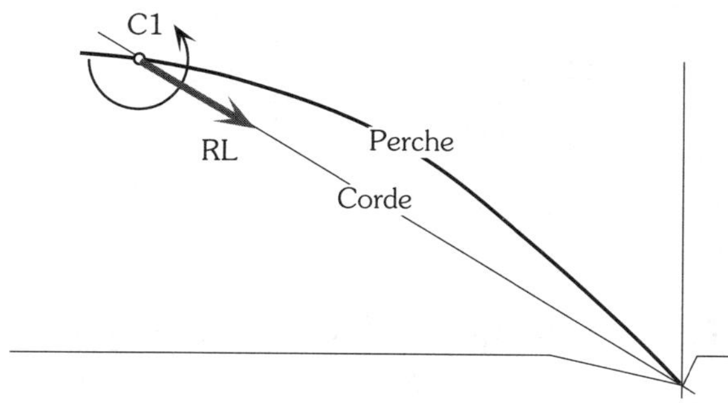

Fig. 12.7 — Modèle de la perche : une verge élastique.

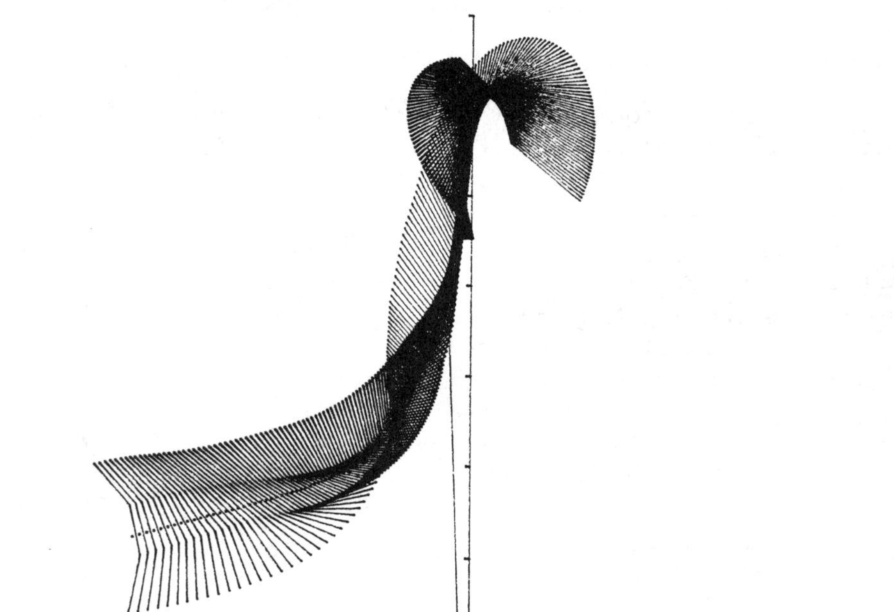

Fig. 12.8 — Résultat d'une simulation.

Le modèle du vol

Il reprend les deux modèles précédents. La dynamique du sauteur est décrite par les actions C_1, C_2, C_3, la force qu'exerce la perche sur lui et la pesanteur. Ces équations permettent à partir de la connaissance des positions à l'instant t de les calculer à l'instant $t + dt$. On obtient alors une nouvelle longueur de corde qui peut nous donner la nouvelle valeur de la réaction de la perche sur le sauteur R_1 et calculer ensuite le pas suivant.

Les résultats obtenus en faisant varier les paramètres

Le résultat retenu pour la comparaison est celui qui est obtenu à partir d'une optimisation de la performance à l'aide de variations adéquates des efforts internes (couples C_1, C_2, C_3). Tous les résultats commentés dans la suite sont obtenus en faisant varier un seul paramètre, les autres restant identiques (sauf les couples C_1, C_2, C_3). Ces résultats ne sont valables que pour de petites variations de ce paramètre (5 %) autour d'une solution optimale de saut caractérisée par un ensemble de valeurs des autres paramètres. Pour des variations plus importantes on ne peut absolument pas extrapoler les résultats.

La perche

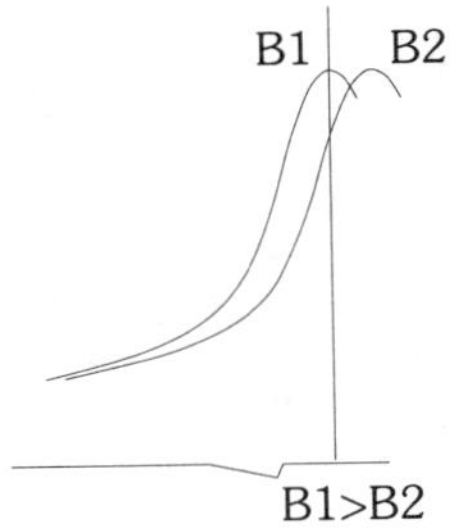

Fig. 12.9 — Influence de la raideur de la perche sur la position du sommet de la trajectoire du centre de gravité du perchiste.

Plus la raideur de la perche B est grande, plus la trajectoire du centre de gravité est aiguë et plus le sommet de la trajectoire se déplace vers la piste d'élan. Cependant pour obtenir ces trajectoires idéales le couple au niveau des épaules doit être plus important pour une perche plus raide.

L'impulsion

Plus la **vitesse du centre de gravité** est grande après l'impulsion, plus on déplace la trajectoire vers l'avant (saut en profondeur) en augmentant la hauteur du sommet de la trajectoire (Fig. 12-10).

Lorsqu'on augmente ainsi la vitesse, on améliore la hauteur mais aussi la longueur du saut, ce qui devient incompatible avec la position des barres (même si le sauteur dispose d'une latitude de réglage de celles-ci). A partir d'une certaine vitesse, la seule solution réside dans l'utilisation d'une perche plus rigide (Fig. 12-11).

En augmentant le **bras de levier**, on augmente la hauteur franchie à condition d'avoir une vitesse suffisante pour franchir la barre (Fig. 12-12).

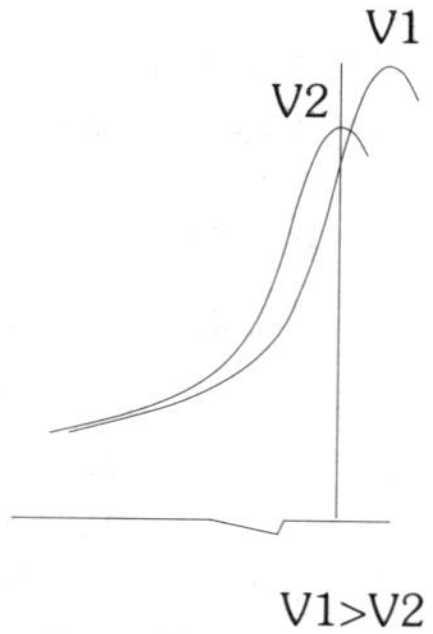

Fig. 12.10 — Influence de la vitesse de décollage sur la trajectoire.

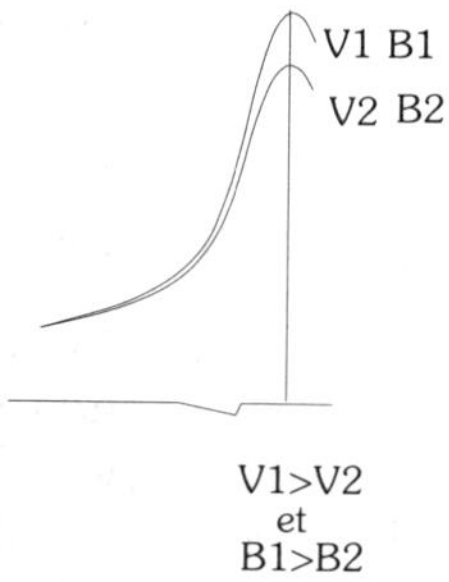

Fig. 12.11 — Pour passer une barre plus haute, il faut prendre une perche plus raide.

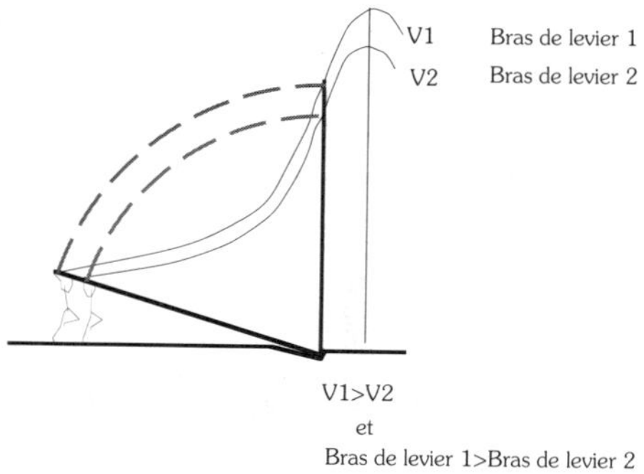

Fig. 12.12 — Influence du bras de levier.

La technique en vol

La position du corps au moment du retournement et de la détente de la perche est particulièrement importante. A ce moment le tronc doit être le plus vertical possible. Cette position permet de mieux supporter le retour de la perche (le corps plus rigide perd moins d'énergie par des déformations) et de canaliser l'impulsion de la perche sur une vitesse verticale du centre d'inertie. Le gain en terme de performances peut atteindre plusieurs dizaines de centimètres (Fig. 12-13).

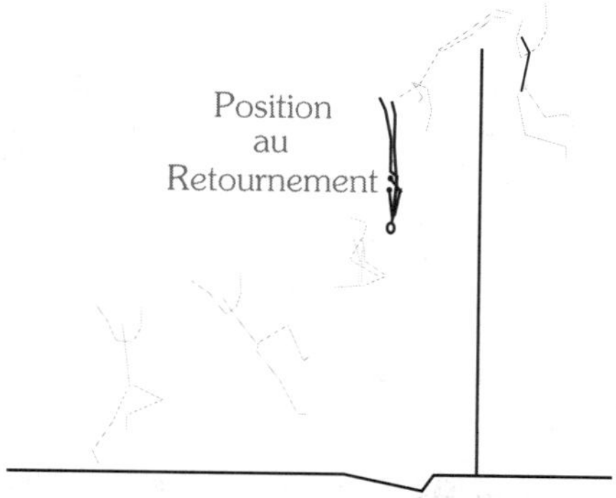

Fig. 12.13 — Position optimale au moment du retournement.

Éléments de la performance

La performance est liée à la hauteur de passage du centre de gravité du sauteur. Cette hauteur peut être décomposée en quatre composantes :

- H : Bras de levier adopté par le sauteur (distance de la main haute par rapport à la pointe de la perche).
- h : Déplacement vertical du centre de gravité par rapport à la main haute (lié au mouvement gymnique autour de ce point dans la phase d'élévation).
- h_1 : Hauteur franchie par le centre de gravité dans son mouvement parabolique après le lâcher de perche (qui commence par monter). Plus la vitesse verticale est grande au moment du lâcher de perche plus cette hauteur est importante.
- h_2 : Gain éventuel dû à une esquive de la barre qui permet au corps de passer au-dessus de la trajectoire du CG.

12.4 GÉNÉRALISATIONS POSSIBLES

Le modèle utilisé pour le perchiste peut servir de la même manière pour simuler le saut en longueur ou en hauteur. En effet, il suffit de supprimer la perche et son interaction avec le sauteur pour avoir un modèle de saut dans l'air qui selon les conditions initiales du saut et la gestuelle du sauteur peut conduire à un saut en hauteur ou à un saut en longueur. La comparaison des performances en hauteur réalisées avec perche ou sans perche montre que le corps humain n'est pas capable d'accomplir ce que la perche peut faire, à savoir emmagasiner l'énergie cinétique en énergie de déformation puis la restituer afin de donner une vitesse verticale au corps qui lui permette de s'élever.

ÉNONCÉS DES EXERCICES DU CHAPITRE 12

■ 12.1 Analyse de la phase d'impulsion d'un saut de T. Vigneron

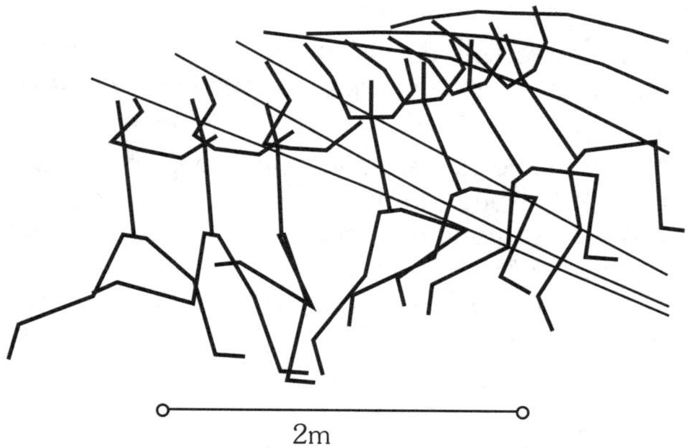

Fig. 12.14 — Phase de planté de perche d'un saut réussi de T. Vigneron à 5,5 m.

La prise de vue a été effectuée avec une caméra 100 images par seconde placée perpendiculairement à l'axe de la course d'élan. L'image digitalisée est représentée par un bonhomme en fil de fer joignant par segments les principales articulations. Le document représente 3 positions avant le planté et 4 positions après le décollage. Il s'écoule 50 ms entre chaque image sauf entre la troisième position et la quatrième séparées de 90 ms. La troisième image correspond au moment où la perche touche le butoir (planter) et la quatrième au moment où le pied décolle (décollage).

Q1 — *Quelle est l'échelle du document ?*
Q2 — *Quelle est la vitesse du milieu des hanches avant le planter et après le décollage ?*
Q3 — *Expliquer la différence.*
Q4 — *Quelle est l'énergie cinétique de translation avant le planter emmagasinée par le sauteur $Ec = 1/2mV^2$ avec $m = 78$ kg ?*
Q5 — *Comment s'est-elle transformée après le décollage ?*
Q6 — *Calculer la hauteur possible si toute cette énergie cinétique était transformée en énergie potentielle. Cette hauteur dépend-elle du poids du sauteur ?*

■ 12.2 Analyse de la phase de vol d'un saut réussi à 5,50 m de T. Vigneron

Q1 — *Simplifier la représentation en modélisant le sauteur par trois segments convenablement choisis. Justifiez votre choix.*

Q2 — *Représenter sur un calque le mouvement relatif du sauteur autour de la main placée le plus en arrière sur la perche.*
Q3 — *A quel autre mouvement peut-il être comparé ?*

■ 12.3 Analyse de la vitesse du centre de gravité

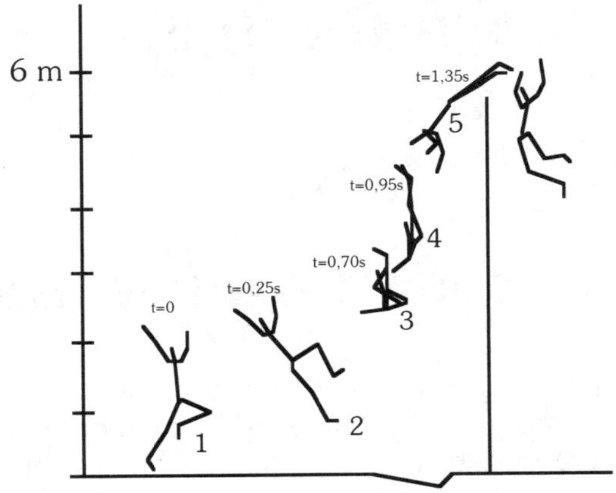

Fig. 12.15 — Phase de vol d'un saut de T. Vigneron.

Q1 — *Quelle est l'échelle du document (Fig. 12.15) ?*
Q2 — *On appellera $Vh_{1\text{-}2}$ la composante horizontale de la vitesse moyenne entre les positions 1 et 2 et $Vv_{1\text{-}2}$ la composante verticale de la vitesse moyenne entre les positions 1 et 2. Calculer $Vh_{1\text{-}2}$ et $Vv_{1\text{-}2}$, $Vh_{2\text{-}3}$ et $Vv_{2\text{-}3}$, $Vh_{3\text{-}4}$ et $Vv_{3\text{-}4}$, $Vh_{4\text{-}5}$ et $Vv_{4\text{-}5}$.*
Q3 — *Que constatez-vous sur l'évolution de ces deux composantes ?*
Q4 — *Connaissant la valeur de Vv et de Vh au moment du lâcher de perche (position 5), tracer la trajectoire théorique du centre de gravité après le lâcher.*
Q6 — *Quelle est la valeur de Vv pendant cette phase ?*
Q7 — *Quand Vv est-elle nulle ?*

13

Le football

13.1 QUESTIONS DE DÉPART, CONTEXTE DES RECHERCHES

Comment se fait-il que certains tirs ont une trajectoire plane alors que d'autres semblent contourner des obstacles ? Comment peut-on à partir du point de corner faire entrer une balle dans les buts ? Quelle est la vitesse de rotation des coup-francs brossés ? Comment produire ces rotations ? Quel est l'avantage d'une balle piquée et comment la produire ?

13.2 PHÉNOMÈNES PHYSIQUES EN JEU

Comme pour le tennis et le tennis de table les principaux phénomènes qui sont en jeu au football sont liés au champ de pesanteur terrestre, aux phénomènes aérodynamiques lors du vol des balles et en particulier à l'effet Magnus pour les balles à effets. Les rebonds et frappes de balles sont modélisables par des phénomènes de chocs et de frottements solides.

13.3 MODÈLES

Les passes, les dégagements et les tirs sans effets

Comment frapper ?

Nous considérerons ici toutes les frappes de balles qui ne produisent pas ou peu d'effets sur la balle. Ces frappes peuvent être utilisées soit pour des passes, soit pour dégager loin, soit pour tirer fort. Pour exécuter ce type de frappe, il faut tout d'abord que le plan de frappe soit orthogonal à la vitesse afin de ne communiquer aucune rotation à la balle.

Considérons par exemple une frappe de l'intérieur du pied droit. Le plan de frappe peut être défini comme le plan tangent aux deux surfaces en contact au moment de l'impact. Ce plan correspond approximativement au plan de la face intérieure de la chaussure. La vitesse du pied au moment de l'impact doit donc être orthogonale à ce plan. Après l'impact, compte tenu du rapport des masses la balle part avec une vitesse qui est environ 1,5 fois la vitesse du pied et dans la même direction. C'est cette direction du pied qui doit donc être ajustée pour produire différents types de trajectoires. Pour un dégagement ou une longue passe, on doit viser haut, c'est-à-dire donner un angle de 45° qui assure une portée maximum. Pour un tir tendu, il faut viser bas, c'est-à-dire quelques degrés d'angle pour le pied. Dans tous les cas on doit avoir le sentiment de vouloir transpercer le ballon en passant par son centre. Pour une balle tendue on frappe alors juste en dessous de l'équateur, pour une balle de dégagement on frappe plus bas.

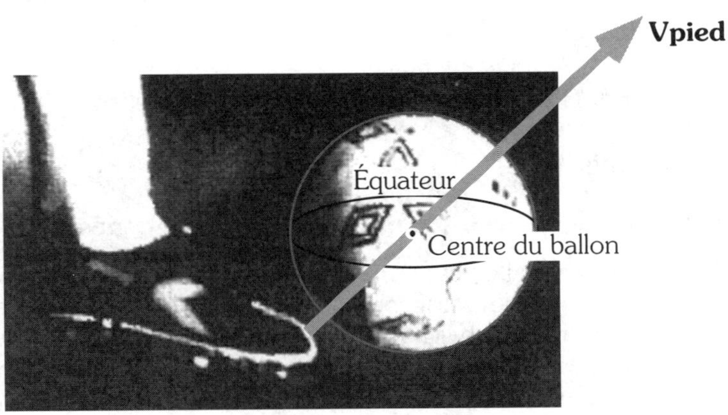

Fig. 13.1 — Frappe de balle sans effets.

Quelle est la trajectoire ?

Sans effets donc sans rotation, la trajectoire de la balle est toute entière contenue dans un plan vertical. Mais ce n'est pas une parabole, car il faut tenir compte de la résistance de l'air, que l'on exprime sous la forme $Fr = -kSV^2$ où S est la surface du maître couple, soit πr^2, avec r = 11,1 cm, et k un coefficient spécifique au ballon et à l'air égal ici à 0,03.

Dans le cas du ballon de foot et dans des conditions atmosphériques normales on peut alors simuler les trajectoires dans l'air de balles sans rotation.

Cette trajectoire (fig. 13.2) a été obtenue pour une vitesse de départ de la balle de 104 km.h^{-1} et un angle de 45° et un coefficient kS/m de 0,003 (m est la masse du ballon 433 g).

On peut remarquer que la trajectoire n'est pas symétrique, le sommet est décalé vers le point d'arrivée de la balle. La trajectoire dans le vide c'est-à-dire sans résistance de l'air donne une portée de 87 m et une hauteur de 25 m.

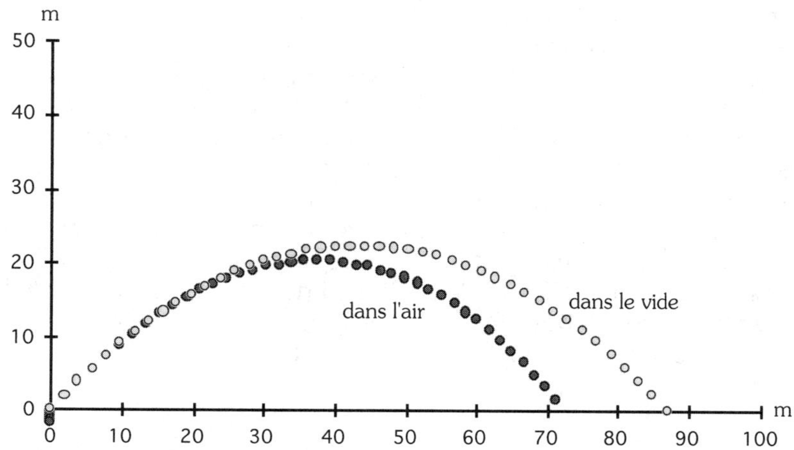

Fig. 13.2 — Trajectoire d'une balle de foot sans effets.

Les balles à effets

La frappe brossée, piquée (coup-franc, corner, tir, passe)

Pour réaliser des balles avec effets, il faut frapper la balle avec une direction de frappe qui ne passe pas par le centre de la balle, mais franchement à côté. Pour une balle brossée à droite, il faut faire une frappe dirigée sur la droite du ballon et pour une balle piquée il faut diriger la frappe vers le sol. Cela signifie que la vitesse du pied au moment de l'impact n'est plus orthogonale au plan de frappe.

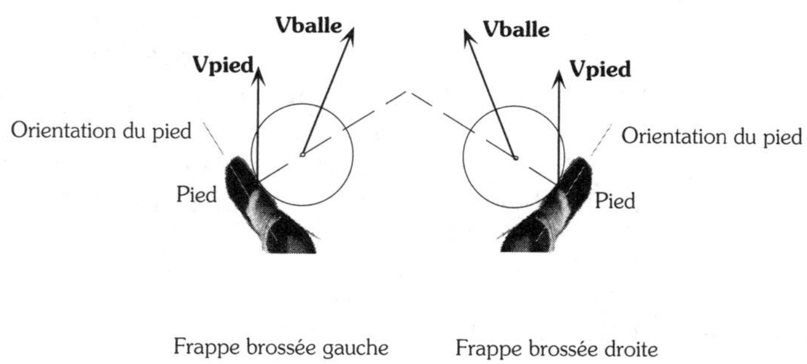

Fig. 13.3 — Comment frapper une balle pour lui donner de l'effet : exemple d'une balle brossée frappe vue de dessus.

On doit diriger le pied (vitesse au moment de l'impact) dans une direction différente de la direction de départ de la balle. Par exemple pour brosser à droite le coup franc de France-Hollande (1981), Platini doit viser (pour le déplacement du pied) la touche opposée.

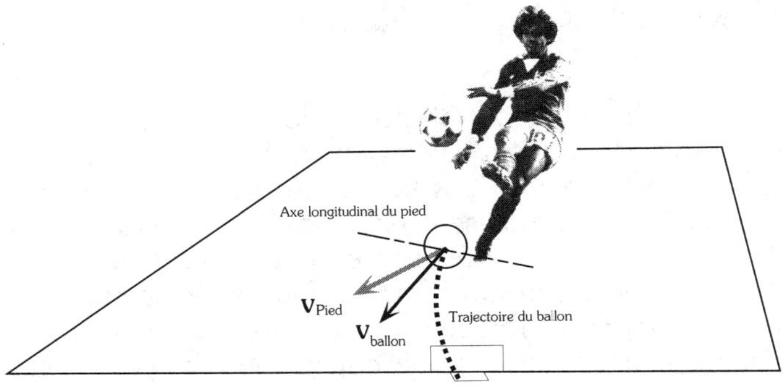

Fig. 13.4 — Direction de déplacement du pied lors du coup franc de M. Platini (1982).

La trajectoire d'une balle à effet

La trajectoire d'une balle brossée n'est plus contenue dans un plan. La balle tourne avec un axe vertical et la force Magnus est dirigée vers la gauche de la vitesse, la trajectoire a une forme incurvée qui lui permet de contourner le mur. L'analyse du coup franc de M. Platini de France-Hollande (1981) donne les grandeurs cinématiques de départ de la balle. La vitesse est de 102 km.h^{-1}, la rotation de 48 tr.s^{-1}, l'angle vertical de 13° et l'angle latéral est de 50°.

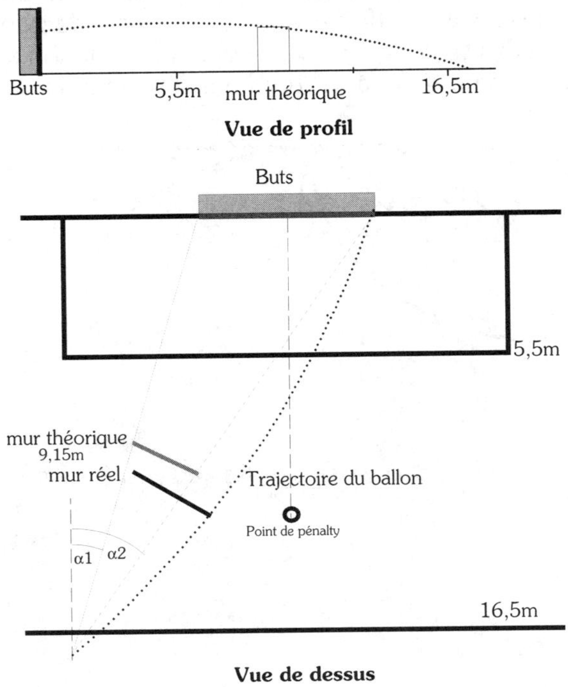

Fig. 13.5 — Coup franc de M. Platini (France-Hollande, 1981).

13.4 GÉNÉRALISATIONS POSSIBLES

On pense tout de suite aux trajectoires des coups francs au rugby. Bien que la balle ne soit pas ronde, qualitativement les résultats obtenus au football restent valables au rugby. Les techniques de tir actuellement utilisées par tous les « botteurs » produisent une rotation du ballon d'axe vertical. Cette rotation est souvent difficile à voir dans la mesure où elle est masquée par une forte rotation d'axe horizontal. Il faut avoir un ralenti très précis (utilisant un obturateur électronique, ce qui n'est jamais le cas des ralentis de la télévision) pour voir et éventuellement mesurer cette rotation. Pour produire ces frappes, le joueur a une course d'élan qui n'est pas dans l'axe des poteaux mais décalée sur la gauche pour les droitiers et sur la droite pour les gauchers. La trajectoire du pied au moment de la frappe est elle aussi décalée par rapport aux poteaux, le droitier tire à droite le gaucher à gauche, le tir se fait avec l'intérieur du pied et non avec la pointe et le plan de frappe est orienté vers les poteaux, le début de la trajectoire est extérieure aux poteaux (à droite pour les droitiers à gauche pour les gauchers) puis elle s'incurve pour venir passer ente les poteaux. Cette forme de trajectoire explique que les gauchers aient plus de chance à droite et les droitiers à gauche. La balle d'un droitier situé à gauche face aux poteaux arrive avec un angle plus ouvert qu'au départ de la balle (pratiquement face aux poteaux) alors que la balle tirée de la droite voit son angle se fermer. Sur la figure 13.6 on voit les effets exagérés de ce type de frappe, à gauche, c'est comme si on avait tiré de face sans donner de rotation à la balle, alors qu'à droite c'est comme si on avait tiré complètement sur la ligne de but.

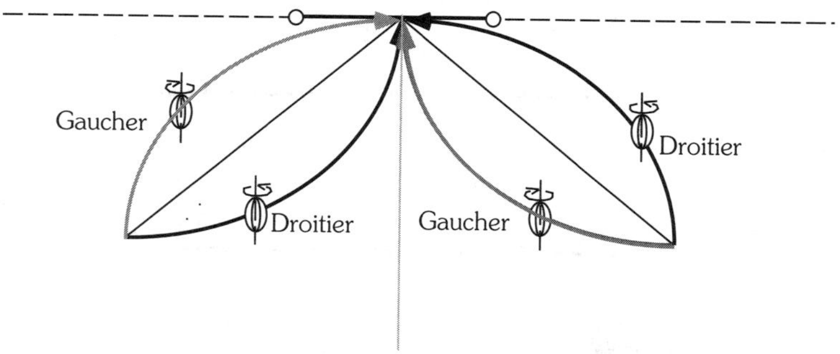

Fig. 13.6 — Coup franc au rugby, trajectoires de tirs avec effet (tirs à gauche et à droite).

ÉNONCÉS DES EXERCICES DU CHAPITRE 13

■ 13.1 Caractéristique de la trajectoire du coup franc de M. Platini

Q1 — *Déterminer la distance du coup franc au milieu des buts.*
Q2 — *A partir de la vue de dessus (Fig. 13.5), déterminer l'angle horizontal initial du vecteur vitesse de la balle.*
Q3 — *Calculer les angles horizontaux permis pour un tir sans effet (sur la base de la position du mur théorique).*
Q4 — *A quelle hauteur le ballon est-il en entrant dans les buts ?*
Q5 — *Quelle est la valeur de la vitesse horizontale et verticale ? Quelle est la valeur du module ? L'intervalle de temps entre chaque position est de 0,01 s.*
Q6 — *Déterminer la vitesse à l'arrivée dans les buts.*
Q7 — *Sans rotation à quelle distance du poteau droit serait passée la balle ?*
Q8 — *Comment aurait dû se placer le mur ?*

■ 13.2 Analyse d'un dégagement de gardien de but

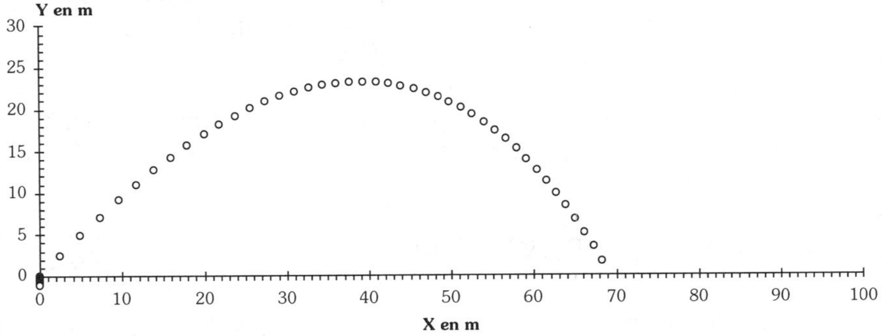

Fig. 13.7 — Dégagement de gardien de but.

Q1 — *A partir de la figure 13.7, déterminer la distance franchie par ce dégagement et la hauteur maximum de la balle.*
Q2 — *Quelle est l'abscisse du point le plus haut ?*
Q3 — *La trajectoire est-elle symétrique ?*
Q4 — *Déterminer la vitesse (angle et intensité) au départ, à l'arrivée ; l'intervalle de temps entre chaque position est de 0,1 s.*
Q5 — *Quelles sont les forces qui s'exercent sur la balle pendant le vol ?*
Q6 — *Calculer la valeur de ces forces et leur direction et les dessiner en trois points (départ, sommet de la trajectoire, arrivée au sol).*

14

Le golf

14.1 QUESTIONS DE DÉPART, CONTEXTE DES RECHERCHES

Les questions de départ sont liées à la coordination d'un geste complexe, le swing de golf. Comment coordonner le mouvement des épaules, du bras, du club pour avoir une vitesse de club maximale ? Comment faire en sorte que la tête de club soit lancée avec la plus grande vitesse possible et que le maximum de vitesse corresponde exactement à l'impact de balle ? Comment solliciter les différents segments corporels pour produire de façon optimale ce lancer ? Comment organiser les différentes rotations des segments, dans quel ordre et dans quel rythme les enchaîner ? Faut-il déclencher le mouvement du club au niveau des poignets ? Les autres questions concernent la frappe de balle, en particulier la rotation produite par les différents clubs et les effets sur la trajectoire.

14.2 PHÉNOMÈNES PHYSIQUES EN JEU

Les trajectoires de golf sont considérablement influencées par l'effet Magnus et les phénomènes de gravité sont souvent compensés par des forces aérodynamiques. La frappe de balle fait appel aux phénomènes de frottements entre solides et aux considérations générales sur les chocs entre solides. Enfin le mouvement de swing est un très bel exemple de double pendule. C'est dans cette technique que l'on peut peut-être le mieux étudier le transfert de vitesse d'un segment à un autre, phénomène qui est utilisé dans tous les lancers.

14.3 MODÈLES

Analyse cinématique du swing de golf

L'analyse cinématique du swing de golf présentée ici utilise les repères suivants : l'épaule du bras gauche (pour un droitier), le poignet et la tête du club, ce qui donne deux segments : le segment bras (épaule-poignet) et le segment club (poignet tête de club). L'analyse consiste à calculer et à représenter l'évolution des angles bras/verticale, club/verticale et club/bras en fonction du temps.

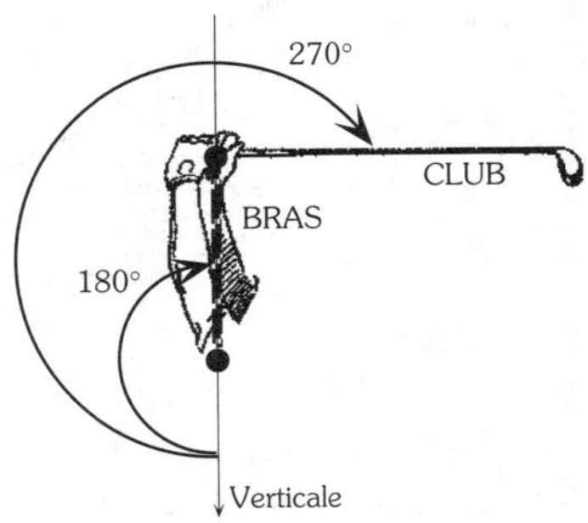

Fig. 14.1 — Définition des angles segmentaires.

Pour un champion, le variation temporelle des angles montre que l'angle des bras avec la verticale passe de 180° à zéro en 360 ms (9 images), que l'angle du club avec la verticale passe de 270° à zéro dans le même temps. L'angle bras/club quant à lui reste égal à 90° pendant 8 images et passe à zéro en une image. Si on regarde des joueurs moins experts, on constate que l'angle bras/club a déjà diminué une image avant l'impact, il est de 65° pour un des joueurs et de 50° pour l'autre. Pour les champions le pic de vitesse du club correspond au moment de l'impact, pour les autres, ce pic est décalé dans ce cas, il se trouve avant l'impact. Dans tous les cas, le pic de vitesse de bras se trouve en avance par rapport au pic de vitesse du club, la vitesse angulaire des bras est minimum au moment où celle du club est maximum. Cette caractéristique est typique d'un mouvement de fouet, ou de fléau. L'énergie cinétique emmagasinée dans la partie proximale (ici le bras) est transférée intégralement à la partie distale (ici le club). La difficulté réside dans la coordination de ce mouvement pour que ce transfert s'opère au bon moment et assure une vitesse maximale au club au moment de l'impact. Les vitesses du club pour ces swings sont de 90 $km.h^{-1}$ et 110 $km.h^{-1}$ pour les moins experts et 150 $km.h^{-1}$ pour le champion. Dans ce dernier cas la vitesse de la balle est de 220 $km.h^{-1}$

Modèle du swing de golf

Considérons le swing comme un double pendule oscillant dans un plan. Ces deux segments constituant le double pendule sont soumis aux forces de pesanteur. On considérera par ailleurs qu'il y a un couple moteur aux deux articulations principales, l'une représentant l'épaule, l'autre le poignet.

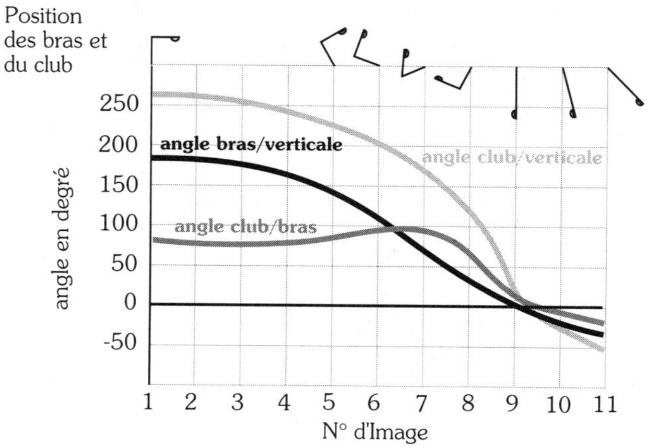

Fig. 14.2 — Angles caractéristiques en fonction du temps.

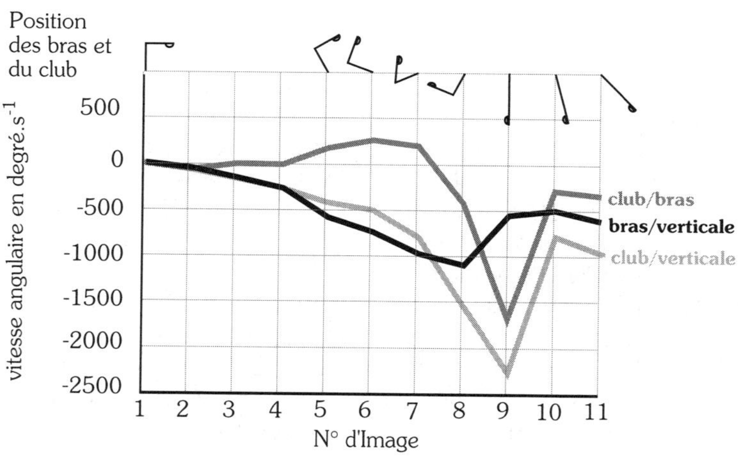

Fig. 14.3 — Vitesses angulaires caractéristiques en fonction du temps.

Nous choisissons un couple à l'épaule de la forme $C_1 = -k_1 \theta_1$, c'est-à-dire un ressort spiral armé à partir de la position d'adresse (verticale vers le bas), et un couple aux poignets constant $C_2 = -k_2$.

Lorsqu'on fait des essais avec les valeurs quelconques des paramètres k_1 et k_2, on obtient des mouvements qui n'ont rien à voir avec un vrai *down-swing* (partie du swing descendante). Il faut ajuster ces paramètres pour obtenir des résultats qui soient comparables au *down-swing* réel. On retrouve alors la forme des courbes précédentes. On voit en particulier l'évolution de l'angle bras/club qui partant de 90°, augmente légèrement pour revenir à 0° en moins de 40 ms. On constate également sur les courbes de vitesse un maximum de vitesse du segment proximal avant le maximum du segment distal, alors que le minimum de ce même segment proximal coïncide avec le maximum du segment distal.

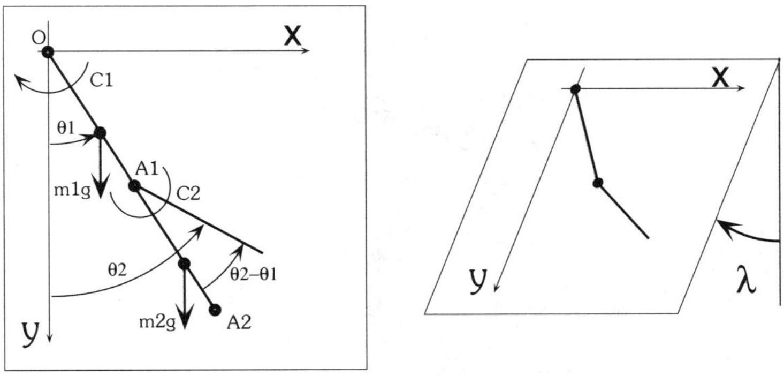

Fig. 14.4 — Modèle du double pendule.

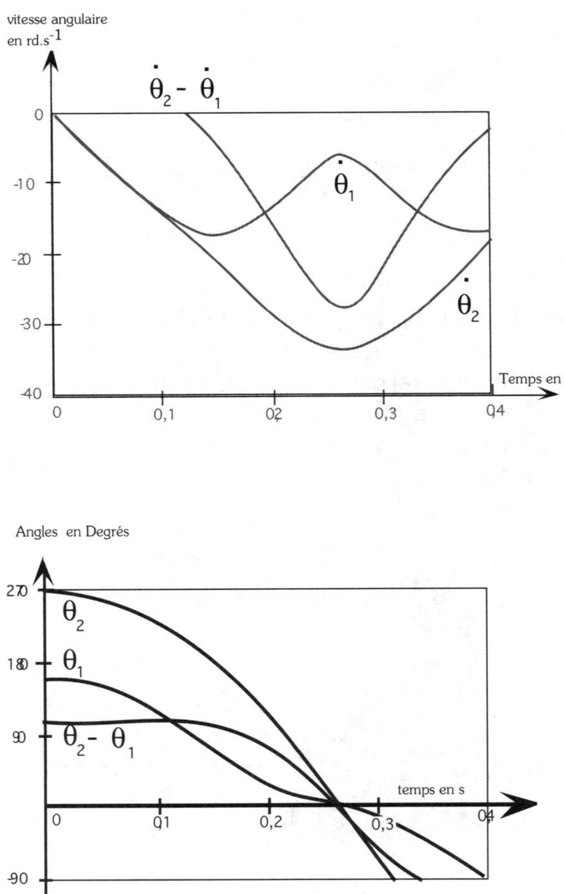

Fig. 14.5 — Résultats de simulation angles, vitesses angulaires.

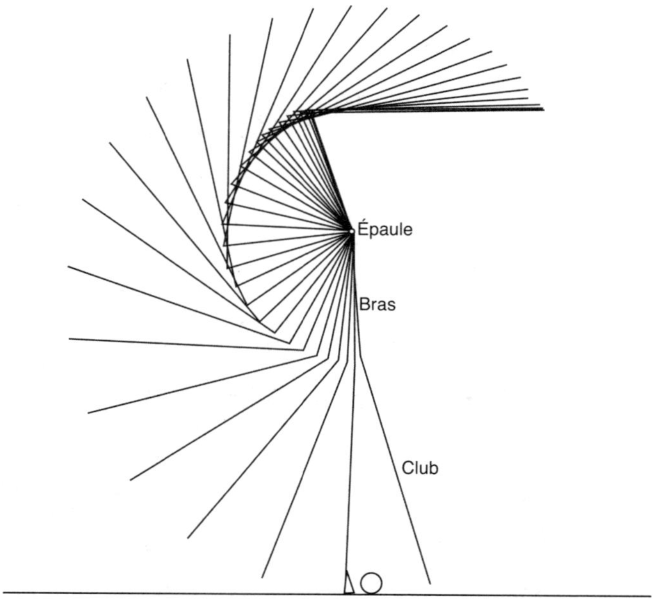

Fig. 14.6 — Positions des segments au cours du swing.

Choc club-balle

Si nous considérons un coup réussi, le club se trouve alors en position verticale au moment de l'impact avec une vitesse de tête de club qui est horizontale. Le plan de frappe est alors orienté plus ou moins vers le ciel. Cet angle α est lié à la nature du club. Pour un *driver* cet angle peut varier de 0° à 15° selon le numéro, pour les fers cela varie de 30° pour un fer 5 à 45° pour un fer 9.

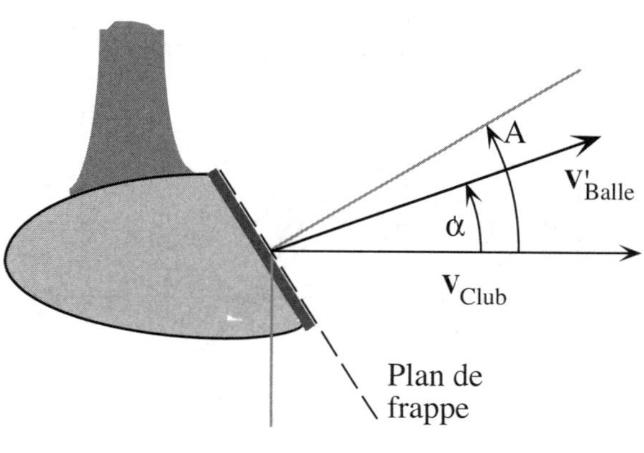

Fig. 14.7 — Modelé du choc club-balle.

La perpendiculaire au plan de frappe n'étant pas dans la direction de la vitesse de ce plan de frappe, on peut s'attendre à ce que la balle parte avec un effet. Dans le cas du golf, c'est toujours un effet coupé. Le modèle du choc club-balle nous donne également des renseignements sur la vitesse de la balle. La direction de la vitesse est comprise entre la direction de la vitesse du club et la perpendiculaire au plan de frappe. La balle part avec une rotation qui est d'autant plus grande que l'angle α est grand. Le modèle dynamique du choc permet aussi d'avoir les valeurs exactes de ces grandeurs.

Tableau 14.1 — Vitesse et rotation de la balle après la frappe (calculée et mesurée).

	Avant le choc		Après le choc						
Club	V_{club} mesuré $m.s^{-1}$	α degrés	V'_{club} calculé $m.s^{-1}$	V'_{balle} mesuré $m.s^{-1}$	V'_{balle} calculé $m.s^{-1}$	a' calculé degré	a' mesuré degré	N' mesuré $tr.s^{-1}$	N' calculé $tr.s^{-1}$
Driver	44,6	0	31	60	60	0	0	0	0
Driver	45	10	31,4	59,6	59,4	8	8	60	50
Fer 5	40	30	34	47	47	23	23	120	120
Fer 9	42	45	34,5	40	40	33	30	180	181

A partir des valeurs mesurées de la vitesse du club V_{club} et de la connaissance de l'angle α du club, on peut en déduire les valeurs des grandeurs après la frappe, Vitesse de la balle V'_{club}, V'_{balle}, a', N'. On constate un bon accord du modèle avec les résultats mesurés sur les frappes réelles.

Trajectoires des balles de golf

Connaissant la vitesse et la rotation de la balle au moment où elle quitte le club, on peut simuler sa trajectoire en considérant les forces qui s'exercent sur elle. Il y a d'une part le poids et d'autre part la force aérodynamique, qui lorsque la balle tourne n'est pas dans l'axe de la vitesse. Dans le cas de la balle de golf cette force peut se décomposer en une force opposée à la vitesse et une force orthogonale à la vitesse (force transverse due à l'effet Magnus).

Dans le cas de la balle coupée la force Magnus s'oppose au poids. La balle de golf tombe moins vite et dans certaines conditions elle peut même accélérer vers le haut. Dans tous les cas cette force permet à la balle d'aller plus loin.

Cet effet de portée augmentée par la rotation dépend de la valeur de la force Magnus. Celle-ci est proportionnelle à la vitesse de la balle, à la rotation et à un coefficient *a* appelé *coefficient Magnus*. Ce coefficient dépend de l'état de surface de la balle et c'est la raison pour laquelle les balles de golf ont des alvéoles. La profondeur de ces alvéoles a été optimisée pour avoir le coefficient Magnus maximal, donc la portée maximale.

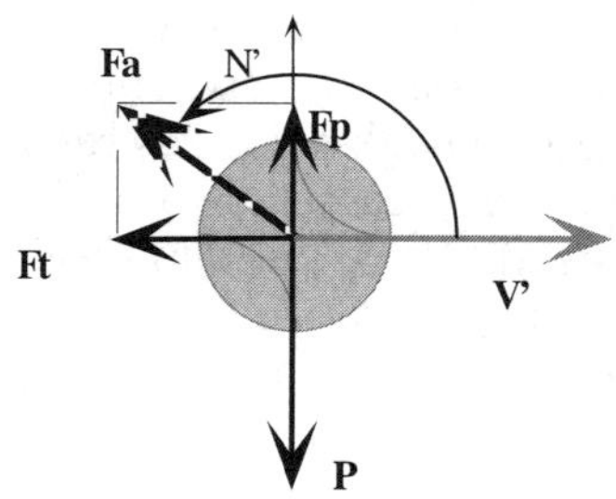

Fig. 14.8 — Force Magnus sur une balle de golf.

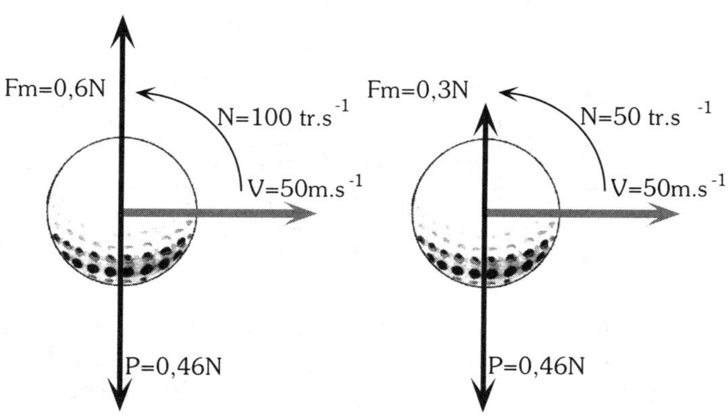

Fig. 14.9 — Différentes valeurs de forces Magnus en fonction des vitesses et des rotations.

14.4 GÉNÉRALISATIONS POSSIBLES

Nous avons abordé dans la description du swing la question très générale de la coordination du geste. Cette question est ici mise en relation avec des données cinématiques du mouvement. Les résultats obtenus dans le cas du swing de golf sont tout à fait généralisables à tous les gestes de lancer et de frappe. On retrouve dans tous les cas pour les experts, une mobilisation des segments ou ceintures qui commence du proximal pour se terminer au distal. Par exemple le mouvement de golf est initié par les hanches puis les épaules, puis le bras et enfin le club. Les vitesses angulaires de ces différentes ceintures ou segments ont des formes de cloche avec un maximum de vitesse qui est d'autant plus aigu et important que l'on se rapproche du segment distal. Enfin ces pics de vitesse sont décalés dans le temps, plus le segment est proximal plus il est sollicité tôt dans le mouvement et plus son pic de vitesse est également tôt. Si bien que par exemple au moment de la frappe le club est à son maximum de vitesse alors que les bras sont à un minimum. On peut voir sur les courbes de la figure 14.10 les courbes correspondantes au service en tennis, la comparaison porte sur l'avant-bras et la raquette.

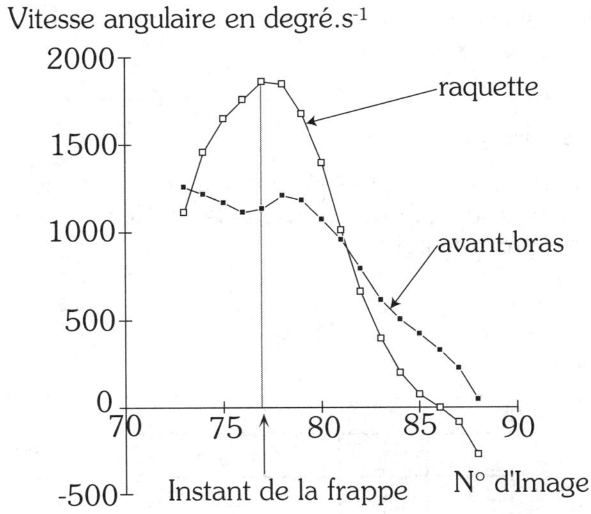

Fig. 14.10 — Vitesses de rotation de l'avant bras et de la raquette de M. Rossé (Bercy, 1996).

ÉNONCÉS DES EXERCICES DU CHAPITRE 14

■ 14.1 Vitesses de balles

Représenter les vecteurs vitesses des balles après la frappe dans le cas des valeurs mesurées pour un fer 5.

■ 14.2 Forces Magnus

On trouve dans les articles sur le golf les résultats expérimentaux suivants : La force F est donnée en pounds en fonction de la rotation en tr.mn^{-1} (rotation par minute)

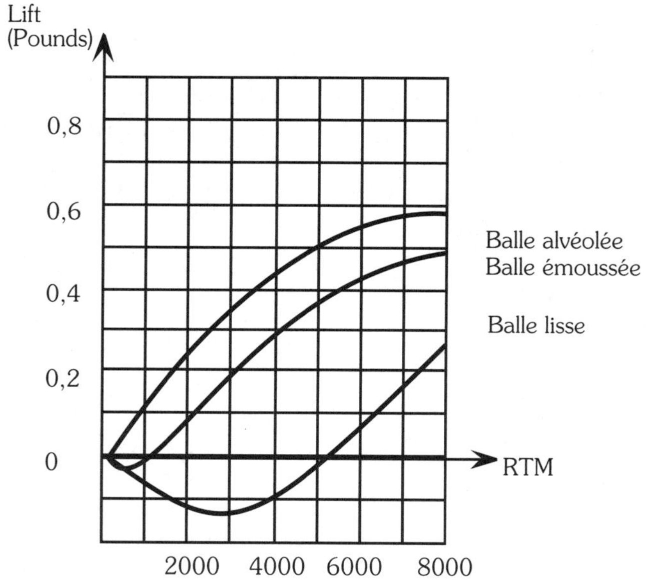

Fig. 14.11 — Valeur de la force Magnus (lift) en fonction de la rotation de la balle pour trois sortes de balles.

Q1 — *Quelle est la valeur de la force Magnus pour une rotation de 100 tr.s^{-1} pour les trois sortes de balles ? En ce qui concerne la trajectoire, quelles conclusions pouvez-vous tirer de la comparaison de ces courbes ? (Une « pound » = 4,4 N)*

Q2 — *Quelle est la valeur de la force Magnus pour une balle lisse qui tourne à 50 tr.s^{-1} ? Quelle conclusion pour la trajectoire ?*

■ 14.3 *Down-swing* de golf

Q1 — *On évaluera l'échelle du document (la longueur du club est de 1 m).*
Q2 — *Sur la figure 14.12, mesurer les accroissements de position du marqueur rond situé sur le club.*

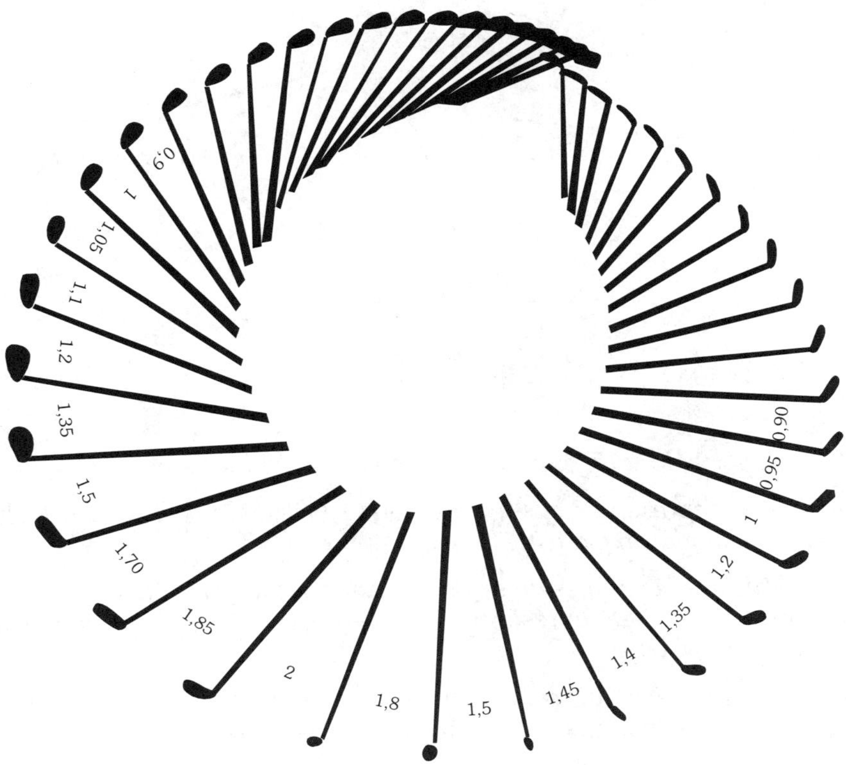

Fig. 14.12 — Stroboscopie d'un *down-swing* de golf.

Q3 — *Représenter sur un graphique les variations de vitesse de la tête de club.*

■ 14.4 Double pendule

Le document (figure 14.13) représente les positions successives du club et du segment de droite joignant le milieu des mains au milieu des épaules (segment bras).

Q1— *Évaluer l'échelle du document.*

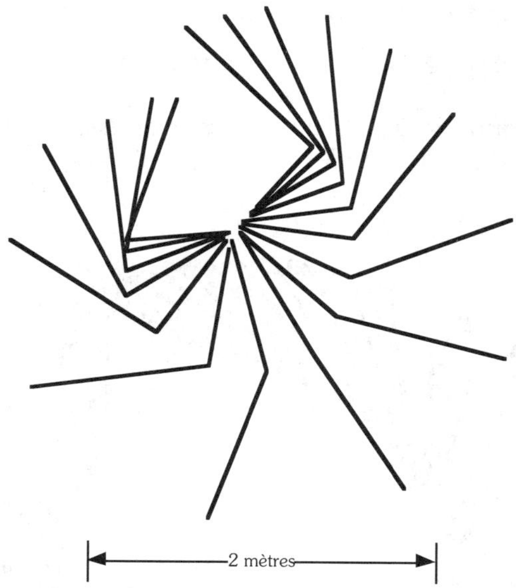

Fig. 14.3

Q2 — *Mesurer les angles du club avec la verticale pour chaque position.*

Calculer et représenter sur un graphique la vitesse angulaire du club. (Δt entre chaque image est 20 ms)

Q3 — *Mesurer les angles du segment bras avec la verticale pour chaque position. Calculer et représenter sur un graphique la vitesse angulaire du segment bras.*

Q4 — *Trouver les valeurs maximum de ces deux courbes de vitesse angulaire et les instants où ils ont lieu. Conclusion.*

Solutions des exercices et problèmes

CHAPITRE 1

■ 1.1 Calcul de la position du centre d'inertie de Thierry Vigneron lors du franchissement d'une barre en saut à la perche

Q1 — $$y_G = \frac{8*1{,}05 + 25*0{,}53 + 37*1{,}21 + 5*1{,}7}{75} = 1m$$

Q2 — $$x_G = \frac{8*0{,}26 + 25*1{,}22 + 37*0{,}742 + 5*0{,}396}{75} = 1{,}02m$$

$$y_G = \frac{8*0{,}26 + 25*0{,}63 + 37*0{,}742 + 5*0{,}396}{75} = 0{,}63m$$

■ 1.2 Calcul de la position du centre d'inertie du gymnaste dans un tour à la barre fixe

Q1 — Il est tendu à gauche et pas à droite. Cela laisse à penser qu'il rapproche son centre d'inertie de la barre à droite pour remonter plus facilement ou accélérer. On peut alors penser qu'il tourne dans le sens inverse des aiguilles d'une montre.

Q2/Q3 — A l'échelle du document.

Position 2

Segment	Position du centre d'inertie du segment x (cm)	Position du centre d'inertie du segment y (cm)
Tête et cou	1,35	0,3
Bras	0,75	0,1
Tronc	2,3	– 0,2
Jambes	3,5	– 0,9

Position 3

Segment	Position du centre d'inertie du segment x (cm)	Position du centre d'inertie du segment y (cm)
Tête et cou	0,6	1,1
Bras	0,5	0,5
Tronc	1,85	1
Jambes	3,4	0,85

Position 2

Segment	Position du centre d'inertie du segment x (cm)
Tête et cou	1,2
Bras	0,7
Tronc	2,4
Jambes	3,8

Position 3

Segment	Position du centre d'inertie du segment sur l'axe du corps (cm)
Tête et cou	1,3
Bras	0,75
Tronc	2,4
Jambes	3,8

Q4 — Position 2 : Coordonnées du centre d'inertie $x = 2{,}45$ cm ; $y = -0{,}38$ cm.

Position 3 : Coordonnées du centre d'inertie $x = 2{,}1$ cm ; $y = -0{,}8$ cm.

Position	Distance du centre d'inertie à l'axe de rotation (cm)
2	2,49
3	2,3
– 2	2,6
– 3	2,54

Q5 — Le centre d'inertie est plus proche de l'axe en position 2 et surtout 3 ce qui facilite la remontée car cela diminue le moment d'inertie et augmente la vitesse de rotation.

■ 1.3 Calcul des variations du moment d'inertie d'un patineur

Q1 — Le moment d'inertie d'un bras le long du corps est 0,168 kg m^2

Le moment d'inertie d'un bras écarté est 1,68 kg m^2

Il est multiplié par 10. On voit que les contributions au moment d'inertie sont très liées à l'éloignement de l'axe.

Q2 — Le tronc par exemple a une contribution au moment d'inertie qui est trois fois moins importante qu'un bras horizontal.

■ 1.4 Calcul du moment d'inertie d'un segment autour d'une articulation

Les valeurs à retrouver sont celles du tableau 1.5.

CHAPITRE 2

■ 2.1 Accélération de bobsleigh

Q1 — v = 12,6 $m.s^{-1}$,

Q2 — d = 482 m

■ 2.2 Vitesse du cycliste

Q1 — t = 4 mn 42 s,

Q2 — son accélération est radiale dirigée vers le centre et vaut 0,25 $m.s^{-2}$.

■ 2.3 Vitesse de la balle de tennis au rebond

Q1 — L'échelle du document est E = 1/6,38.

Q2 — Vitesse avant = 25,5 $m.s^{-1}$ et Vitesse après = 17,5 $m.s^{-1}$.

Q3 — Avant $V_{horizontal}$ = 21,9 $m.s^{-1}$ et $V_{vertical}$ = 13,1 $m.s^{-1}$.

Après $V_{horizontal}$ = 15,3 $m.s^{-1}$ et $V_{vertical}$ = 8,6 $m.s^{-1}$.

Q4 — L'accélération moyenne est de 7583 $m.s^{-2}$ soit près de 800 fois g.

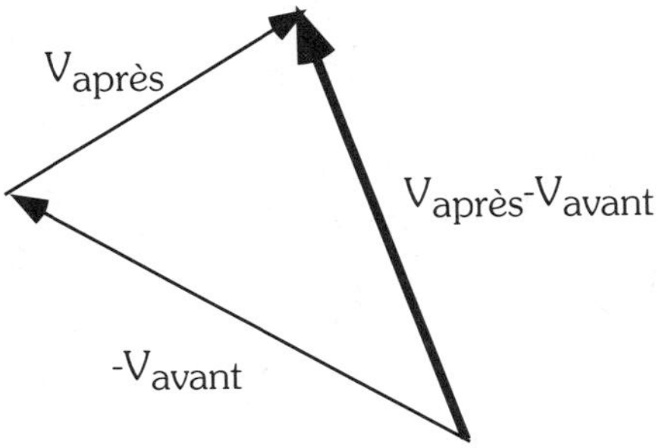

Fig. 2.24 — Direction de l'accélération moyenne pendant le choc.

■ 2.4 Analyse cinématique d'un tour à la barre fixe (Fig 1.17)

Q1 — L'intervalle de temps est de 0,1 s.

Q2 — Chaque position est nette donc la durée du flash est très inférieure à 0,1 s.

Q3 — L'appareil photo est resté ouvert au moins 1,5 s.

Q4/Q5/Q6 —

Temps s	Angles deg	Vit. ang. $deg.s^{-1}$	Acc. Ang. $deg.sec^{-2}$
0	180		
0,1	173	– 82,5	
0,2	164	– 107,5	– 350
0,3	152	– 152,5	– 487,5
0,4	133	– 205	– 587,5
0,5	111	– 270	– 737,5
0,6	79	– 352,5	– 625
0,7	40	– 395	– 287,5
0,8	0	– 410	– 37,5
0,9	– 42	– 402,5	325
1	– 80,5	– 345	650
1,1	– 111	– 272,5	737,5
1,2	– 135	– 197,5	687,5
1,3	– 151	– 135	450
1,4	– 162	– 107,5	
1,5	– 172		

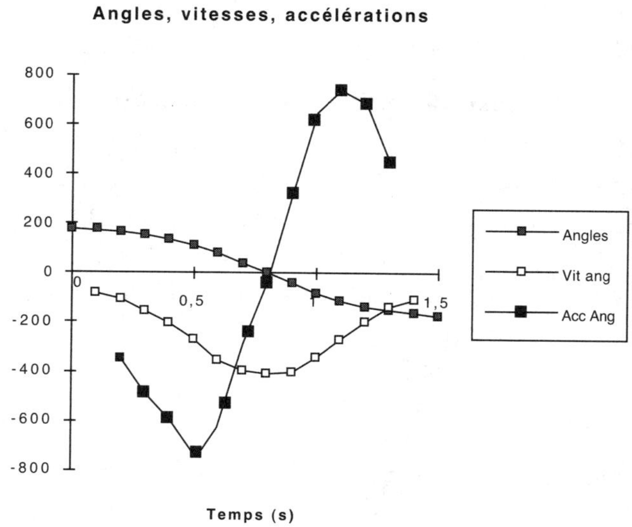

Fig. 2.25 — Diagrammes du mouvement de rotation à la barre fixe.

Q7 — La valeur maximale de la vitesse est de $410°.s^{-1}$ et correspond au passage à la verticale.

Q8 — $V = 12\ m.s^{-1}$.

Q9 — Il faut comparer avec les résultats d'un modèle qui simule un tour sans aucune autre action que la pesanteur.

■ 2.5 Étude de la phase d'impulsion au saut en longueur (Fig. 2.23)

Q1 — E = 1/63.

Q2 — Distance entre les deux derniers appuis : 199 cm et 214 pour l'intervalle précédent.

Q3 — $V = 8{,}25\ m.s^{-1}$.

Q4 — $v = 8{,}06\ m.s^{-1}$ avec un angle de 24°.

Q5 — h_{CG} à l'envol = 1,17 m.

CHAPITRE 3

■ 3.1 Chute libre

Sans résistance de l'air, les deux boules ont le même mouvement. La résistance de l'air est plus forte relativement sur la balle en liège alors qu'elle ne modifie pas le mouvement de la balle en plomb.

$$a = g - \frac{F_{air}}{m}$$

Dans cette équation g et F_{air} sont identiques pour les deux boules, la seule chose qui varie c'est m. Dans le cas du plomb m est grand et donc l'accélération est à peu près égale à g alors que dans le cas du liège cette valeur n'est pas négligeable et l'accélération est diminuée de $\frac{F_{air}}{m}$.

■ 3.2 Plongeon

Lorsque l'on est debout sur le tremplin sans bouger, le poids du corps est compensé par la réaction du tremplin, l'accélération nulle. Le corps exerce une force sur le tremplin qui le maintient plié. Si l'on s'abaisse, cela signifie un mouvement vers le bas du centre d'inertie qui part de la position debout jusqu'à la position accroupie. La vitesse d'un tel mouvement est orientée vers le bas, elle est nulle au départ et à l'arrivée. Elle passe par un maximum. L'accélération est d'abord vers le bas soit négative puis s'annule au moment où la vitesse est maximum et devient positive (orientée vers le haut). Dans ces conditions on peut en déduire la force de réaction du tremplin par la relation fondamentale $ma = R - mg$. Au début si a est négatif cela signifie que R est inférieur au poids mg le tremplin remonte, puis il revient à son fléchissement initial pour $a = 0$ soit $R = mg$ et enfin dans la phase de freinage a est positif donc R est supérieur à mg et donc le tremplin va fléchir encore plus pour revenir au fléchissement initial et y rester lorsqu'on est accroupi et immobile.

■ 3.3 Luge

Il iront à la même vitesse. Si l'on adopte un modèle de frottement solide le coefficient de frottement $f = \frac{F}{mg}$ est le même pour les deux luges. Ce modèle n'est valable que dans la mesure où la surface et la nature du contact entre la luge et la neige ne sont pas modifiées. L'équation est alors la suivante, l'axe est celui de la pente orientée vers le bas : $-fmg + mg \sin(\alpha) = ma$. On voit sur cette équation que la masse s'élimine. L'accélération est la même quelle que soit la masse.

■ 3.4 Galilée

Lorsque le navire à un mouvement uniforme, les petits animaux volent à la même vitesse vers n'importe quel côté de la cabine. Le poisson nage indifféremment dans n'importe quelle direction. Les gouttes tombent dans le vase placé sous la bouteille. Et si vous lancez un objet à votre compagnon, il n'est pas nécessaire de le lancer plus fort dans une direction que dans une autre pour qu'il parvienne à la même distance. En sautant à pieds joints, vous retomberez à la même distance dans toutes les directions. Rien n'est changé par rapport à la situation immobile à quai. Le référentiel est galiléen (déplacement rectiligne uniforme par rapport au référentiel terrestre), les lois de la mécanique restent inchangées.

■ 3.5 Station debout

La force de réaction du sol est égale et opposée au poids. Il n'y a aucune force résultante. La réaction est verticale et la direction de cette force passe par le centre d'inertie. Si l'on est sur les deux pieds on peut alors considérer que la réaction est partagée également sur les deux pieds et la somme est égale et opposée au poids. Le moment des forces normales F_N est nul autour du centre d'inertie. On peut également dire que la direction du poids passe entre les deux pieds et que c'est une condition d'équilibre.

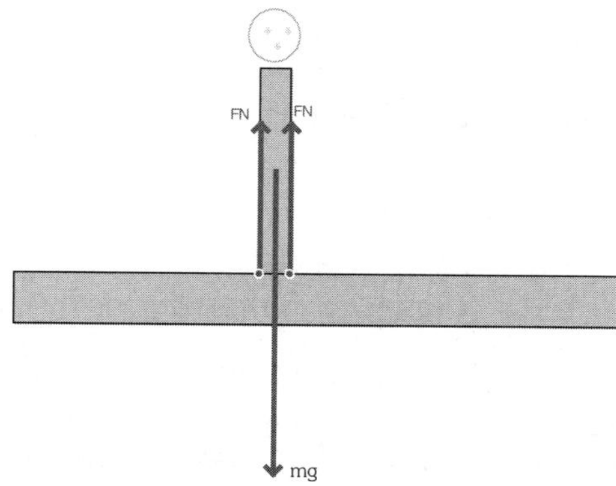

Fig. 3.15 — Équilibre debout.

CHAPITRE 4

■ 4.1 Chute libre

Q1 — Oui, $f = mg$, g est constant, donc F est constant.

Q2 — Non, son accélération ne dépend pas de sa masse car $ma = mg$.

Q3 — Non, sa vitesse est proportionnelle à la racine carrée de la distance parcourue $v = \sqrt{2gx}$.

Q4 — Son accélération est toujours indépendante de la vitesse initiale, elle vaut g.

■ 4.2 Les Jeux olympiques de l'an 3000

On peut facilement prévoir une amélioration en saut en hauteur, en longueur, au lancer du poids, à la perche. Pour les autres disciplines c'est plus difficile à évaluer car les techniques seraient considérablement modifiées.

■ 4.3 Étude du lancer du poids

Q1 — Équations de la trajectoire :

$$y - y_0 = (x - x_0)\left[-\frac{1}{2}g\left(\frac{(x - x_0)}{V_{0x}^2} + \frac{V_{0y}}{V_{0x}}\right)\right]$$

Q2 — Performance = $OM = \frac{V_{0x}}{g} = (V_{0y} + \sqrt{V_{0y}^2 + 2 \cdot y_0 \cdot g})$

Q3 — 45°

Q4 — 42°

Q5 — Performance = 19,12 m.

■ 4.4 Mesure du coefficient de restitution d'un choc sol-balle

Q1 — $v = \sqrt{2gh}$

Q2 — $h' = \dfrac{V'^2}{2g}$

Q3 — $e = \sqrt{\dfrac{h'}{h}}$

Q4 — $0{,}73 \leq e \leq 0{,}76$

■ 4.5 Répondre par vrai ou faux

Q1 — Plus on est en altitude plus la force de gravitation est faible .... ■ V □ F

Q2 — Plus on est proche de l'équateur plus la force de gravitation est forte .... □ V ■ F

Q3 — La force de gravitation est la même sur toute la surface du globe .... □ V ■ F

Q4 — La force de gravitation varie selon les planètes du système solaire .... ■ V □ F

Q5 — La force de gravitation dépend de la masse de la Terre .... ■ V □ F

■ 4.6 Prévision de la performance au saut en longueur

La performance calculée est de 6,80 m.

■ 4.7 Simulation des performances extrêmes en sauts

Q1 — Performance extrême 11,11 m.

Q2 — Performances.

Performance	Saut en longueur		Performance
Vitesse $m \cdot s^{-1}$	Angle en °	h_{CG} en m	m
10	45	1,2	11,28
8	20	1,2	6,37
9	20	1,2	7,61
9,2	20	1,2	7,87
9,3	20	1,2	8
9,4	20	1,2	8,14
9,4	22	1,2	8,45
9,4	24	1,2	8,75
9,4	26	1,2	9,03

Q3 —

V Vert ($m \cdot s^{-1}$)	h CG (m)	Perf (m)
4,4	1,45	2,44
	1,38	2,08

CHAPITRE 5

■ 5.1 Précision de la pellicule photo

Largeur du champ : 7,2 m pour distinguer 2 mm, 36 m pour distinguer 10 mm et 360 m pour distinguer 10 cm.

■ 5.2 Précision d'une image video digitalisée

Q1 — Largeur du champ : 1,53 m pour distinguer 2 mm, 7,68 m pour distinguer 10 mm et 76,8 m pour distinguer 10 cm.

Q2 — Cible de 1,3 cm.

■ 5.3 Comment éviter le flou de bouger

Q1 — Sur une trame le temps de prise de vue est de 20 ms.

Q2 — La balle se déplace de 1 m.

Q3 — Le flou de bouger(est respectivement de 10, 51, 512 pixels. Dans le dernier cas la balle traverse le champ dans le temps de prise de vue.

Q4 — La balle a la forme d'un rectangle très allongé correspondant à une longueur de 100 cm et une largeur de 6,7 cm. En réalité lorsque le champ est trop petit cette trace de la balle est très peu visible.

Q5 — $1{,}3.10^{-4}$ s.

■ 5.4 Mesure de la rotation

Obturateur à 1/500ᵉ s.

■ 5.5 Mesure du temps de contact en course

Q1 —	**Tc**	**ΔTc**	**Tv**	**ΔTv**	**T**	**ΔT**
50Hz	140	20	200	20	340	20
10Hz	?		?		300	100

Q2 — Avec une fréquence de prise de vue trop faible (10 hz), soit une image toutes les 100 ms, il est impossible de mesurer des temps qui sont de cet ordre de grandeur.

■ 5.6 Analyse d'un tir au basket-ball

Q1 — 78°, 80°, 18°, 0°.

Q2 — 78°, 78°, 18°, 0°.

Q3 — Lorsque l'angle augmente il y a une flexion. L'extension complète correspond à un angle de zéro degré. De la trame 12 à 28 il y a une légère extension suivie d'une flexion puis de 28 à 39 c'est l'extension rapide qui correspond au décollage.

Q4 — β = 159° à l'image 1, 90° à l'image 10, 75° à l'image 40 et 163° à l'image 47.

Q5 — Sur la courbe on trouve β = 158° à l'image 1, 90° à l'image 10, 76° à l'image 40 et 170° à l'image 47. Les différences constatées proviennent du fait que la courbe a été lissée par rapport aux données brutes qui sont mesurées sur les figures fil de fer.

Q6 — De la trame 1 à 12 la fermeture de l'angle du coude correspond à la capture de la balle. Puis de 12 à 40, cette fermeture reste stable. Elle correspond à la phase de flexion extension des jambes. A la fin de la phase d'extension des jambes trame 40, on assista à une extension du bras qui propulse le ballon. Ce tir est extrêmement pur dans la mesure où les différentes phases sont très dissociées.

CHAPITRE 6

■ 6.1 Analyse de la vitesse du centre de gravité dans la course

Q1 — E = 1/54

Q2 — V (1-48) = 9,44 $m{\cdot}s^{-1}$, V (1-12) = 9,29 $m{\cdot}s^{-1}$, V (12-24) = 9,75 $m{\cdot}s^{-1}$, V (24-36) = 9,20 $m{\cdot}s^{-1}$, V (36-48) = 9,62 $m{\cdot}s^{-1}$

Q3 — Longueur de la foulée, 2,22 m et 2,18 m soit 2,20 en moyenne.

Q4 — Fréquence, 4,35 Hz et 4,16 Hz.

Q5 — Poussée légèrement plus forte sur le pied droit.

■ 6.2 Comparaison de la marche et des courses

Q1 —

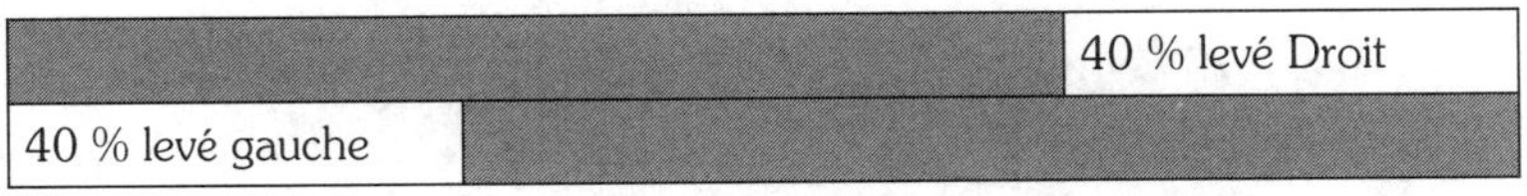

Marche normale : le temps de double appui est de 20 % du temps total.

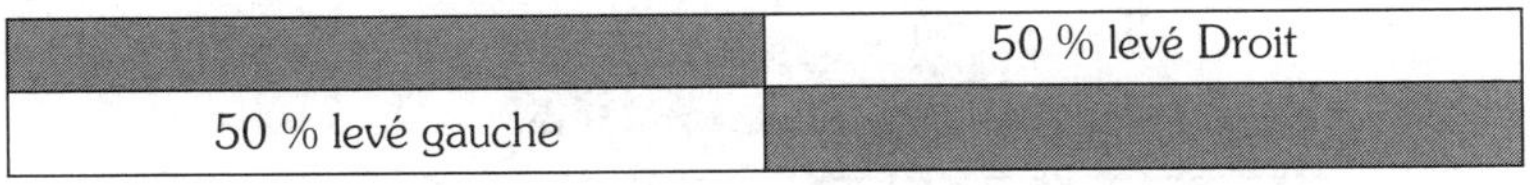

Marche rapide : le temps de double appui est de 0 % il n'y a pas non plus de temps de vol (sans aucun pied au sol).

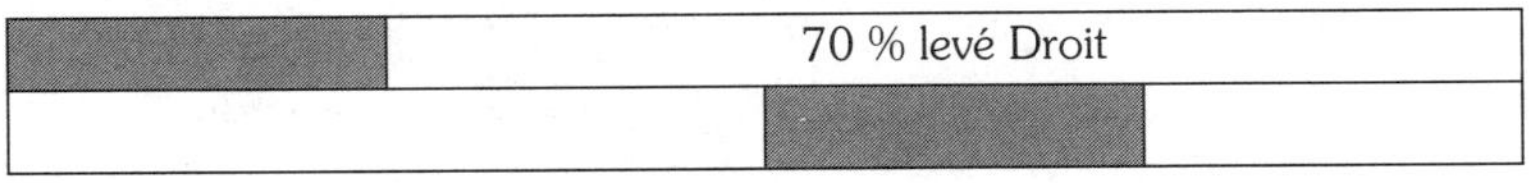

La course : le temps de vol sans appui est de 20 %.

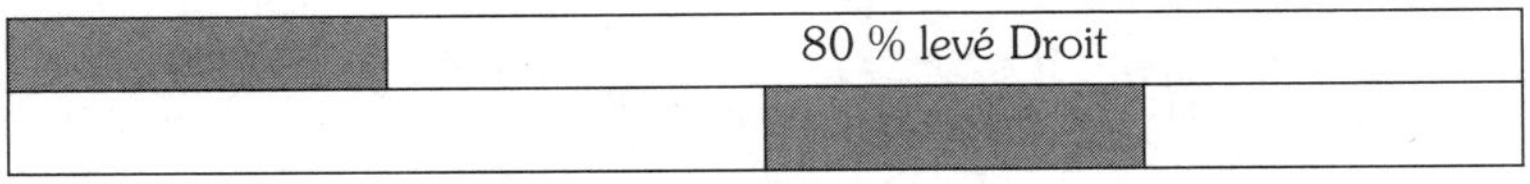

La course : le temps de vol sans appui est de 30 %.

Q2 — Dans le tableau 6.6 on note que le temps de vol est égal au temps d'appui. Cela signifie que le temps de vol est 50 % du temps d'une foulée soit 25 % du temps total du cycle. Ceci est bien compatible avec les résultats de la course de la question précédente (le temps de vol était de 20 à 30 % du temps du cycle total).

■ 6.3 Modelé de la partie aérienne de la foulée

Q1 — Une parabole (en négligeant les forces aérodynamiques).

Q2 — Un mouvement rectiligne uniforme.

Q3 — Un mouvement rectiligne uniformément accéléré.

Q4 — $V_{horizontal} = 7{,}33\ m.s^{-1}$, $V_{vertical} = 1{,}17\ m.s^{-1}$, l'angle est de 7,8°.

■ 6.4 Influence des forces aérodynamiques...

Q1 — C'est une force opposée à la vitesse et proportionnelle au carré de la vitesse

Q2 — kSV^2 avec $k = 0{,}5$, $S = 0{,}8\ m^2$, $V = 10\ m.s^{-1}$. $F = 40\ N$

■ 6.5 Analyse des finales des internationaux de France

Q1/Q2 —

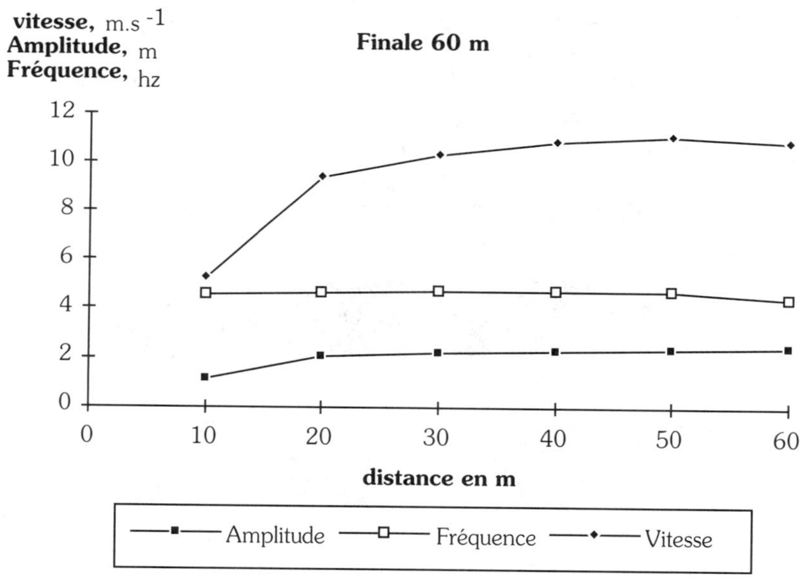

Fig. 6.14 — Évolution de la fréquence, l'amplitude de la foulée et de la vitesse de course.

■ 6.6 Évaluation théorique de la vitesse de marche

Q1/Q2 — $T = 2\pi\sqrt{\frac{l}{g}}$, l est la longueur de l'axe au CG soit 0,5 m et le temps d'une demi oscillation est 0,7s. La vitesse est alors $1{,}4\ m{\cdot}s^{-1}$.

CHAPITRE 7

7.1 Densité moyenne du corps humain

- Pour une masse de 90 kg la densité devient 1,022 ;
- Pour une masse de 60 kg la densité devient 1,0 ;
- Plonger le corps dans une baignoire pleine, peser l'eau qui a débordé pour avoir son volume.

7.2 Trajectoire d'une pale

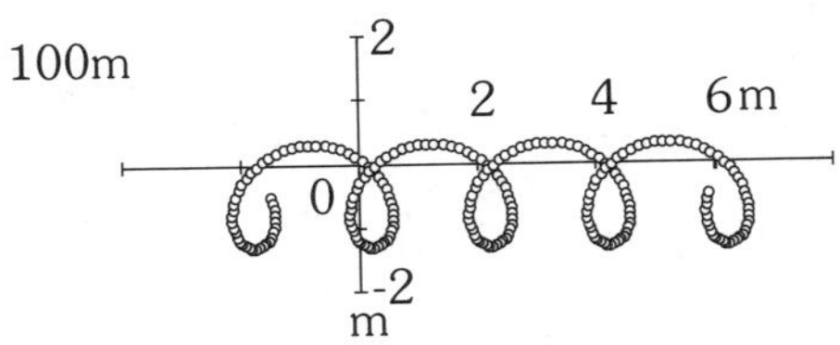

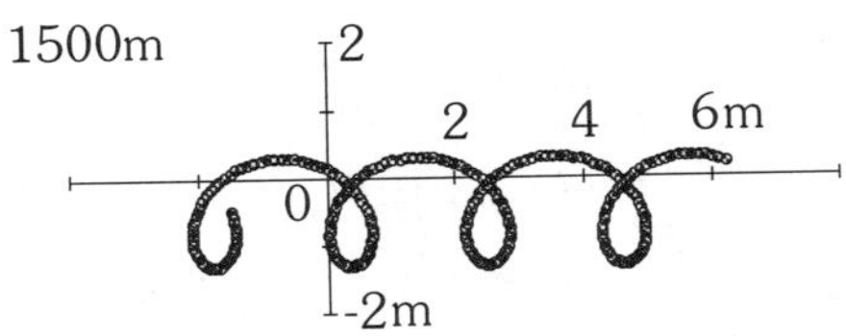

Fig. 7.16 — Trajectoires des mains au 100 m et au 1 500 m.

La forme est la même pour le sprint et le 1 500 m. Au 1 500 m la vitesse linéaire est plus petite mais la vitesse de rotation aussi ce qui compense pour redonner la même forme que pour le sprint.

Elles sont comparables aux trajectoires réelles mais trop symétriques.

7.3 Force de réaction et composantes motrices

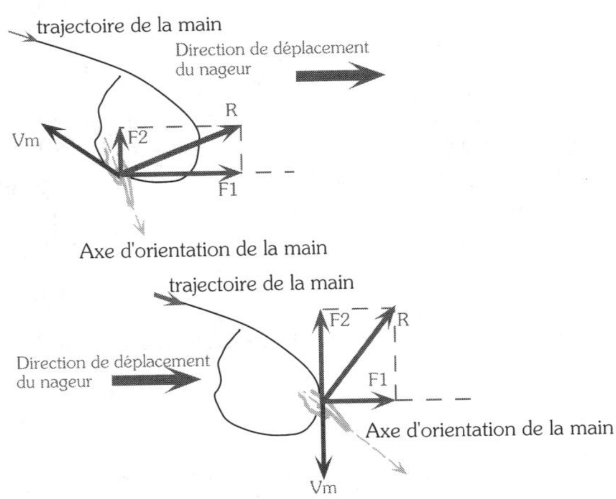

Fig. 7.17 — Forces propulsives s'exerçant sur la main en deux positions de sa trajectoire.

CHAPITRE 8

■ 8.1 Analyse du lancer de ballon en GRS

Q1 — $X_G = V_0 t$

Q2 —
$$x_E = V_{0X}t + X_0$$
$$y_E = -\frac{1}{2}gt^2 + V_1 t + y_0$$

Q3 — $$Y_E = -\frac{1}{2}g\left(\frac{x - x_0}{V_0}\right) + \frac{V_1}{V_0}(x - x_0) + y_0$$

Q4 — $$t = 2\frac{V_1}{g}$$

Q5 — $$x_E - x_0 = 2\frac{V_0 V_1}{g}$$

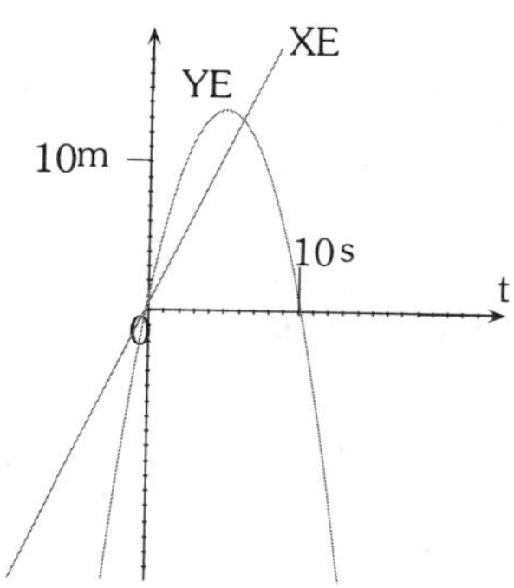

Fig. 8.9 — Diagrammes du mouvement de l'engin.

Q6 — $$x_G = V_0 t = 2\frac{V_0 V_1}{g}$$

Q7 — Dans le référentiel lié a la gymnaste, le lancer est effectué avec une vitesse strictement verticale (puisque la vitesse horizontale du ballon est identique à la vitesse horizontale de la gymnaste dans le référentiel du praticable), dans ses conditions la balle a une trajectoire verticale par rapport à la gymnaste et lui retombe dessus. C'est comme si la gymnaste était à l'arrêt et qu'elle lance la balle verticalement.

■ 8.2 Étude d'un lancer rattraper de cerceau avec roulade (Fig. 8-8)

Q1 — 1/68,3

Q2 — La vitesse est constante mais différente sur deux parties ; Dans la phase d'élan la vitesse horizontale vaut 3,35 m.s^{-1}, dans la partie aérienne elle vaut 1,5 m.s^{-1}.

Q3 — h = 1,57 m

Q4 — La vitesse verticale vaut 5,6 m.s^{-1}

Q5 — L'angle calculé avec les vitesses vaut 75 degrés.

Q6 — L'angle mesuré à partir de la droite joignant la position suivante du cerceau est 72 degrés. On trouve moins car on n'a pas accès à la tangente.

CHAPITRE 9

■ 9.1 Analyse du mouvement d'une balle.

Q1 — Dans l'air il y a une force opposée à la vitesse.

Q2 — 1/137,5

Q3 — 1,44 m, incertitude de 5 cm.

Q4 — 14,4 cm.

Q5 — Série de 22 mesures.

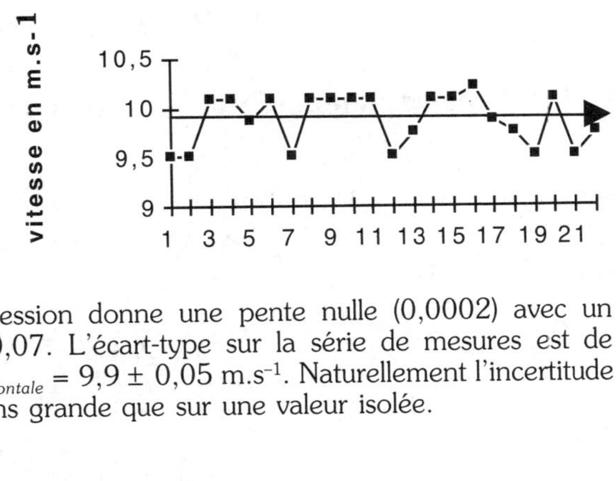

Fig. 9.34 — Vitesse moyenne horizontale de la balle.

Q6 — La droite de régression donne une pente nulle (0,0002) avec un coefficient de corrélation de 0,07. L'écart-type sur la série de mesures est de 0,2 m.s^{-1} donc on a $V_{moyenne\ horizontale}$ = 9,9 ± 0,05 m.s^{-1}. Naturellement l'incertitude sur la valeur moyenne est moins grande que sur une valeur isolée.

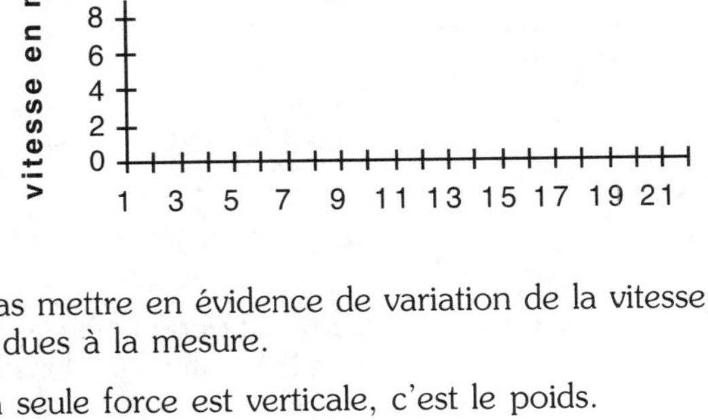

Fig. 9.35 — Vitesse moyenne horizontale de la balle (échelle absolue).

On peut dire qu'on ne peut pas mettre en évidence de variation de la vitesse autre que des variations aléatoires dues à la mesure.

Q7 — Oui car dans le vide la seule force est verticale, c'est le poids.

Q8/Q9 —

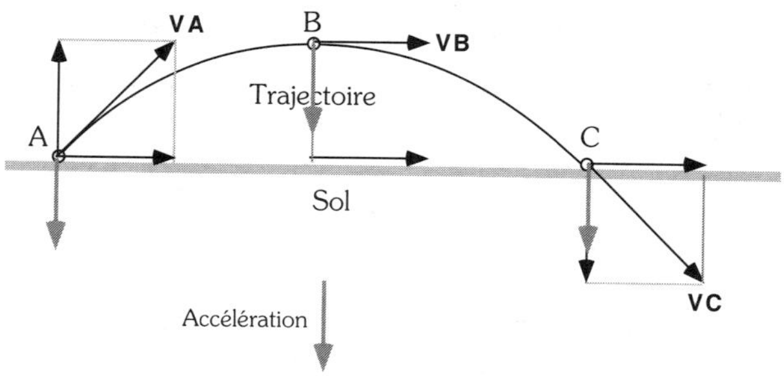

Fig. 9.36 — Vitesses de la balle.

Q10 — Les deux forces sont le poids P et la force de résistance de l'air F

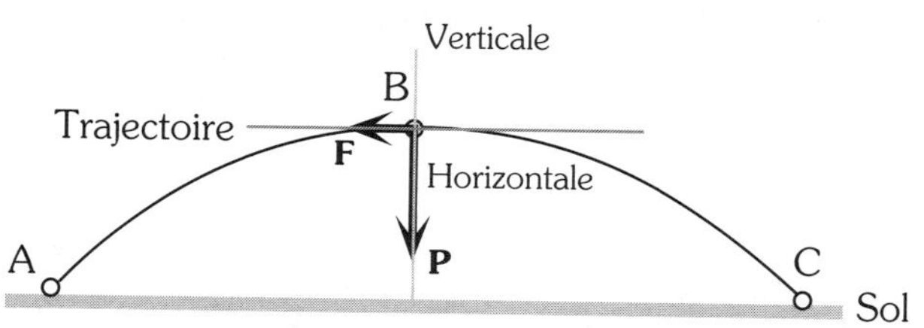

Fig. 9.37 — Forces sur la balle.

■ 9.2 Analyse cinématique du premier service de Y. Noah.

Q1 — E = 1/63,6

Q2 — Amplitude verticale 2,67 m, Amplitude horizontale 3,34 m.

Q3 — Vballe = 202 km.h^{-1}, Vraq av = 186 km.h^{-1}, Vraq ap = 120 km.h^{-1}.

Q4/Q5/Q6/Q7 —

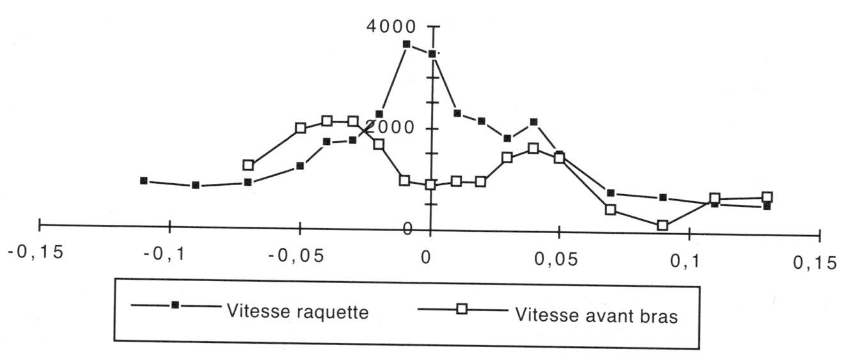

Fig. 9.38 — Vitesse de la raquette et de l'avant bras.

Q8 — La vitesse de la raquette croit très rapidement dans les 50 dernières ms alors que la vitesse de l'avant-bras diminue dans le même temps pour être minimale au moment de l'impact. Le maximum de vitesse de l'avant bras est obtenu à 30 ms avant l'impact. Ces courbes traduisent l'effet de fouet entre l'avant-bras et la raquette.

■ 9.3 Analyse cinématique du premier service de M. Rossé

Q1 — Echelle du document e = 1/35.

Q2 — La vitesse de la balle avant l'impact est de 8,62 $m.s^{-1}$, après impact de 44,2$m.s^{-1}$. La vitesse fait un angle de 5,5 degrés vers le bas avec l'horizontale. La vitesse de la raquette moyenne entre les positions connues d'après la figure sont de 47,4 $m.s^{-1}$ avant et de 28 $m.s^{-1}$ après.

Q3/Q4/Q5/Q6 —

angle av bras (deg)	angle raq (deg)	vit ang av bras ($deg.s^{-1}$)	vit ang raq ($deg.s^{-1}$)
287	322,5		
227	295	-3000	-1375
195,5	252,5	-1575	-2125
176	176	- 975	-3825
154	146	-1100	-1500
134	121,5	-1000	-1225
114	62	-1000	-2975
74	24	-2000	-1900

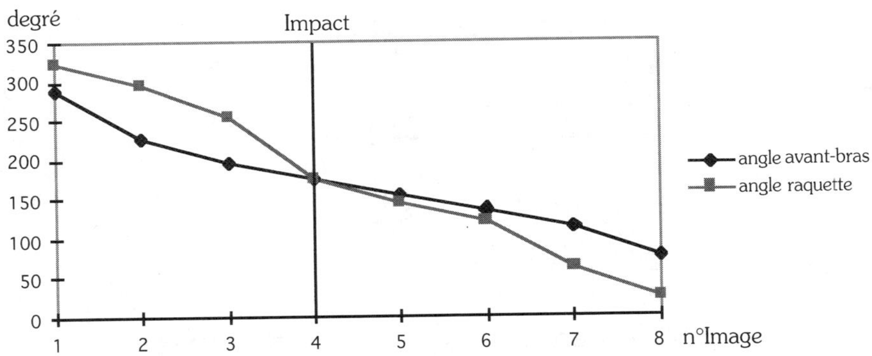

Fig.9.39 — Angles Rosset

Q7 — Les courbes de vitesse présentent des maximum décalés, le maximum de vitesse angulaire de la raquette se produit au moment de l'impact, la vitesse angulaire de l'avant bras est alors minimale. C'est le même type de courbe que pour le service de Noah (Fig. 9.40).

■ 9.4 Étude cinématique d'un revers lifté de M. Navratilova

Q1 — E = 1/39,5.

Q2 — Vb av = 15,9 $m.s^{-1}$ et Vb ap = 32 $m.s^{-1}$.

Vr av = 17,1 $m.s^{-1}$ et Vr ap = 11,5 $m.s^{-1}$.

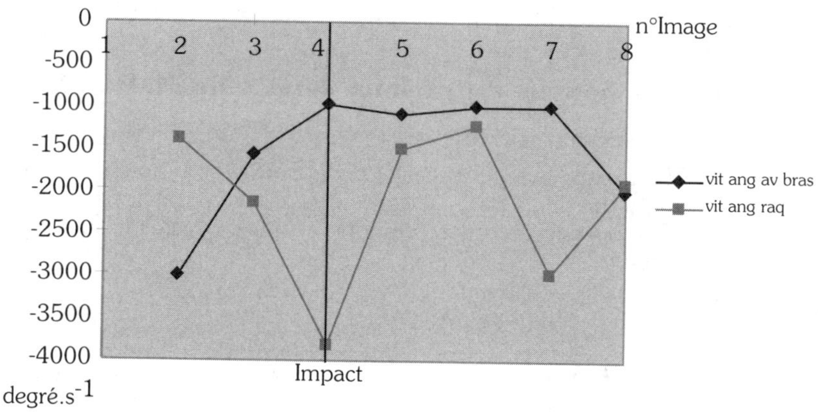

Fig. 9.40 — Vitesse angulaire Rosset

Q3 – La vitesse fait un angle de 23° vers le haut par rapport à l'horizontale.

Q4 – L'angle de 23° entre la vitesse et la perpendiculaire au tamis donne un effet de lift. On peut le comprendre en décomposant la vitesse selon deux axes, l'un qui passe par le centre de la balle et l'autre perpendiculaire. La composante qui passe par le centre contribue à l'avancement de la balle et l'autre à sa rotation comme un frottement de bas en haut.

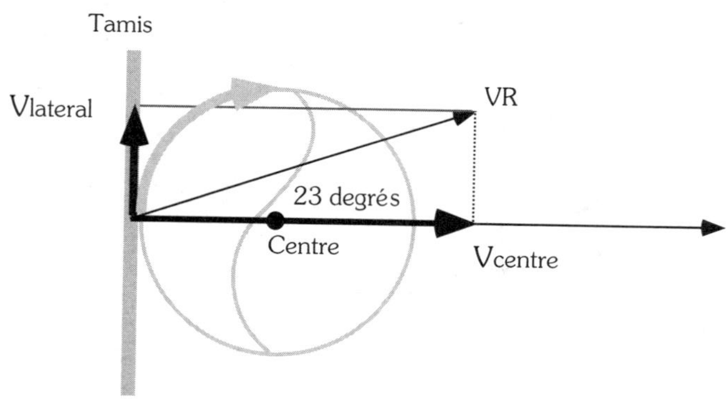

Fig. 9.41 — Vitesses du tamis par rapport au plan de frappe.

■ 9.5 Calcul de la vitesse de la balle connaissant la vitesse de l'objet lanceur

Tableau 9.8 — Vitesses des balles et des lanceurs après le choc.

Sports	tennis	tennis de table	foot	golf
V'en $m.s^{-1}$	28,0	28,4	16,4	34,8
v'en $m.s^{-1}$	50,4	52,5	28,6	57,5
v'/V	1,26	1,75	1,43	1,15

CHAPITRE 10

■ 10.1 Portée maximale et longueur des terrains

Q1 — Portée $= \frac{V\cos\alpha}{g}\left[V\sin\alpha + \sqrt{(V\sin\alpha)^2 + 2hg}\right]$.

Q2 —

Tableau 10.3 — Distances parcourues par les balles et dimensions des terrains.

Sport	v $m.s^{-1}$	α degré	h m	distance m	dimension des terrains m
Tennis	58	–7	2,8	18,6	24
	30	7	1	28,5	24
Golf	60	8	0	101,2	100 à 500
	46	13	0	94,6	100 à 500
Football	28,5	13	0	36,3	100
	30	45	0	91,7	100
Tennis de table	9	10	0,2	3,7	2,74

On retrouve approximativement les longueurs de terrain. Ce n'est pas surprenant car les vitesses sont adaptées aux dimensions. Il faudrait améliorer notre modèle en introduisant les forces aérodynamiques (voir exercice suivant pour la force opposée à la vitesse). Cette force va contribuer à freiner les balles, donc à diminuer leur portée. Il reste que pour le golf la portée ainsi calculée n'atteindra jamais 200 m. Pour avoir un modèle satisfaisant pour le golf il faut introduire l'effet Magnus.

■ 10.2 Calcul de la force aérodynamique sur une balle

Q1 — Elle est opposée à la vitesse. Fx = 0,53 N pour V = 40 $m.s^{-1}$ et Fx = 0,0083 N pour V = 5 $m.s^{-1}$

L'accélération vaut environ – 200 $m.s^{-2}$ et la balle freine très rapidement. Cela signifie que la vitesse diminue de 200 $m.s^{-1}$ toutes les secondes (en fait comme la vitesse diminue, Fx aussi et donc l'accélération aussi). Pour avoir la réponse exacte il faut résoudre l'équation différentielle $m\frac{dV}{dt} = -\frac{1}{2}C_x\rho S V^2$

Q2 — La vitesse est à peu près divisée par deux au moment de l'arrivée sur l'adversaire.

Q3/Q4/Q5/Q6 —

Tableau 10.4 — Accélérations dues à la résistance de l'air.

Sport	Masse g	Diamètre cm	Vitesse $m.s^{-1}$	Fx N	A_{cc} $m.s^{-2}$	1 000.A $kg.m^{-1}$	1 000.A_{cor} $kg.m^{-1}$
Foot	433	22,2	30	10,19	24	11,32	5,02
Tennis	58	6,7	58	3,47	60	1,03	0,853
Golf	46	4,27	60	1,51	33	0,42	0,368
Tennis de table	2,5	3,78	40	0,53	210	0,33	0,293
Tennis de table	2,5	3,78	20	0,13	53	0,33	0,293
Tennis de table	2,5	3,78	5	0,01	3	0,33	0,293

Pour les vitesses extrêmes de chaque sport la balle de tennis de table est de loin la plus freinée. Si on compare plusieurs vitesses pour le tennis de table on voit l'influence de la vitesse. Pour des vitesses moyennes l'accélération retombe au niveau du tennis et pour des vitesses faibles elle est dix fois plus faible qu'au tennis.

On a calculé la grandeur A que nous avons utilisée ici par la formule

$A = 0,5\ C_x\ \rho\ S$ soit $A = Fx/V^2$.

En fait les particularités de ces différentes balles et ballons ainsi que les domaines de vitesses modifient la valeur commune que nous avons prise pour C_x soit 0,45. Il faut prendre en réalité des valeurs mesurées empiriquement qui donnent les valeurs de A portées dans la colonne A_{cor} du tableau ci-dessus.

CHAPITRE 11

■ 11.1 Analyse cinématique de la coupe

Q1 — $D_t = 80$ ms

Q2 — $E = 1/848$ et $D_2 = 47$ m et $D_1 = 24$ m

Q3 — $t_2 = 2,5$ s et $t_3 = 3,8$ s

Q4 — $V_{moyenne} = 21,4 \pm 0,8\ m.s^{-1}$ en tenant compte du fait que l'écart type sur la valeur moyenne est divisé par la racine carrée du nombre de mesures.

Q5 — La corde mesurée fait 24 m. On reporte avec un compas à partir des positions 2 et 3 et on trouve les positions du bateau à l'intersection de son sillage. Sa vitesse est de 15,6 $m.s^{-1}$ soit 56 $km.h^{-1}$.

■ 11.2 Analyse du passage du tremplin

Q1 — $E = 1/119$.

Q2 — $V = 27\ m.s^{-1}$.

Q3 — Angle vitesse = $13 \pm 0,5°$, angle du tremplin = $15 \pm 0,5°$.

Q4 — La longueur du saut dépend de la vitesse et de l'angle. Pour avoir un angle de décollage maximum il faut tout d'abord encaisser le choc en fléchissant les jambes et ensuite produire une extension. Un sauteur qui a un angle de décollage de 5° reste écrasé sur le tremplin, il n'a pas la possibilité de procéder à une extension.

■ 11.3 Analyse de l'équilibre du skieur

Q1 — Les forces sont le poids P, la réaction de l'eau R et la traction du bateau T.

Q2 — La somme de ces trois forces est nulle à l'équilibre. Les skis sont inclinés de façon à ce que la composante horizontale de R compense T. R se décompose en une force verticale égale et opposée au poids et une force horizontale égale et opposée à T. L'équilibre en rotation autour des pieds est assuré par l'avancée des pieds qui assure un moment positif au poids qui compense le moment négatif de T (Cf. Fig. 11.15).

■ 11.4 Analyse de la trajectoire aérienne du sauteur

Q1/Q2 — Les variables qui déterminent la performance sont la vitesse et l'angle des skis avec la vitesse. Plus le module et l'angle sont grands plus la distance de saut est grande. Pour l'angle des skis il y a un optimum à 30°.

Q3 — Le poids est toujours vertical donc sa composante sur Oy est mg et sur Ox est nulle.

Q4 — L'accélération vaut –g sur Oy et 0 sur Ox.

Q5/Q6 —

$V_0 = V_{0x}$	$V_y = -gt + V_{oy}$
$X = V_0t + X_0$	$y = -\frac{1}{2}gt^2 + V_{0y}t + Y_0$

Q7 — Performance = $\dfrac{V_0 \cos\alpha}{g}\left(V_0 \sin\alpha + \sqrt{V_0^2 \sin^2\alpha + 2y_0 g}\right)$

Q8 — Cela donne 42 m de longueur du saut.

Q9 — Les skis doivent servir d'aile pour allonger le saut en utilisant la force de portance.

CHAPITRE 12

■ 12.1 Analyse de la phase d'impulsion d'un saut de T. Vigneron

Q1 — E = 1/47,6

Q2 — $V_{av} = 8{,}3 \pm 0{,}2\ m.s^{-1}$ angle par rapport à l'horizontale 0° et $V_{ap} = 7{,}4 \pm 0{,}5\ m.s^{-1}$ avec un angle par rapport à l'horizontale de 17°.

L'incertitude est très grande et surtout on constate une variation décroissante de la vitesse après qui est liée au transfert d'énergie dans la perche.

Q3 — La phase entre le planter et le décollage correspond à un choc, c'est-à-dire une variation très rapide (par rapport à l'analyse du mouvement avant et après) du vecteur vitesse. Ce choc est analysable par la notion d'*impulsion*. $I = \int F dt$ L'impulsion est un vecteur qui rend compte des effets cumulés des forces s'exerçant pendant le temps du choc. D'après la deuxième loi de Newton elle vaut $I = m(V_f - V_i)$. La variation du vecteur vitesse que nous avons mesurée permet d'accéder à l'impulsion.

Q4 — Ec = 2 700 J.

Q5 — Elle s'est transformée en énergie potentielle du sauteur et de la perche.

Q6 — La variation de hauteur permise par cette vitesse est de 3,5 m. Cette hauteur ne dépend pas de la masse du sauteur, en effet un sauteur lourd emmagasine plus sous forme cinétique mais il doit aussi fournir plus pour faire monter son CG. Le point de départ du CG étant à 1 m cela donne une hauteur de 4,5 m. Or la barre a été franchie à 5,5 m. De l'énergie a donc été amenée pendant l'ensemble de la phase aérienne.

■ 12.2 Analyse de la phase de vol d'un saut réussi à 5,50 m

Q1 — On prendra la main haute, le milieu des épaules, le milieu des hanches et le milieu des genoux (approximation du CG des jambes).

Q2/Q3 — Le mouvement se rapproche d'un balancier avec rétablissement en appui tendu renversé à la barre fixe.

■ 12.3 Analyse de la vitesse du centre de gravité

Q1 — E = 1/137.

Q2 —

Tableau 12.2 — Évolution des vitesses horizontale et verticale du sauteur.

	$V_{1\text{-}2}$ m.s^{-1}	$V_{2\text{-}3}$ m.s^{-1}	$V_{3\text{-}4}$ m.s^{-1}	$V_{4\text{-}5}$ m.s^{-1}
Vitesse h	6,7	3,36	1,25	1,32
Vitesse v	2	2,28	2,9	4,4

Q3 — La vitesse horizontale diminue au profit de la vitesse verticale.

Q4 — On a une parabole à partir du lâcher. Le point de départ de cette parabole est situé à $x = 5{,}44$ met $y = 5{,}39$ m avec $V_x = 1{,}32$ m.s^{-1} et $V_y = 4{,}4$ m.s^{-1}. L'équation de la trajectoire est

$$y - y_0 = (x - x_0) \cdot \left[-\frac{1}{2} \cdot g \cdot \frac{(x - x_0)}{V_{0x}^2} + \frac{V_{0y}}{V_{0x}}\right] .$$

Le maximum est atteint pour $x = 5{,}44 + V_x \cdot V_y/g$ soit $x = 5{,}44 + 0{,}59$ m = 6 m et alors $y = (5{,}39 + 0{,}99)$ m = 6,38 m.

Ces résultats ne sont pas conformes à la réalité. Ceci est dû au fait que notre estimation de vitesse est grossièrement fausse. C'est ce qui arrive quand on confond vitesse moyenne et vitesse instantanée. Nous avons pris comme vitesse dans la position 5 la vitesse moyenne entre la position 4 et la position 5. Cette confusion surestime la vitesse verticale.

Q5 — La vitesse verticale change de signe, la vitesse horizontale reste constante dans toute cette phase.

Q6 — La vitesse verticale est nulle au sommet de la trajectoire.

CHAPITRE 13

■ 13.1 Trajectoire du coup franc de M. Platini

Q1 — Distance au milieu des buts : 19,5 m.

Q2 — Angle horizontal = 52°.

Q3 — Angles limites 18° et 36,5°.

Q4 — Hauteur à l'arrivée dans les buts = 1,65 m.

Q5 — Vitesse horizontale = 24,4 $m.s^{-1,}$ vitesse verticale = 6,6 $m.s^{-1,}$ module = 25,3 $m.s^{-1}$.

Q6 — Vitesse dans les buts 22,5 $m.s^{-1}$.

Q7 — Distance à côté du poteau droit 9,6 m.

Q8 — Le mur aurait dû s'étaler plus sur la droite de Platini, en réalité c'est ce qui a été fait par les Hollandais mais pas suffisamment.

■ 13.2 Analyse d'un dégagement de gardien de but

Q1 — Distance 69 m et hauteur 24 m.

Q2 — Abscisse du point le plus haut 39 m.

Q3 — La trajectoire est dissymétrique, le point le plus haut est décalé vers le point d'arrivée, pour une trajectoire parabolique le point haut est au milieu.

Q4 — Vitesse au départ 31,5 $m.s^{-1}$ avec un angle de 45°.

Vitesse à l'arrivée18,4 $m.s^{-1}$ avec un angle de 60°. La balle tombe avec un angle plus grand qu'elle n'est montée.

Q5 — Les forces sont au nombre de deux, le poids et la résistance de l'air. Le poids est toujours vertical et la résistance de l'air opposée à la vitesse.

Q6 — La force de résistance de l'air vaut 4,3 N au départ, 1 N au sommet de la trajectoire et 1,5 N à l'arrivée. Elle est du même ordre de grandeur que le poids qui vaut 4,2 N.

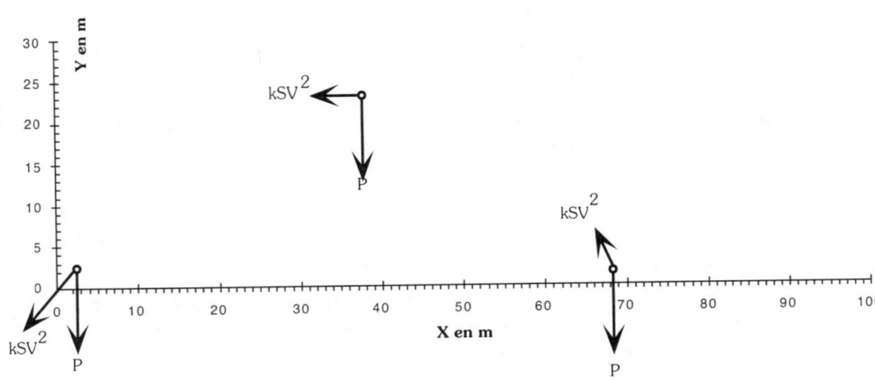

Fig. 13.8 — Forces s'exerçant sur le ballon de foot.

CHAPITRE 14

14.1 Vitesses des balles .

Q1 —

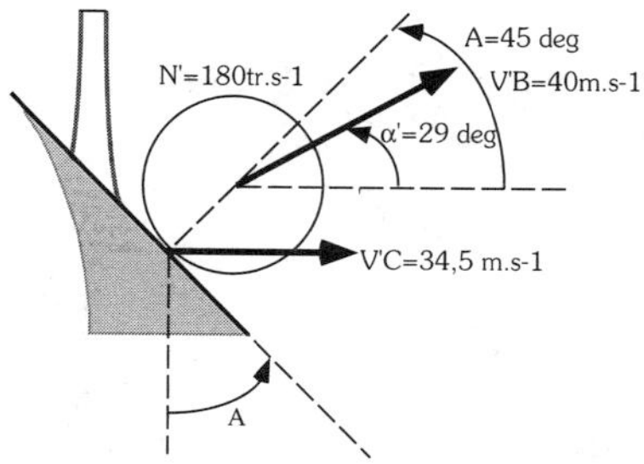

Fig. 14.14 — Impact du club avec la balle.

14.2 Force Magnus

Q1 — Balle alvéolée *Fm* = 0,22 N, balle émoussée *Fm* = 0,18 N et balle lisse *Fm* = 0,066 N. Une balle lisse ira beaucoup moins loin qu'une balle alvéolée dans la mesure où la force Magnus qui est dirigée vers le haut sera plus faible et s'opposera moins à la gravité.

Q2 — Fm balle lisse = – 0,66 N. Ce cas est défavorable pour un golfeur car l'effet a changé de sens et la balle va moins loin que si elle ne tournait pas.

14.3 Down swing de golf

Q1 — E = 1/30e environ

Q2 — **Tableau 14.2** — Déplacement et vitesse du club.

Déplacement du marqueur (cm)	0,9	1,0	1,1	1,1	1,2	1,4	1,5	1,7	1,9
Vclub ($m.s^{-1}$)	16,5	18,3	19,2	20,1	22,0	24,7	27,5	31,1	33,9

Déplacement du marqueur (cm)	2,0	1,8	1,5	1,5	1,4	1,4	1,2	1,0	1,0	0,9
Vclub ($m.s^{-1}$)	36,6	33,0	27,5	26,6	25,6	24,7	22,0	18,3	17,4	16,5

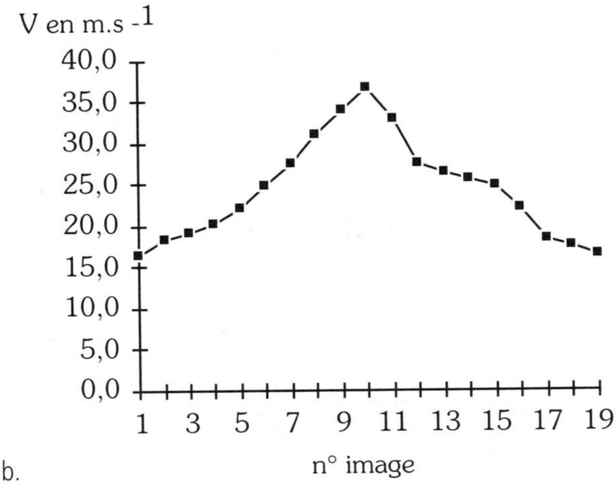

Fig. 14.14 — Vitesse du club.

■ 14.4 Double pendule

Q1 — Échelle du document : E = 1/45,5

Q2/Q3 —

ANGLE (degré) bras/vert	ANGLE (degré) club/vert	n° IMAGE	vit ang bras/vert	vit ang club/vert
265	379	17		
258	369	18	328	489
251	354	19	371	742
238	331	20	624	1141
216	303	21	1115	1419
189	263	22	1338	1984
166	201	23	1161	3091
148	148	24	865	2692
131	105	25	870	2133
115	69	26	783	1783
98	37	27	852	1589
83	13	28	748	1202
70	-5	29	671	939
58	-23	30	578	882
48	-35	31	533	590
43	-46	32	261	567
45		33		

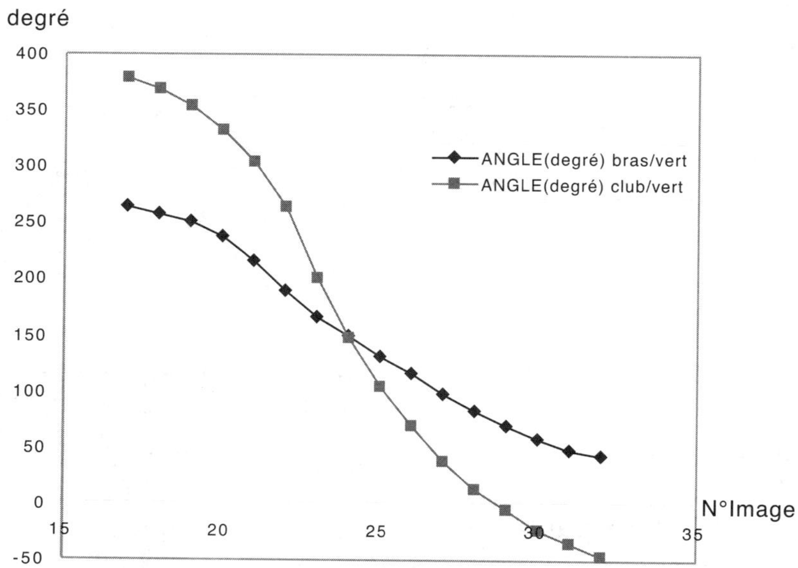

Fig. 14.16 — Angles du club et du bras par rapport à la verticale.

Q4 — Le maximum de vitesse pour le segment représentant les bras est obtenu à l'image 22 alors que pour le club c'est à l'image 23. Ce décalage est typique d'un bon lancer. Avec une analyse plus fine, caméra rapide, on pourrait voir que le maximum de vitesse du club correspond au minimum de vitesse des bras.

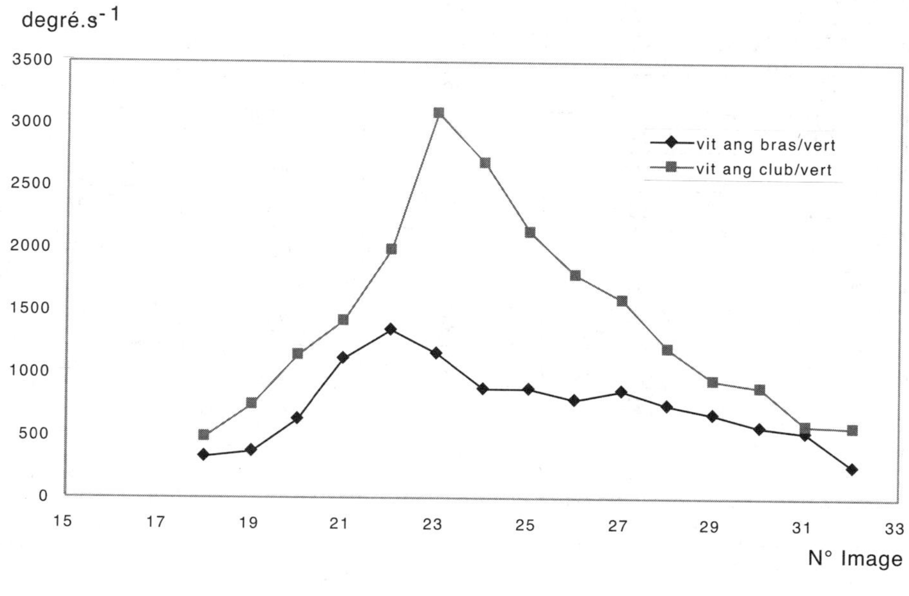

Fig. 14.17 — Vitesses angulaires du club et du segment bras.

Index

585536 - (I) - (2,5) - OSB - N80° - NOC

MASSON Éditeur
120, boulevard Saint-Germain
75280 Paris Cedex 06
Dépôt légal : octobre 1997

Achevé d'imprimer sur les presses de la
SNEL S.A.
Rue Saint-Vincent 12 – B-4020 Liège
tél. 32(0)4 343 76 91 - fax 32(0)4 343 77 50
octobre 1997 - 8276